Helmut Kiene **Komplementäre Methodenlehre der klinischen Forschung**

Springer

*Berlin
Heidelberg
New York
Barcelona
Hongkong
London
Mailand
Paris
Singapur
Tokio*

Helmut Kiene

Komplementäre Methodenlehre der klinischen Forschung

Cognition-based Medicine

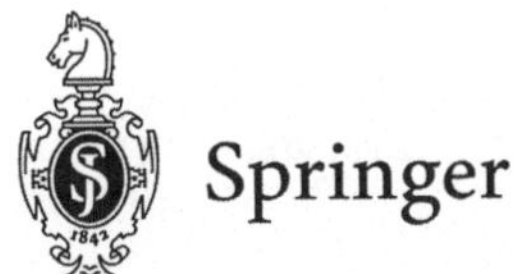

Springer

Dr. med. Helmut Kiene
Institut für angewandte Erkenntnistheorie
und medizinische Methodologie
Schauinslandstr. 6
79189 Bad Krozingen
Email: IFAEMM.Freiburg@t-online.de

ISBN-13: 978-3-540-41022-5   e-ISBN-13: 978-3-642-59445-8

DOI: 10.1007/978-3-642-59445-8

Springer-Verlag Berlin Heidelberg New York

Die Deutsche Bibliothek – CIP-Einheitsaufnahme

Kiene, Helmut:
Komplementäre Methodenlehre der klinischen Forschung: cognition based
medicine/Helmut Kiene. – Berlin; Heidelberg; New York; Barcelona;
Hongkong; London; Mailand; Paris; Singapur; Tokio: Springer,
2001
   ISBN-13: 978-3-540-41022-5

Springer-Verlag Berlin Heidelberg New York
ein Unternehmen der BertelsmannSpringer Science+Business Media GmbH

Umschlaggestaltung: de'blik, Berlin
Satz: Fotosatz-Service Köhler GmbH, Würzburg

Gedruckt auf säurefreiem Papier   SPIN 10783113   26/3130 SM – 5 4 3 2 1 0

Vorwort

Dieses Buch wendet sich an alle, die an der Gestaltung des Gesundheitswesens beteiligt sind und hierfür wissenschaftliche Kriterien benutzen oder bereitstellen wollen: Methodiker, Medizinstatistiker, Gesundheitsökonomen, Administratoren, Juristen, Politiker und nicht zuletzt auch Ärzte und Therapeuten.

Das Buch ist – was nach herrschender Methodenlehre ein Ding der Unmöglichkeit sein soll – eine Einführung in die Methodik des nicht-statistischen Nachweises der therapeutischen Wirksamkeit am individuellen Patienten. Die Kriterien dieses individuellen Wirksamkeitsnachweises fallen in den blinden Fleck der heute vorherrschenden Methodenlehre; sie scheinen nicht existent zu sein, was wiederum weitreichende Folgen hat: Ärztliche Urteilskraft und ärztliche Erfahrung finden bei der Gestaltung des Gesundheitswesens kaum oder keine Berücksichtigung. Zunehmend werden die einzelnen Ärzte geistig entmündigt und die Ärzteschaft bürokratisch ferngesteuert, und es besteht die Gefahr, daß ärztliche Urteilskraft und Erfahrung aus der konkreten Therapie am Patienten gänzlich eliminiert werden.

Das vorliegende Buch beschreibt die methodischen Grundlagen der individuellen Wirksamkeitsbeurteilung, benennt deren Kritierien, belegt sie anhand von Beispielen aus der ärztlichen Praxis und entwirft so das System einer *komplementären Methodenlehre der klinischen Forschung*. Diese Methodenlehre erstreckt sich auf die Bereiche des Wirksamkeitsnachweises, der Effektivitätsbeurteilung und des Therapievergleichs.

Die komplementäre Methodenlehre bietet die Grundlagen für eine wissenschaftliche Fortentwicklung der Medizin über die sogenannte Evidence-based Medicine hinaus. Dort wurde bisher nur die wissenschaftliche Basis für die „externe" Evidenz entwickelt; die komplementäre Methodenlehre fügt nun die Basis für „interne" Evidenz, für individuelle ärztliche Erkenntnis hinzu. Zur Unterscheidung gegenüber Evidence-based Medicine wird deshalb von einer „Cognition-based Medicine" gesprochen.

Erst beides – externe und interne Therapiebegründung, Evidence-based Medicine und Cognition-based Medicine – ergibt das Gesamtspektrum einer wissenschaftlichen Medizin. In dieser Hinsicht eröffnet sich eine weitreichende Entwicklungsmöglichkeit für klinische Forschung und entsteht eine große Verantwortlichkeit für die Gestaltung des Gesundheitswesens.

Bad Krozingen, Juli 2000   Dr. med. Helmut Kiene

Danksagung

Dank schulde ich Gerhard Kienle und Rainer Burkhardt für deren grundlegende methodenkritische Arbeiten in den 70er und Anfang der 80er Jahre. Ich danke Tido von Schön-Angerer für seine Mitarbeit bei der anfänglichen Befassung mit dieser Thematik, Gunver Sophia Kienle für kritische Anregungen, Harald Johan Hamre für Literaturbeispiele zum individuellen Wirksamkeitsnachweis und Friederike Schreiber für Unterstützung bei der Erstellung des Manuskripts. Bedanken möchte ich mich auch bei zahlreichen praktischen Ärzten und Therapeuten für anregende Diskussionen. Vor allem danke ich auch den Freunden, die unsere Arbeit am Institut für angewandte Erkenntnistheorie und medizinische Methodologie möglich machen.

Bad Krozingen, Juli 2000 Dr. med. Helmut Kiene

Inhaltsverzeichnis

Zur Einführung

Was ist „anderes wissenschaftliches Erkenntnismaterial"?

Der Anstoß für das vorliegende Buch kam durch eine Anfrage des Bundesverbandes der Pharmazeutischen Industrie (BPI), ob der Autor den Begriff des „anderen wissenschaftlichen Erkenntnismaterials" im bundesdeutschen Arzneimittelgesetz klären könne: Handelt es sich hierbei, in einem rein äußerlichen Sinne, um sonstiges Erkenntnismaterial, das es neben der randomisierten klinischen Studie gibt und das ihr gegenüber von nachgeordnetem Wert sein soll? Oder gibt es „anderes Erkenntnismaterial" in einem weiteren und tieferen Sinne, nämlich aufbauend auf *anderer* Erkenntnis? Und kann dieses andere Erkenntnismaterial gegenüber der randomisierten Studie einen eigenständigen Stellenwert haben?

Tatsächlich hat der Begriff des „anderen Erkenntnismaterials" eine doppelte Funktion: inhaltlich wird die Existenz anderer Erkenntnismöglichkeiten, zumindest zum Teil, in den sogenannten besonderen Therapierichtungen wie Homöopathie, Phytotherapie und anthroposophische Medizin vorausgesetzt; formal ist „anderes Erkenntnismaterial" vor allem bei der sogenannten Nachzulassung auch der sonstigen Arzneimittel von Belang. Diese Nachzulassung betrifft alle Arzneimittel, die bereits vor 1976 auf dem Arzneimittelmarkt vorhanden waren und für die bis heute die Frage der definitiven Zulassung in den meisten Fällen noch nicht geklärt ist.

Somit berührt jene Frage des BPI zwei scheinbar weit voneinander abgelegene Bereiche: erstens die allgemeinen Grundlagen des wissenschaftlichen Erkennens – ob es verschiedene Typen des wissenschaftlichen Erkennens gebe: konventionelle und „andere" – und zweitens, ob dies für die behördliche Administration von Arzneimitteln, insbesondere für die Nachzulassung, von Belang sei. Damit ist durch die Fragestellung ein weiter Horizont aufgeschlagen, der sich auch über viele weitere Berührungspunkte von medizinischer Wissenschaft und Therapieadministration erstreckt (z. B. Positiv- oder Negativlisten, Kassenerstattung, Richtlinien etc.), und der auch generell das wissenschaftliche Selbstverständnis der Medizin umfaßt. Gerade aus diesem Grunde ging der Autor auf die Anfrage ein. Sie bot ihm die Gelegenheit, einen Wissenschaftstypus für die Medizin und speziell für den Bereich der Therapiebeurteilung darzulegen, der ihm lange vertraut ist, der aber andere Grundlagen und andere Realisierungsformen hat als die heute vorherrschende klinische Forschung. Dementsprechend heißt das nun vorgelegte Buch „Komplementäre Methodenlehre der klinischen Forschung". Erst auf der Basis dieser komplementären Methodenlehre läßt sich die Frage des BPI sachgemäß beantworten.

Der Name: „Komplementäre Methodenlehre der klinischen Forschung"

Das Ursprungsmoment der hier vorgestellten Methodenlehre hat einen theoretischen und einen praktischen Aspekt. Beide betreffen das zentrale Dogma der statistisch dominierten konventionellen klinischen Forschung, daß eine sichere Wirksamkeitsbeurteilung am individuellen Einzelpatienten prinzipiell nicht möglich sei. Daß diese Auffassung im Grundsatz falsch ist, wird in dem vorliegenden Buch mit einfachen erkenntnismethodischen Reflexionen und anhand von Beispielen aus dem therapeutischen Alltag umfänglich dargelegt.

Die wissenschaftlichen Grundlagen solcher individuellen Wirksamkeitsbeurteilungen liegen nicht primär in den Rechenverfahren der Statistik, sondern in erkenntnismethodischen Analysen der ärztlichen Erkenntnisfähigkeiten im klinisch-therapeutischen Alltag. Indem sich diese Methodenlehre an der individuellen Wirksamkeitsbeurteilung orientiert, führt sie zu einer Erweiterung und Ergänzung der konventionellen, statistisch orientierten Methodologie. In diesem Sinne ist sie eine *komplementäre* Methodenlehre und ermöglicht der Medizin auch ein anderes – ebenfalls *komplementäres* – Ideal der Wissenschaft von folgender Art: Während die konventionelle klinische Forschung eine objektive Erkenntnis zu erreichen sucht, indem sie das individuelle ärztliche Urteil *ausschaltet* (ein Hauptzweck der randomisierten Studie ist: „to guard against any use of judgment" [420, S. 50]), erreicht man mit Hilfe der komplementären Methodenlehre eine Objektivität der Erkenntnis, indem das individuelle ärztliche Urteil bewußt ausgebildet und *eingeschaltet* wird.

Da die weitläufigsten Entwicklungsperspektiven für die Methoden der individuellen Wirksamkeitsbeurteilung wahrscheinlich im Bereich der Komplementärmedizin – der besonderen Therapierichtungen – liegen, ergibt sich hier eine weitere Konnotation für den Ausdruck der „komplementären" Methodenlehre. Es liegen also diesem Namen insgesamt drei Bedeutungen zugrunde: eine methodische, eine am Wissenschaftsideal orientierte und eine inhaltliche.

Historischer Hintergrund

Die hier vorgestellte komplementäre Methodenlehre der klinischen Forschung schließt an die von Gerhard Kienle [462] in den siebziger Jahren begründete Tradition der Methodenkritik an. Der erste Schritt war 1974 die Publikation von Kienles Werk „Arzneimittelsicherheit und Gesellschaft" [278]. Die Inhalte dieses Buches haben, gemeinsam mit einer „Kritischen Überprüfung der Voraussetzungen für ein neues Arzneimittelrecht" [279], die Ausgestaltung des Arzneimittelgesetzes von 1976 maßgeblich geprägt; sie verhinderten eine ausschließlich an randomisierten Studien ausgerichtete Arzneimittelzulassung und führten zur Einrichtung von je eigenen Kommissionen für Phytotherapie, Homöopathie und anthroposophische Medizin am damaligen Bundesgesundheitsamt. Es folgten weitere einschlägige Publikationen, unter anderem ein Buch zur „Philosophie" des deutschen Arzneimittelgesetzes [72]. Schließlich wurde nach Kienles Tode noch „Der Wirksamkeitsnachweis von Arzneimitteln – Analyse einer Illusion" [289] herausgegeben. An die letzte Passage dieses Werkes knüpft das hier vorliegende Buch unmittelbar an, weswegen jene Passage im vollen Wortlaut wiedergegeben sei:

„Will man nicht Wissenschaft zur Technologie ohne Wahrheitsanspruch ausarten lassen, bleibt unter den gegebenen Umständen wohl nichts anderes übrig, als sich erkenntnis- bzw. wissenschaftstheoretisch auf die ‚eigentliche Erkenntnisarbeit' zu besinnen. Geschieht dies nicht, so hätte sich in der Wirksamkeitsfrage letztlich eine Erkenntnistechnologie unter Verzicht auf Erkenntnis durchgesetzt, was in wissenschaftlicher Hinsicht wohl kaum als Fortschritt, sondern eher als ein Rückschritt anzusehen wäre. Es würde dadurch nicht zuletzt der gegenwärtige Zustand zementiert, bei dem einerseits eine Wissenschaft getrieben wird, die nicht in der Lage ist, die Wirksamkeit im Einzelfall zu erfassen, und bei dem andererseits das ärztliche Erkenntnisbemühen, das genau dieses ständig zu leisten versucht, außerhalb des Bereichs medizinischer Wissenschaft verbleiben muß, mindestens soweit es um die Feststellung der Wirksamkeit von Arzneimitteln geht. – Es wird also bezüglich der Arzneimittelbeurteilung eine Phase außerordentlicher Wissenschaft im Sinne von Kuhn für erforderlich gehalten, um die Medizin als Wissenschaft weiterzuentwickeln. In diesem Zusammenhang wird es, wie bereits gesagt, voraussichtlich erforderlich sein, Grundfragen des menschlichen Erkennens erneut wissenschaftlich zu diskutieren und Konsequenzen aus dem gegenwärtigen Stand der Wissenschafts- und Erkenntnistheorie zu ziehen. Wissenschaftlicher Streit wie der Streit zwischen Nominalismus und Realismus oder der Positivismusstreit kann eben nicht durch bloßes Aufhören mit der Diskussion gelöst werden. Die Probleme bleiben und wirken sich aus, nur fehlt wegen der unterbliebenen Diskussion das Bewußtsein von ihnen" [289].

Im Vorwort jenes Werkes wurde vom damaligen Herausgeber angekündigt, daß eine „Ärztliche Erkenntnislehre" folgen solle. Das hier nun vorgelegte Buch kann als ein erster Band einer solchen Erkenntnislehre verstanden werden.

Ein Schritt über Evidence-based Medicine hinaus

Auf den ersten Blick mag die komplementäre Methodenlehre mit ihrem Anspruch, das Wissenschaftsprinzip der Medizin, zumindest zum Teil, auf die Methodik der Wirksamkeitsbeurteilung am einzelnen Patienten zurückzuführen, wie ein rückschrittlicher Anachronismus erscheinen. In Wirklichkeit aber bietet diese Perspektive eine konsequente Weiterentwicklung jener wissenschaftlich-sozialen Reform der Medizin, die unser gesamtes Jahrhundert durchzieht, und deren Ziel es ist, Ärzte in die Lage zu versetzen, optimale Therapien zu verabreichen („the best therapies available" [364]).

In den ersten Jahrzehnten dieses Jahrhunderts war es die Laborforschung, die das Maß der Wissenschaftlichkeit einer Therapie abgab; als wissenschaftlich und rational sollten nur Behandlungen gelten, deren Wirkung und Wirkungsmechanismus im Labor geklärt waren [364]. Dadurch waren, per definitionem, alle neuen Arzneimittel, die aus dem chemisch-pharmazeutischen Labor stammten, wissenschaftlich und rational. Andererseits aber konnten mit den damals beschränkten Methoden der Laboruntersuchung selbstverständlich nicht sogleich auch alle möglichen Wirkprinzipien der eher traditionell eingesetzten Arzneimittel demonstriert werden. Diese Arzneimittel wurden deshalb im allgemeinen als unwissenschaftlich diskreditiert, und zwar unabhängig davon, ob sie in der therapeutischen Anwendung faktisch wirksam waren oder nicht. Überhaupt mußte, solange die Wirksamkeit der Therapien nicht an den Patienten selbst bestimmt wurde, zwangsläufig offenbleiben, ob die jeweilige „wissenschaftliche" Behandlung für die Patienten auch die tatsächlich wirksamere war.

Um die Mitte des Jahrhunderts trat diese wissenschaftlich-medizinische Reform – diese „therapeutische Reform" [364] – in ihre zweite Phase. Nun war das Prinzip der randomisierten Studie entwickelt und etabliert worden, und so war es nicht mehr primär entscheidend, ob ein Wirkmechanismus aufgezeigt werden konnte; vielmehr hatte man nun, über die Laborforschung hinaus, eine wissenschaftliche Methodik für den Beleg der Therapiewirksamkeit direkt an den Patienten selbst. Mit diesen randomisierten Studien war und ist das immanente Ziel verbunden, zu objektiven Aussagen über Therapiewirksamkeiten zu kommen, indem das persönliche Urteil des behandelnden Arztes ausgeschaltet wird. Die randomisierte, wenn möglich verblindete Studie war nun der Goldstandard der Therapiebeurteilung: „Reformers in the second half of the century ... offered an impersonal standard of scientific integrity: the double-blind, randomized, controlled clinical trial" [364, S. 3].

Mittlerweile werden jährlich 9000 randomisierte klinische Studien durchgeführt [114], was allerdings zur Konsequenz hat, daß es für den einzelnen Arzt nicht mehr möglich ist, den wissenschaftlichen Fortschritt gebührend zu verfolgen. Aus diesem Grunde wäre trotz intensiver Bemühungen um weltweite klinische Forschung weiterhin nicht sichergestellt, daß die Ärzte die optimalen Therapien („the best therapies available") einsetzen können. Gegen Ende dieses Jahrhunderts jedoch, seit Mitte der 90er Jahre, eröffnet sich die Aussicht, dieses Mengenproblem mit Hilfe der raschen Zugriffsmöglichkeiten der elektronischen Medien zu bewältigen. Damit erreichte die wissenschaftlich-medizinische Reform ihre dritte Phase: die „Evidence-based Medicine".

In der Evidence-based Medicine sollen die Ergebnisse wissenschaftlich tragfähiger Studien – die sogenannte Evidenz – dem therapeutisch tätigen Arzt systematisch verfügbar gemacht werden. Hierzu werden Studienergebnisse gebündelt und in der Literatur, vor allem eben auch in elektronischen Medien, bereitgestellt (durch Meta-Analysen, z.B. seitens der Cochrane Collaboration [80]). Außerdem wird der Arzt speziell ausgebildet, um für den konkreten Behandlungsfall die relevante Evidenz aus dem Informationsangebot extrahieren, beurteilen und praktisch umsetzen zu können. Derart geschult soll der einzelne Arzt in die Lage versetzt werden, die jeweilige Behandlung eines Patienten nicht an bloßer Konvention oder tradierter Autorität auszurichten, sondern unmittelbar am aktuellen Stand der wissenschaftlichen Forschung („the best evidence available" [364]). Evidence-based Medicine soll so ein Instrument zur Befreiung des einzelnen Arztes und Therapeuten aus der Situation des Informationsmangels sein; außerdem soll sie vor der Überfülle an minderqualifizierter Information schützen. Zugleich aber wird diese Evidence-based Medicine auch vom Gesetzgeber, von Zulassungsbehörden, von Health-Maintainance-Organisationen, von Krankenkassen, vom Medizinischen Dienst usw. als Steuerungsinstrument der Gesundheitspolitik benutzt, und damit wird Evidence-based Medicine, jedenfalls gegenüber dem Arzt, auch zu einem Instrument der Beschränkung und Ausschließung. Schließlich wird in einer Evidence-based Healthcare gefordert, es sollten die Entscheidungsträger im Gesundheitswesen dafür Sorge tragen, daß Therapiemaßnahmen, deren Wirksamkeit nicht bewiesen ist, nicht neu eingeführt werden („stop them starting") oder, falls sie bereits in Gebrauch sind, nicht länger praktiziert werden („start stopping them") [189].

Bei dieser Forderung bleibt jedoch unberücksichtigt, daß das Fehlen eines Wirksamkeitsbeweises nicht der Beweis einer Unwirksamkeit ist („absence of evidence is not evidence of absence" [11]). Somit besteht derzeit eine Parallele zu jener ersten Phase der wissenschaftlich-sozialen Reform der Medizin, als der rationale Charakter einer Therapie daran bemessen werden sollte, ob Wirkung und Wirkmechanismus im Laborexperiment demonstriert waren, und als es keinen wissenschaftlichen Maßstab dafür gab, ob diese „rationalen", im Labor erforschten Therapien denn tatsächlich besser sind als die anderen, damals traditionellen Therapien (s. oben). Analog hierzu kann man nun in solcher Evidence-based Healthcare nicht wissen, ob die Therapien, für die ein Wirksamkeitsnachweis in randomisierten Studien erbracht wurde, tatsächlich wirksamer und kostengünstiger sind als solche, für die es kein Ergebnis einer randomisierten Studie gibt, zumal es viele Gründe gibt – ethische, praktische, technische, finanzielle usw. –, warum randomisierte oder gar doppelblinde Studien für eine Vielzahl von Therapieansätzen nicht oder kaum durchführbar sind (Details s. S. 79 ff). Ein Nicht-Wissen ist aber das Gegenteil von Evidenz. Somit ist in dieser Hinsicht die heutige Evidence-based Healthcare eben *nicht* Evidenz-basiert.

So hat man die paradoxe Situation, daß es für die Basis der Entscheidungskriterien der Evidence-based Healthcare selbst keine Evidenz gibt, es sei denn den Glauben, daß außerhalb randomisierter Studien, oder allgemein: außerhalb formalisierter Verfahren prinzipiell keine verläßlichen Erkenntnisse über Therapiewirksamkeiten zustandekommen könnten, und daß es deshalb legitim sei, die nicht formalisierte ärztliche Erfahrung bei der Sozialgestaltung der Medizin zu ignorieren. Doch diese Auffassung ist selbst nicht mit ihren eigenen Methoden, mit randomisierten Studien, überprüft; sie ist in diesem Sinne nicht ein wissenschaftliches Wissen, sondern eine Glaubensangelegenheit, was natürlich eine unbefriedigende Situation ist.

Ausgehend von diesem Dilemma kann nun die komplementäre Methodenlehre einen Beitrag zum weiteren Fortschreiten der wissenschaftlich-sozialen Reform der Medizin leisten, indem das Spektrum der wissenschaftsfähigen Möglichkeiten des Wirksamkeitsnachweises gerade an jenem Punkt erweitert wird, der bislang methodologisch ausgespart blieb, nämlich bei der Beurteilung der individuellen Therapiesituation durch den verantwortlichen Arzt. Damit wird aber, wie bei jeder Erweiterung, der Stellenwert des Bisherigen relativiert. Genauso wie die klinisch-therapeutische Forschung die präklinische Forschung im Labor ergänzt und damit zugleich deren ansonsten monopolistische Bedeu-

tung einschränkt, so erweitert und ergänzt die komplementäre Methodenlehre
die am Goldstandard der randomisierten Studie ausgerichtete Methodologie
und hebt dabei zugleich deren Monopol auf.

Während Evidence-based Medicine sich auf wissenschaftliche Evidenz
stützt, die prinzipiell außerhalb der jeweiligen konkreten Therapiesituation
und, im allgemeinen, auch nicht von dem betreffenden Arzt gewonnen wurde –
es ist eine sogenannte „externe Evidenz" [447] –, befaßt sich die komplementäre
Methodenlehre gerade mit der Wirksamkeitsbeurteilung in der individuellen
Therapiesituation. Somit ist die komplementäre Methodenlehre als die Methodologie einer *Erkenntnis*-basierten Medizin zu verstehen; oder angelehnt an die
Anglismen der heutigen Methodologie: Es handelt sich – im Unterschied zur
Evidence-based Medicine – um eine *Cognition-based Medicine*.

Aufwertung der ärztlichen Erfahrung

„Ja, streng genommen, kann man sagen, daß fast alle unsere Erkenntnisse nur
wahrscheinliche sind; und unter den wenigen Dingen, die wir mit Sicherheit zu
erkennen vermögen, ja selbst in den mathematischen Wissenschaften gründen
sich die vorzüglichsten Mittel zur Auffindung der Wahrheit, Induktion und
Analogie, auf Wahrscheinlichkeiten, und so ist das ganze System der menschlichen Kenntnisse mit der ... dargelegten Theorie verknüpft" [109].

Mit diesen Worten eröffnete Pierre Simone de Laplace seinen 1813 publizierten „Philosophischen Versuch über die Wahrscheinlichkeit" („Essai philosophi-
que sur les probabilités") [109]. Mit diesem Werk legte er die Grundlagen der
statistischen Erkenntnistheorie und -methodik dar und gab den historischen
Anstoß für alles weitere und nachfolgende statistische Denken und Erkennen.
Laplace war damit auch der geistige Vater jener statistischen Erkenntnisbemühungen, die Mitte des vergangenen Jahrhunderts, von Paris ausgehend,
die Medizin erfaßten [369].

Die Überzeugung, daß alle oder die meisten Erkenntnisprozesse, insbeson-
dere auch die medizinischen, statistisch konstituiert seien, ist naturgemäß bei
Statistikern, Biometrikern und Epidemiologen vorherrschend. Dies sind jene
Berufsgruppen, die heute die klinisch-therapeutische Forschung dominieren.
Einige Aussagen als Beispiel:

- „Die immer wiederkehrenden gleichen Ergebnisse sind die Richtschnur und
  das Maß, nach dem wir uns in der empirischen Urteilsbildung zu richten
  haben ... Ohne Statistik gibt es keine empirische Urteilsbildung. Jede empirische Urteilsbildung benötigt – explizit oder implizit – das Zählen und Messen und die Zusammenfassung von Kennzahlen, also statistische Methoden"
  [517]. Übertragen auf die Wirksamkeitsbeurteilung soll dies bedeuten: „Bei
  der speziellen Frage des Wirksamkeitnachweises von Arzneimitteln am Menschen kann man nicht grundsätzlich anders argumentieren als auf anderen
  kritischen Gebieten der empirischen Erkenntnisgewinnung auch, z.B. in der
  Chemie oder in der Biologie" [517].
- Eine gleichsinnige, ebenfalls exemplarische Aussage lautet: „Jeder Arzt, der
  durch die Behandlung seiner Patienten ärztliche Erfahrung erwirbt, indem er

z.B. auf die Wirkung und Nebenwirkungen seiner Therapie achtet, betreibt Statistik, zwar nicht in formalisierter Form, sondern in intuitiver Art und Weise. Als Ergebnis der gesammelten Erfahrungen bildet sich nach einiger Zeit eine Meinung über die Wirksamkeit und die Nebenwirkungen seiner Therapie heraus" [205].

Die zwangsläufige Konsequenz dieser Auffassungen ist, daß der individuelle Arzt, was die Wirksamkeit seiner Therapiebemühungen anbelangt, im allgemeinen nicht als urteilsfähig gelten kann. Einige Statements als Beispiele:

- „Welche Chancen hat ein skrupulöser, selbstkritischer praktizierender Arzt, den Erfolg seiner Therapien zu beurteilen und aus Mißerfolgen zu lernen? ... Er hat wenig Möglichkeiten ..." [534].
- „Aus medizinischer Sicht ist aber darauf hinzuweisen, daß eine qualifizierte Beurteilung der Wirksamkeit eines Mittels aufgrund von unsystematischen Einzelbeobachtungen in keinem Fall möglich ist. Für derartige Untersuchungen werden stets größere Patientenkollektive benötigt" [556].
- „Die Frage, ob ein Mittel wirksam ist oder nicht, läßt sich grundsätzlich nicht durch einzelne Beobachtungen entscheiden" [556].
- „Daß man ‚empirisch‘ am Objekt zu keiner sicheren Aussage kommen kann, ohne willkürlich zu werden, ist jedem Statistiker klar ..." [126].

So herrscht die Überzeugung, im Einklang mit der ursprünglichen Auffassung von Laplace, daß ärztliche Erfahrung nichts anderes sein könne als eine unprofessionelle, unbewußte und schlechte Form der statistischen Erkenntnisgewinnung, und daß sie ihre erforderliche professionelle Verläßlichkeit erst bei disziplinierter Ausübung in randomisierten Studien erhalte. Die Konsequenz ist, daß der Begriff einer Erfahrungsmedizin oder Erfahrungsheilkunde als „autistische Neudefinition" [547], als „begriffliche Falschmünzerei" [39, S. 34] inkriminiert wird.

In Einklang mit dieser Sichtweise wird die randomisierte (doppelblinde) Studie meist als absolut unverzichtbar für die Beurteilung einer Therapiewirksamkeit eingeschätzt:

- Ein Vertreter des medizinischen Dienst schreibt: „Unverzichtbar sind kontrollierte Doppelblindstudien an hinreichend großen Patientengruppen und über ausreichend lange Zeiträume" [556].
- Im gleichen Sinne äußert sich der Wissenschaftliche Beirat der Bundesärztekammer: „Voraussetzung ist ... die Behandlung einer entsprechenden Zahl von randomisiert ausgewählten Kranken mit entsprechenden Daten unter Blindversuchsbedingungen ..." [60].
- Ein Biometriker kommentiert die heutige Rechtsprechung zur Wirksamkeitsproblematik von Arzneimitteln: „Zusammenfassend kann festgestellt werden, daß nur Auswertungen kontrollierter, im Regelfall randomisierter Studien als ‚wissenschaftlich einwandfrei geführte Statistiken über ... die Wirksamkeit der neuen Methode' angesehen werden können" [549].
- Speziell zur Wirksamkeitsprüfung in der Komplementärmedizin wird behauptet: „Kausalität jedoch kann nur nachgewiesen werden, wenn, unabhängig vom Objekt der Untersuchung, einige formale Voraussetzungen erfüllt sind. Zu nennen ist dabei ... z.B. ... eine lege artis durchgeführte Randomisierung" [131].

- Aus Sicht von Medizinstatistikern heißt es gleichlautend: „Um einen beobachteten Effekt kausal einer Therapie zuordnen zu können, sind randomisierte Studien zur Zeit das einzige Instrument" [452].

Insofern nun allerdings die komplementäre Methodenlehre ausführt, daß Wirksamkeitsnachweise auch mit den Mitteln des ärztlichen Urteils *am einzelnen Patienten* möglich sein können, wird eine *andere* Erkenntnisform zur Beurteilung und zum Nachweis therapeutischer Wirksamkeit dargelegt; zudem wird die ärztliche Erfahrung insgesamt aufgewertet. Insbesondere geht damit auch eine erkenntnistheoretische Fundierung der Wirksamkeitsdiskussion einher, also ein bewußtes Eingehen auf jenen von Gerhard Kienle reklamierten „Mangel an Erkenntnistheorie und detaillierter wissenschaftstheoretischer Reflexion" [287] und eine Rückkehr zu jener von Kienle eingeklagten „eigentlichen Erkenntnisarbeit" (s. S. 3).

I Die Paradigmen der Methodenlehre klinisch-therapeutischer Forschung

Jede Wirksamkeitsbeurteilung einer therapeutischen Maßnahme ist eingebunden in die generelle Zielsetzung, eine heilende, lindernde oder vorbeugende Wirkung zu erreichen. Im allgemeinen mag es dabei einerlei sein, ob eine derartige Wirkung auf physikalischem, biologischem, psychischem oder geistigem Wege erreicht wird; wichtig aber ist zu wissen, ob für die jeweilige therapeutische Maßnahme die Aussicht besteht, ein *ursächlicher Faktor* für eine derartige Gesundung zu sein; andernfalls könnte oder sollte man die Maßnahme unterlassen.

Ursächlichkeit ist hier in einem sehr weiten Sinne zu verstehen und darf nicht eingeschränkt werden auf eine irgendwie lineare oder gar mechanische Kausalität. Das einzige hier in Anspruch zu nehmende Kriterium des Ursächlichen ist, daß das erwünschte therapeutische Phänomen, das dann im ebenfalls weitesten Sinne als therapeutische *Wirkung* zu verstehen ist, nicht ohne jene Ursache zustandekommen würde (es sei denn, aufgrund einer anderen entsprechenden Ursache). Dieser weite Begriff von Kausalität umfaßt Begriffe wie „Mitursache", „Ko-Faktor", „notwendige Bedingung", „notwendiger Baustein im Bedingungsgefüge", „Glied im Bedingungskontext" u.a. Um ein ungewohntes Beispiel zu nennen: Eine solche weitgefaßte Ursächlichkeit liegt bei einem Gespräch vor, bei dem ein Mensch etwas lernt. Auch wenn dieses Gespräch diskursiv und in völliger Freiheit geführt wird, so hinterläßt es dennoch in dem betreffenden Menschen eine Wirkung (den besagten Lerneffekt); so gesehen ist dieses Gespräch ein ursächlicher Faktor für das Gelernte.

Es waren engere Auffassungen von Kausalität, die, beginnend in der Philosophie und dann verstärkt in der Physik und Biologie, schließlich in diesem Jahrhundert zu einer „Entwertung der Kausalität" [212] führten. Ähnlich liegen die Verhältnisse in der klinischen Therapieforschung, wo die Worte „Ursache" oder „ursächlich" oft vermieden werden und statt dessen meist von „Determinanten", „Einflußfaktoren", „Risikofaktoren" und ähnlichem gesprochen wird. [499] Diese Teil- und Nebenaspekte von Ursächlichkeit lassen sich jedoch unschwer unter dem oben genannten weitgefaßten Kausalitätsbegriff subsumieren.

Unter dieser weitgefaßten Perspektive lautet die grundlegende methodologische Frage der klinischen Wirksamkeitsforschung: Wie läßt sich ein *therapeutischer Ursache-Wirkung-Zusammenhang* (ein *therapeutischer Kausalzusammenhang*) als solcher erkennen? Oder allgemeiner formuliert: Mit welcher Methode kann ein Ursache-Wirkung-Zusammenhang erkannt werden?

Diese zwei Fragestellungen, ihre unterschiedlichen Antwortmöglichkeiten und die daraus folgenden Konsequenzen sind der Inhalt der folgenden Seiten. Dabei wird dargestellt, daß es *zwei* grundsätzliche methodische Ansätze des Kausalerkennens gibt: erstens jenen Ansatz, der zuletzt in die randomisierte Studie einmündet, zweitens aber auch einen Ansatz, der zu einer Methodik der Wirksamkeitsbeurteilung am individuellen Patienten führt.

Beide Ansätze gehen auf philosophische Traditionen zurück und lassen sich aus allgemeinen Wurzeln des abendländischen Denkens herleiten. Dies gilt vor allem auch für die randomisierte Studie, die heute als Goldstandard der Wirksamkeitsbeurteilung erachtet wird. Sie wurde nicht unabhängig von historisch überlieferten Denkformen entwickelt, sie wurde auch nicht empirisch evaluiert (was ja auch nicht möglich ist, da ein Goldstandard allenfalls durch sich selbst evaluiert werden könnte), es wurde auch nicht über ihre Gültigkeit und Verläßlichkeit demokratisch abgestimmt, und es ist das Prinzip der randomisierten Studie auch nicht selbstbegründend. Wenn dennoch viele Wissenschaftler als evident empfinden, daß therapeutische Kausalzusammenhänge am besten und verläßlichsten in randomisierten Studien zu untersuchen seien, so allein aus Gründen, die schon Ludwik Fleck und Thomas S. Kuhn im Prinzip beschrieben haben: wegen des *Denkstils* [158] des in der klinischen Forschung vorherrschenden *Denkkollektivs* [158], das innerhalb der historisch vorgegebenen philosophisch-wissenschaftlichen *Paradigmen* [322] lebt und sich nach ihnen richtet.

Wenn man diese Paradigmen als solche identifiziert, kann man ihre Beschränkung durchschauen und sich auch anderen Möglichkeiten des therapeutischen Kausalerkennens zuwenden. Aus diesem Grunde werden nun als erstes jene Paradigmen kurz umrissen, die dem Prinzip der randomisierten Studie historisch zugrundeliegen; danach folgt eine Darstellung der erkenntnistheoretischen Grundlagen, auf denen sich die Methodik der Wirksamkeitsbeurteilung am individuellen Patienten aufbauen läßt.

Die Paradigmen der konventionellen Methodenlehre – die erkenntnistheoretischen Grundlagen der randomisierten Studie

Um Stellenwert, Reichweite, Grenzen und Alternativen der randomisierten klinischen Studie verstehen und einschätzen zu können, ist es in erster Linie nötig, ihre erkenntnistheoretischen Grundlagen ins Auge zu fassen. Es sind vier maßgebliche Paradigmen, die der Methodik der randomisierten Studie zugrunde liegen. Sie gehen auf vier herausragende Philosophen und Methodiker der vergangenen vier Jahrhunderte zurück: auf Francis Bacon (17. Jahrhundert), David Hume (18. Jahrhundert), John Stewart Mill (19. Jahrhundert) und Ronald Fisher (20. Jahrhundert). Diese vier Denker formulierten und etablierten

- das Paradigma des Experiments (Bacon),
- das Paradigma der wiederholten Beobachtung (Hume),
- das Paradigma der Vergleichskontrolle (Mill),
- das Paradigma der Randomisation (Fisher).

Das Paradigma des Experiments – Francis Bacon im 17. Jahrhundert

Die wichtigsten Grundlagen für die heutige Methodenlehre klinischer Forschung finden sich in einem Werk, das Ausgangs- und Angelpunkt für das Methodenverständnis der gesamten neuzeitlichen Naturwissenschaft war: das *Novum Organon* [19] von Francis Bacon, ein Buch von epochaler Bedeutung. „Wenn man auf irgendein einzelnes Werk weisen sollte", schrieb Wolfgang Krohn, „das zum Symbol des Aufbruchs in die Neuzeit geworden ist und in dieser säkularen Funktion die Schriften des Aristoteles ablöste – man hätte kaum eine andere Wahl als das „Novum Organon" – erschienen im Jahre 1620" [320].

Hegel nannte Bacon den „Chef der Erfahrungsphilosophen" [208, S. 74]; ihm ist die erfolgreiche „Revolution der Denkart" zuzuschreiben, der die neuzeitliche Naturwissenschaft heute folgt [320, S. X]. In der Tat war es, nach Bacons eigenen Worten, nichts geringeres als eine Instauratio Magna, eine „Große Erneuerung der Wissenschaften" [19], wozu mit dem Novum Organon der Anstoß gegeben werden sollte. Bacon selbst meinte, in dem Buch finde die neue, die anbrechende Zeit ihren Ausdruck. „Ich wenigstens…", schrieb er, „halte das Werk mehr für eine Geburt der Zeit als des Geistes" [19, S. 9].

Was dazumal, mit dem Anbruch der Neuzeit, als ein allgemeines zukunftsweisendes Prinzip zutage trat und insbesondere auch in Bacons Novum Organon durchgängig zum Ausdruck kam, war das gesteigerte individuelle menschliche Selbstbewußtsein. (Ausdrucksformen dieses gestärkten Ich-Bewußtseins findet man in jener Epoche auch in der Musik, in der Malerei, in der Bildhauerei und in den sozialen Umbrüchen.) In der Wissenschaft, so Bacons zentrale Botschaft, sollte nun nicht mehr das bloße Beobachten und Denken, sondern auch das Tun und Machen zu einem tragenden Element des wissenschaftlichen Forschens werden. Eine neue und bessere Qualität der Wissenschaft sollte durch aktives, handelndes, manipulierendes und produzierendes Forschen herbeigeführt werden, kurz: durch Experimentieren. „Dem menschlichen Verstande", schrieb Bacon, „muß ein ganz neuer, bisher nicht gekannter Weg eröffnet werden"[19, S. 13]. Deshalb, so Bacon weiter, „habe ich mit vieler und getreulicher Mühe auf allen Seiten Hilfe für die Sinne gesucht und herbeigeholt, damit Heilmittel gegen Irrtümer, Berichtigungen gegen das Schwankende angewandt werden können. Das versuche ich durch Experimente…" [19, S. 47]. „Denn die Feinheit der Experimente ist weit größer als die der Sinne, selbst wenn sie durch gute Instrumente unterstützt werden…" [19, S. 48].

Gerade das Experiment ist beispielhafter Ausdruck des damals neu entstandenen und verstärkten menschlichen Selbstbewußtseins. Beim Experiment ist der Wissenschaftler nicht nur passiv wie beim bloß wahrnehmenden Beobachten, sondern greift – und hier liegt die gesteigerte Ich-Komponente – willentlich, aktiv und gezielt in die Natur ein. Indem der Wissenschaftler den natürlichen Gang der Dinge durch sein eigenes Handeln unterbricht, wird dieses eigene Handeln zu einem aus ihm selbst hervorgehenden Ursprungsmoment, zu einer Ursache. In genau dieser Tatsache liegt die Grundlage dafür, daß das Experiment für die neuzeitliche Naturwissenschaft zur maßgeblichen Methode wird, nicht zuletzt auch, um *Kausalzusammenhänge* zu ermitteln.

Das Paradigma der wiederholten Beobachtung –
David Hume im 18. Jahrhundert

Bei der wissenschaftlichen Debatte um die Möglichkeiten kausaler Erkenntnis muß man unterscheiden zwischen *ontologischen* und *erkenntnismethodischen* Konzeptionen von Kausalität.

Ontologische Kausalitätskonzepte besagen, wie Kausalzusammenhänge in der Natur *sind* (oder genauer gesagt: wie man sich denkt, daß Kausalzusammenhänge in der Natur *seien*). In den vergangenen zweieinhalb Jahrtausenden abendländischen Denkens gab es wohl keinen Philosophen von Rang, der sich nicht der Frage, was Kausalität *ist*, zugewendet hätte [317, 318, 330, 539], beginnend mit Platon, dann über Aristoteles und sein vierfältiges Konzept (causa efficiens, causa materialis, causa formalis, causa finalis [101]) bis hin zu den Kausalitätskonzeptionen der Materialisten [219, 332] und schließlich zu den Auffassungen, daß alle Verursachungen ausschließlich als Geschehnisse der Moleküle, Atome und Elementarteilchen zu verstehen seien [332]. Für die Medizin haben diese ontologischen Kausalkonzepte eine große Bedeutung, wie sich beispielsweise in der Diskussion um Meta-Analysen zur Homöopathie zeigte. Als Kleijnen, Knipschild und ter Riet 1991 die erste umfangreiche Meta-Analyse zu klinischen Studien in der Homöopathie erstellten und im *British Medical Journal* publizierten, waren sie selbst überrascht von dem Ausmaß an positiver Wirksamkeitsevidenz [305]. Sie schrieben, daß sie auf dieser Basis bereit wären, anzuerkennen, daß Homöopathie wirksam sein könne – wenn nur das Kausalprinzip plausibler wäre („… if only the mechanism of action were more plausible" [305]). Ähnlich war es 1997, als eine weitere größere Meta-Analyse zur Homöopathie publiziert wurde, diesmal im *Lancet* [346]. Nachdem die Autoren angesichts der Ergebnisse ihrer Meta-Analyse zu dem Schluß gekommen waren, daß die klinischen Effekte der Homöopathie nicht völlig als sogenannte Placeboeffekte eingestuft werden könnten, und nachdem in einem nachgeschalteten Kommentar der Methodologe Vandenbroucke die Qualität dieser Meta-Analyse positiv gewürdigt hatte („the meta-analysis is completely state of the art" [521]), wies Vandenbroucke dennoch das Ergebnis zurück. Der Grund: Für ihn sind (da er kein akzeptables Kausalprinzip der Homöopathie kennt) die homöopathischen Arzneimittel bloßes Wasser und von daher unmöglich wirksamer als Placebo. Deshalb war Vandenbroucke – der Methodiker! – eher bereit, das Prüfinstrument der randomisierten Doppelblindstudie prinzipiell in Frage zu stellen, als die Wirksamkeit der Homöopathie zu akzeptieren [521]. Offenkundig beeinflußt also die Kenntnis eines Wirkprinzips die mögliche Akzeptanz der Ergebnisse klinischer Wirksamkeitsprüfungen. Nun liegt aber der Sinn konventioneller klinischer Wirksamkeitsstudien gerade darin, eine Wirksamkeit einer Therapiemaßnahme völlig unabhängig von solcher (tatsächlicher oder vermeintlicher) Kenntnis eines Wirkprinzips festzustellen. Man benötigt deshalb neben dem ontologischen Kausalkonzept auch noch ein *erkenntnismethodisches Kausalkonzept*, das besagt, *wie* man Kausalzusammenhänge als solche *erkennt*.

Während also die ontologische Frage lautet: *Was ist* Kausalität? – ist die erkenntnismethodische Frage: *Wie erkennt* man Kausalität?

Die Wurzeln dieser erkenntnismethodischen Fragestellung liegen nicht weit zurück. Im Abendland dürfte der erste Denker, der sich ausdrücklich dieser Frage gewidmet hat, David Hume im 18. Jahrhundert gewesen sein. Hume war auch der erste, der ein *Kriterium* für das Erkennen von Kausalzusammenhängen formulierte. Er schrieb: „Wenn eine bestimmte Art von Ereignis stets in allen Fällen mit einer anderen verbunden war, so haben wir keine längeren Bedenken, das eine beim Auftreten des anderen vorherzusagen ... Wir nennen dann den einen Gegenstand Ursache und den anderen Wirkung. Wir nehmen an, daß ein Zusammenhang zwischen beiden besteht, irgendeine Kraft in dem einen, die unfehlbar den anderen hervorbringt und mit der größten Sicherheit und strengsten Notwendigkeit verfährt. Es scheint somit die Vorstellung eines notwendigen Zusammenhangs von Ereignissen ihren Ursprung in einer Anzahl ähnlicher Fälle der konstanten Verbindung dieser Ereignisse zu haben; ein einzelner dieser Fälle kann nie diese Vorstellung eingeben ..."[231]. – Sinngemäß besagt also das Humesche Kausalkriterium: Wenn auf A immer B folgt, dann nennen wir A eine „Ursache" und B eine „Wirkung". Das Kriterium für das Erkennen von kausalen Zusammenhängen ist also, nach Hume, das immerwährende Aufeinanderfolgen, die Wiederholbarkeit. Wie gesagt: „Ein einzelner dieser Fälle kann diese Vorstellung [von Ursache und Wirkung] nie eingeben".

Indem Hume so über das Erkennen von Ursache-Wirkungs-Zusammenhängen reflektiert, unterscheidet er, zumindest implizit, zwischen dem ontologischen Konzept von Kausalität (was *ist?*) und dem erkenntnismethodischen Konzept von Kausalität (wie *erkennt* man?). In *erkenntnismethodischer* Hinsicht ist nach Hume das immerwährende Aufeinanderfolgen – auf alle A folgt B – erforderlich, um von „Ursache" und „Wirkung" sprechen zu können; in *ontologischer* Hinsicht aber ist offenkundig für Hume, unter solchen Umständen, jedes *einzelne* entsprechende A eine Ursache und jedes *einzelne* entsprechende B eine Wirkung.

Hume's historische Leistung war es, anhand der Kausalproblematik das Schwergewicht der philosophischen Diskussion von einer primär ontologischen zu einer primär erkenntnismethodischen Ausrichtung verlagert zu haben, ein revolutionäres Unternehmen, an dem sich in der Nachfolge von Hume dann insbesondere Immanuel Kant versuchte. Das Kriterium des Kausalerkennens aber, das Hume vorbrachte, war keinesfalls ausreichend, denn es erfaßt nicht eigentlich einen *kausalen*, sondern nur einen *korrelativen* Zusammenhang, nicht Kausalität, sondern nur Regelmäßigkeit, nur Assoziation. Ob aber einer solchen Korrelation, einer solchen Assoziation, tatsächlich eine Kausalität zugrundeliegt, bleibt im einzelnen offen. Tritt z.B. Herr Meier jeden Morgen aus der Haustüre, wenn der Zeiger der Kirchturmuhr in die Acht-Uhr-Stellung rückt, dann ist weder das Türöffnen die Ursache für die Zeigerbewegung, noch die Zeigerbewegung umgekehrt die Ursache für das Öffnen der Türe. Daß eine solche Korrelation oder Assoziation nicht zwangsläufig auch einen Kausalzusammenhang bedeutet, ist in der heutigen Methodenlehre klinischer Forschung ein triviales Basiswissen: „Associations are not effects!" [417]. – Es muß deshalb zu Humes Kriterium der regelmäßigen Aufeinanderfolge von A und B noch ein weiteres Kriterium hinzukommen.

Das Paradigma der Vergleichskontrolle –
John Stewart Mill im 19. Jahrhundert

Die erste tragfähige methodische Grundlage für ein experimentelles Erforschen kausaler Zusammenhänge beschrieb John Stewart Mill [386], der wohl bedeutendste englischsprachige Philosoph des 19. Jahrhunderts. Mill nannte es die *Differenzmethode*; sie ist laut Mill „die einzige, durch die wir jemals auf dem Wege der unmittelbaren Erfahrung mit Gewißheit zu Ursachen gelangen können" [386, S. 94]. (Neben der Methode der Differenz nannte Mill auch noch andere Methoden – die Übereinstimmungsmethode, die Restmethode und die Variationsmethode – denen er jedoch keine Gewißheit zuerkannte [386, S. 86 – 110]).

Bei der *Differenzmethode* werden zwei Fälle (zwei Objekte, zwei Ereignisse e. c.) miteinander *verglichen*, wobei „die beiden Fälle, die man miteinander zu vergleichen hat, … genau gleich sein [müssen] in allen Umständen bis auf den einen, den wir zu erforschen suchen…" [386, S. 92]. Die Schwierigkeit ist aber, daß die Natur von sich aus solche gleichartigen Fälle nur äußerst selten hervorbringt, weshalb man, so Mill, die Gleichheit der Fälle *künstlich* herstellen müsse: „In den spontanen Verrichtungen der Natur herrscht gewöhnlich ein so großes Dunkel und so große Verwicklung, ihr Maßstab ist meistens ein so überwältigend großer oder ein so verschwindend kleiner, wir wissen von einem großen Teil der wirklichen Vorgänge so wenig, und selbst jene, von denen wir etwas wissen, sind so unendlich zahlreich und darum so selten in zwei Fällen genau dieselben, daß man einen spontanen Versuch von der Art, wie ihn die Unterschiedsmethode verlangt, in der Regel nicht finden kann. Wenn wir hingegen eine Erscheinung auf künstlichem Wege herstellen, so gewinnt man ein Paar von Fällen, wie die Methode sie erheischt, fast von selbst, vorausgesetzt, daß der Hergang nicht lange dauert" [386, S. 93].

Bringt man sodann zum einen der beiden gleichartigen Fälle (oder gleichartigen Untersuchungsobjekte) einen Faktor A hinzu, zum anderen dagegen nicht, und tritt dann im ersten Falle eine Änderung ein, nicht aber im zweiten Falle, so ist nach Mill ein Ursache-Wirkung-Zusammenhang festgestellt: Der hinzugebrachte Faktor A ist die *Ursache*, und die eingetretene Änderung B ist die *Wirkung*.

Wichtig ist, daß bei dieser vergleichenden Differenzmethode der Wissenschaftler selbst die experimentelle Konstellation durch seine eigene Aktivität produziert und daß er selbst zum selbstgewählten Zeitpunkt den betreffenden Einflußfaktor hinzubringt. Es ist also das Baconsche Prinzip des eigenaktiven Produzierens, das hier in dem Millschen Prinzip der Differenzmethode zum Tragen kommt. Es handelt sich, wie Mill selbst betonte, um einen „künstlichen" Versuch, um ein Experiment.

Diese Millsche Differenzmethode, dieses *Vergleichen*, wird auch in der konventionellen Methodenlehre der klinischen Forschung als unabdingbar gesehen: „Jede Aussage über die Wirksamkeit einer Behandlungsmethode erfordert also einen Vergleich" [549].

Häufig jedoch folgt auf ein A das betreffende B nicht mit strenger Konsequenz, sondern nur vereinzelt oder in unterschiedlicher Stärke oder Ausprägung, was eine Erschwernis der Kausalforschung vor allem in der Biologie und Medizin ist. Hier genügt nicht, die Differenzmethode am Einzelfall einzusetzen; erst die Kumulation vieler Einzelfalluntersuchungen erlaubt, den bestehenden Kausalzusammenhang als solchen sicher festzustellen. Es stellt sich also die Frage, wie man unter solchen wechselhaften Bedingungen zu schlüssigen Ergebnissen gelangen kann, und wieviele Fälle (z. B. Patienten) hierfür im einzelnen benötigt werden. – Um diese Fragen beantworten zu können, mußte Mills einfache Differenzmethode noch um einen wichtigen Schritt erweitert werden.

Das Paradigma der Randomisation – Ronald Fisher im 20. Jahrhundert

Der letzte entscheidende Schritt zur modernen Methodenlehre des Kausalerkennens ist das Konzept der randomisierten Studie, das Ronald Fisher 1935 in dem Buch „The Design of Experiments" [156] publizierte. Die randomisierte Studie kann jene Schwierigkeiten des experimentellen Kausalerkennens bewältigen, die sich bei mangelnder Regelmäßigkeit oder bei undeutlicher Erkennbarkeit der Ursache-Wirkung-Zusammenhänge ergeben. Zu diesem Zweck wird in der randomisierten Studie die Eigenaktivität des Forschers auf geniale Weise verstärkt: Man läßt die intentionale Aktivität des Forschers nicht nur einmal, sondern gewissermaßen zweimal auf zwei hintereinandergeschalteten Stufen zur Geltung kommen. Man läßt nicht nur den betreffenden Faktor (A) wiederholt einwirken, sondern man produziert *zusätzlich* eine Zufallskonstellation als Rahmenbedingung des Experimentierens. Das heißt, man läßt den betreffenden Faktor (A) wiederholt auf ein geeignetes Untersuchungsobjekt einwirken oder aber nicht einwirken und steuert dieses Einwirkenlassen oder Nicht-Einwirkenlassen durch selbstproduzierte Zufallsfaktoren. – Genau dies ist eine „Randomisation": Man produziert zufallsmäßige, d. h. anti-kausale Rahmenbedingungen für das Experimentieren, z. B. stellt man bei Arzneimittelprüfungen zwei zufallsverteilte Patientengruppen her.

Wenn unter solchen Zufallsbedingungen der durchschnittliche (mittlere, mediane) Unterschied der Zielparameter *mehr* als zufällig ist – d. h. „statistisch signifikant" –, dann bedeutet diese Überzufälligkeit, daß ein Ursache-Wirkung-Zusammenhang vorliegt. Es handelt sich also um ein *indirektes* Kausalerkennen, das sich außer auf die Millsche Differenzmethode auch auf das Prinzip des Zufalls, der Anti-Kausalität stützt. Was dabei als Kausalkriterium zum Tragen kommt, ist die statistisch auswertbare Mehr-als-Zufälligkeit, die *Überzufälligkeit.*

Mit dieser Methode der randomisierten Studie – also mit der Methode des indirekten, am Prinzip der Überzufälligkeit gemessenen Kausalerkennens – vollendete Fisher 1935 jene Entwicklung, die sich von Francis Bacon über David Hume und John Stewart Mill bis ins 20. Jahrhundert erstreckt. Fisher scheint damit Laplace' Aussage wahrgemacht zu haben, daß „fast alle unsere Erkenntnisse nur wahrscheinliche sind", und daß „das ganze System der menschlichen Kenntnisse" mit der Theorie der Wahrscheinlichkeit und ihrer rechnerischen Umsetzung, der Statistik verknüpft sei (s. S. 6). Es war das Herzstück des wissenschaftlichen Erkennens, das Kausalerkennen, das Fisher für die Statistik eroberte.

Unmittelbar nach dem Zweiten Weltkrieg wurde die Methodologie der randomisierten Studie in die klinische Forschung übernommen. 1946 führte Austin Bradford Hill die erste weltweit anerkannte randomisierte klinische Therapiestudie durch, eine Streptomycinstudie zur Lungentuberkulose [214, 366]. In den fünfziger Jahren kam dann die Forderung nach Verblindung hinzu, hauptsächlich ausgelöst durch die Cornell Conference on Therapy [182] und durch die Arbeiten von Henry K. Beecher [26] (s. S. 166/7). Damit wurde, über die bloß randomisierte Studie hinaus, auch noch das Paradigma der Verblindung, der randomisierten *Doppelblindstudie* eingeführt. Bereits in den 6oer Jahren prägte die Methodenlehre der randomisierten Studie die Arzneimittelgesetzgebung der Vereinigten Staaten [504], in den 7oer Jahren in Mitteleuropa und in der Bundesrepublik Deutschland [13]. Die 8oer Jahre brachten dann zusammenfassende Auswertungen klinischer Studien, die „Meta-Analysen", und in den 9oer Jahren – wie schon gesagt werden mittlerweile jährlich 9000 randomisierte klinische Studien durchgeführt – kommt es schließlich zu europäischen und internationalen Standardisierungen von Prüfrichtlinien sowie zu global vernetzten Auswertungen und Umsetzungen der Studienergebnisse mit Hilfe elektronischer Medien [80].

Das Konzept der randomisierten Studie ist ein intellektuelles Faszinosum, da es die Anwendung der Mathematik (der Statistik) auf das empirische Erfassen von Kausalzusammenhängen erlaubt. Nicht zuletzt diese Faszination dürfte die Methode zum Dogma gemacht haben. Es setzte sich die Überzeugung durch, alles sichere therapeutische Kausalerkennen – alle sichere Beurteilung einer Therapiewirksamkeit – sei überhaupt nur durch wiederholtes Beobachten und durch Vergleichen und letztlich nur in randomisierten Studien oder gar nur in Doppelblindstudien möglich. Alle weiteren Ansätze zum Kausalerkennen und zur Wirksamkeitsbeurteilung wurden völlig ausgeblendet. So kam es parallel zur Professionalisierung der Methodik und Durchführung randomisierter Studien auch zu einer dogmatischen Verhärtung der therapeutisch-klinischen Forschung. Gänzlich übersehen wurde, daß auch andere methodologische Ausrichtungen der Therapieforschung möglich wären. Zwar gab es, in der Zeit nach Fisher, in der klinischen Forschung bzw. Epidemiologie verschiedentliche Erwägungen über Kausalerkennen, z. B. eine von Hill vorgestellte Liste von Kausalitätskriterien [213] oder daran anschließende weitere Reflexionen [221, 384, 442, 496 – 499], doch keine dieser Grundsatzdiskussionen führte über die soweit genannten Paradigmen des Kausalerkennens hinaus, weder Olli Miettinens „Confounding and Effect Modification" [384] noch Kenneth Rothmans „Causes" [442] und nicht einmal Alvan Feinsteins „Outline of Cause-Effect Evaluations" [141], obschon Feinstein wohl von allen großen Epidemiologen dieses Jahrhunderts die kritischste Haltung gegenüber dem Dogma der randomisierten Studien und auch gegenüber der Evidence-based Medicine bewahrte und mit dem Buch „Clinical Judgment" [138, 142] durchaus auf den Horizont des individuellen Urteils abzielte.

Freilich ist jedermann bereit anzuerkennen, daß es in der klinischen Praxis auch Therapiemaßnahmen gibt, die so stark wirksam sind, daß der behandelte Krankheitsverlauf sehr deutlich vom erwarteten unbehandelten Verlauf abweicht und so die Wirksamkeit am Einzelfall offensichtlich ist. Ein solcher Fall widerlegt aber nicht jene Auffassung, daß Kausalzusammenhänge, streng genommen, nur in vergleichenden randomisierten Studien erkannt werden können. Man kann unschwer argumentieren, daß auch in jenen offensichtlichen Fällen verglichen werde – wenn auch nicht äußerlich und faktisch, so doch innerlich und imaginär –, und zwar gegenüber den ansonsten mit dieser Erkrankung beobachteten und erinnerten Patienten. Ebenso komme in ein derartig offensichtlichen Fällen auch ein Prinzip der randomisierten Studie zum Tragen – wenngleich wiederum nicht äußerlich und faktisch, so doch wieder implizit und imaginär, denn eine spontane Besserung der Symptomatik, die ohne die betreffende Behandlung nie oder kaum je auftritt, ist eben sehr unwahrscheinlich. Und so werde das Prinzip der Unwahrscheinlichkeit (der Mehr-als-Zufälligkeit, der Überzufälligkeit) auch in solchem Falle zur Beurteilung des therapeutischen Kausalzusammenhangs gebraucht, genau wie in einer randomisierten Studie.

So gesehen scheint also *jedes* Erkennen eines Kausalzusammenhangs auf den Prinzipien des Handelns bzw. der Eigenaktivität (Bacon), der wiederholten Beobachtung (Hume), des Vergleichens (Mill) und sogar auch der Randomisation (Fisher) zu beruhen, und zwar entweder äußerlich, faktisch, bewußt und formal ausgeführt – oder innerlich, implizit, eventuell unbewußt und informell. Und so scheint es in der Tat, als müsse man Laplace beipflichten, daß fast alle unsere Erkenntnisse mit der Wahrscheinlichkeitstheorie verknüpft seien (s. S. 6), und als müsse man auch Fisher zustimmen, daß das Konzept der randomisierten Studie die Prinzipien enthalte, die für *jedes* experimentelle Forschen gelten („the principles which are common to all experimentation" [156]).

Derartige Überzeugungen haben, speziell für die Medizin, große Auswirkungen, denn nun wird es zur zwingenden Konsequenz, daß die randomisierte klinische Studie der Goldstandard („gold standard") der Therapieforschung sei. Demgegenüber scheint das individuelle Erkenntnisvermögen des einzelnen Arztes definitiv zurückstehen zu müssen. Konsequenterweise müßten dann alle Therapieentscheidungen durch randomisierte Studien begründet werden, und müßte dann das Prinzip der randomisierten Studie als die höchste Vernunftinstanz auch für alle sonstigen Entscheidungs- und Steuerungsprozese im Gesundheitswesen gelten.

Im Sog dieser Überzeugungen wurde innerhalb der Medizin jedoch kaum oder gar nicht beachtet, daß gänzlich neue Grundformen des Kausalerkennens – unabhängig von wiederholter Beobachtung, Vergleichen und Randomisation – längst entdeckt sind. Aus diesen Ansätzen läßt sich eine Methodologie der *individuellen* Wirsamkeitsbeurteilung entwickeln. Hierüber nun im weiteren.

Die Paradigmen der komplementären Methodenlehre – die erkenntnistheoretischen Grundlagen der individuellen Wirksamkeitsbeurteilung

Die unbemerkte Methodenrevolution

Im selben Jahr, 1935, in dem Ronald Fisher „The Design of Experiments" veröffentlichte und das Konzept der randomisierten Studie vorstellte, erschien ein weiteres erkenntnismethodisches Grundlagenwerk: Karl Dunckers „Zur Psychologie des produktiven Denkens" [124]. Schon im Titel des Buches ist die

Fähigkeit des Menschen hervorgehoben, gleichsam spontan zur Lösung von Problemen gelangen zu können. Da solche Problemlösungen oft das Kausalerkennen betreffen, stellte Duncker in dem Buch unter anderem auch die ketzerische Frage: „Wie bringt es denn das Denken zuwege, einer Wirkung die Ursache oder einer Ursache die Wirkung anzusehen?" [124, S. 56].

Ketzerisch war die Frage deshalb, weil – wie oben dargestellt – seit David Hume galt, daß kausale Zusammenhänge als solche *nicht* wahrgenommen werden können, und daß ein Kausalzusammenhang *nicht* am Einzelfall erkannt werden könne, sondern nur durch eine Vielzahl von Beobachtungen. Duncker stellt sich nun in eine ausdrückliche Opposition gegenüber Hume, wie überhaupt die Schule der „Gestaltpsychologie", deren Vertreter Duncker war, in eine bewußte Auseinandersetzung mit den Positionen Humes und des sogenannten Empirismus und Mechanismus trat.

Die Anfänge der gestaltpsychologischen Schule gehen auf das Ende des 19. Jahrhunderts zurück, insbesondere auf Christian von Ehrenfels [525]; im 20. Jahrhundert waren die bedeutenden Vertreter Max Wertheimer, Wolfgang Köhler, Kurt Koffka, Kurt Lewin, Wolfgang Metzger und eben auch Karl Duncker. Wolfgang Metzger sprach mit Blick auf diese Strömung sogar von einer der „größten wissenschaftlichen Umwälzungen" [378, S. 1]. Er schrieb: „Die ersten Schritte dieses Vorganges sind gegen 1890 (bei Mach, Ehrenfels, Cornelius und Wundt…) festzustellen … Es handelt sich um den Abschluß eines wichtigen Ausschnitts aus der Auseinandersetzung mit dem Geist der sogenannten Neuzeit, der seine Blüte im 17. und 18. Jahrhundert erlebte, und der in der Philosophie seinen schärfsten Ausdruck im mechanistischen Weltbild der französischen Philosophie und im englischen Empirismus gefunden hat … Die Neubegründung der Psychologie in unserer Zeit erfolgt also sinngemäß in unmittelbarer Auseindersetzung mit Descartes, Hobbes, Locke, Hume und Berkeley…" [378, S. 1].

Der Anstoß für die eigenständigen Theorienbildungen in der Gestaltpsychologie war die einfache Beobachtung, daß beim Wahrnehmen der Wirklichkeit bestimmte Zusammenhänge als solche unabhängig von den Teilen erkannt werden, aus denen sie bestehen. Zum Beispiel bleibt eine Melodie als solche erkennbar, auch wenn die Tonhöhen nach oben oder nach unten verschoben werden. Dasselbe gilt für Akkorde. Ähnlich können Figuren, die im Sehfeld vorkommen, vergrößert oder verkleinert oder in diesem oder jenem Teil des Sehfeldes gezeigt oder in ihrer Farbe verändert werden, während dennoch der Wahrnehmungscharakter der Figuren als solcher erhalten bleibt, solange die räumlichen Beziehungen ihrer Teile dieselben sind. Für derartige Zusammenhänge wurde das Wort „Gestalt" gewählt.

Das Entscheidende hierbei ist, daß das Erkennen solcher Gestalten, so jedenfalls die Auffassung der Gestaltpsychologie, nicht empiristisch erklärbar sei: Es sei *nicht* so, daß der Mensch von frühester Kindheit an erfährt, daß sich gewisse gestalthafte Zusammenhänge immer gemeinsam als wahrzunehmendes Ganzes bewegen, und daß sich dadurch diese Ganzheiten dem kindlichen Gedächtnis einprägen, und daß auf dieser Basis der Mensch späterhin einen entsprechenden Zusammenhang wieder als solchen erkennt [541, S. 47]. Nach Auffassung der Gestaltpsychologie werden Wahrnehmungen im allgemeinen *anders* gebildet, was sich auch mit einfachen und eleganten Anschauungsbeispielen belegen läßt. Es gibt Figuren, die dem Beobachter zwar unbekannt sein mögen, die er aber dennoch sogleich als Ganzheiten – als Gestalten – erkennt.

Man betrachte die folgenden beiden Beispiele:

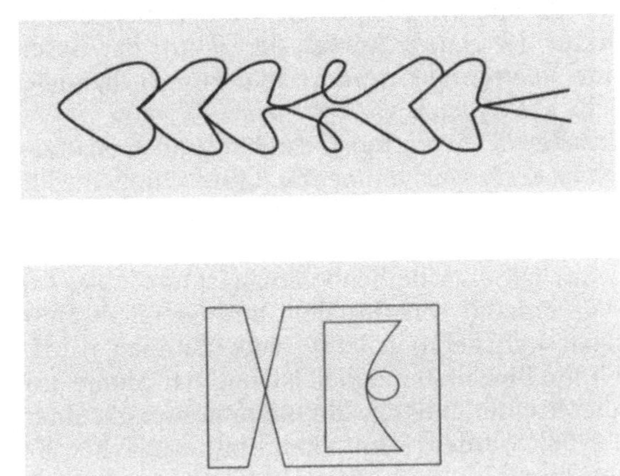

Abb. 1
[316, S. 38]

Abb. 2
[316, S. 38]

Diese Anschauungsbeispiele werden wahrlich eindrucksvoll, wenn der Beobachter darauf hingewiesen wird, daß sie ihm *doch* nicht durchwegs unbekannt sind, sondern bekannte Teile beinhalten. So ist in der Abbildung 1 die handschriftliche Form des englischen Wortes „men" enthalten (man sieht es, wenn man die Längsachse – die Spiegelachse – in die Abbildung 1 einzeichnet; das Wort *men* steht dann auf dieser Achse und ist zusätzlich unterhalb der Achse gespiegelt); entsprechend kann man auch in der Abbildung 2 die folgende bekannte Figur, nämlich das arithmetische Symbol für die „Wurzel aus 16" finden (s. Abbildung 3):

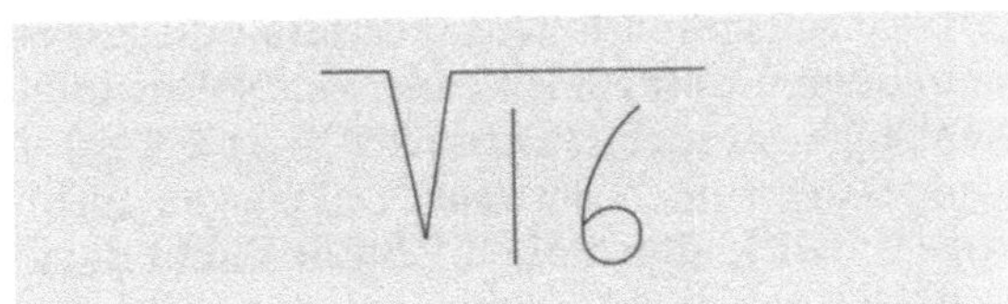

Abb. 3
[316, S. 38]

Es sind also in diesen Beispielen die Verhältnisse genau umgekehrt, als es die empiristische Wahrnehmungstheorie unterstellt. Was nämlich sogleich als solches erkannt wird, ist die bislang *unbekannte* Gestalt, also nicht die bereits bekannte, wie der Empirismus voraussetzen würde. Und was man in diesen Beispielen im allgemeinen *nicht* ohne nachdrückliche Hinweise sieht, ist die bereits bekannte Figur, die in der bisher unbekannten Gesamtgestalt enthalten ist. Anhand dieser Beispiele kann der Beobachter selbst bemerken, daß die Grundlage des wahrnehmenden Erkennens *nicht* die vielzählige Wiederholung von

Ähnlichem ist. Vielmehr sind es, wie Max Wertheimer sagte, „konkrete Gestalt-gesetze" [541, S. 57–58], wodurch etwas als zusammengefaßt wahrgenommen wird, oder, nach einem weiteren Ausdruck von Wertheimer, „Ganzbedingun-gen" [541, S. 47–58] wie der Faktor der Nähe, der Faktor der Gleichheit, der Faktor der „guten Gestalt" (mit Aspekten wie Symmetrie und inneres Gleich-gewicht), der Faktor der „guten Kurve", der Faktor der Geschlossenheit und, sofern es sich um Bewegungen und Veränderungen handelt, der Faktor des gemeinsamen Schicksals [541, S. 301–350].

Es gibt verschiedenste Arten von Gestalten und Gestaltzusammenhängen: Eine *Raumgestalt* ist die jeweils momentane, rein räumliche Figur eines Gegen-standes; eine *Zeitgestalt* (*Bewegungsgestalt, Prozeßgestalt*) ist die in der Zeit verlaufende Gestalt einer Veränderung, beispielsweise eine Metamorphose im Sinne Goethes [180]. Die entscheidende Frage ist nun, ob es *kausale Gestaltfak-toren* gibt, ob man anhand von Gestalten und Gestaltzusammenhängen auch Kausalbeziehungen wahrnehmen kann. Dies nämlich würde bedeuten, daß Kausalerkenntnis am Einzelfall möglich ist, und daß Hume unrecht hatte, als er feststellte, kausale Zusammenhänge könnten nur anhand einer jeweiligen Viel-zahl von Fällen erfaßt werden, – mit allen diesbezüglichen Konsequenzen für die klinische Forschung.

Das Paradigma der Gestalt

Mit Blick auf die Möglichkeiten des Kausalerkennens stellte Karl Duncker schließlich die schon erwähnte Frage: „Wie bringt es denn das Denken zuwege, einer Wirkung die Ursache oder einer Ursache die Wirkung anzusehen?" [124, S. 56]. – Bei seinem eigenen Antwortversuch verweist Duncker auf drei mögliche Arten von Zusammenhängen: auf *total einsichtliche, partiell einsichtliche* und *total uneinsichtliche* [124, S. 56]. Gerade für Kausalzusammenhänge, schreibt Duncker, gelte in vielen Fällen die totale Uneinsichtlichkeit: „Die Natur läßt die Lebewesen mancherlei konstante Zusammenhänge erfassen, in deren innere Notwendigkeit einzudringen sie ihnen einstweilen noch verwehrt. (Unter den Philosophen herrscht sogar, mindestens seit Hume, die fast einstimmige Über-zeugung, von der äußeren Natur seien andere als solche total uneinsichtlichen Kausalzusammenhänge gar nicht zu erwarten)" [124, S. 76]. – Duncker spricht hier nur von „einstweilen noch verwehrt", nicht von „prinzipiell verwehrt", womit er künftige Entwicklungen offen läßt. Er räumt damit die Möglichkeit ein, daß etwas „einstweilen noch" Uneinsichtliches durch neue Erkenntnisme-thoden einsichtlich gemacht werden könne. Ja, Duncker selbst vollzieht einen ersten Schritt einer solchen Entwicklung, indem er darauf hinweist, daß das Denken in Hinblick auf Kausalität durchaus *nicht* absolut blind sei, daß es viel-mehr bei vielen Kausalzusammenhängen eine *partielle* Einsichtlichkeit gebe, einen, wie Duncker in der Tradition der Gestaltpsychologie sagt, „Gestaltfaktor phänomenaler Kausalität" [124, S. 80]. – Was ist das?

Ein erster solcher kausaler Gestaltfaktor ist die räumliche, ein zweiter ist die zeitliche Koinzidenz von Ursache und Wirkung. Duncker schreibt: „Ursache und Wirkung sind mindestens bezüglich ihrer Stellen in Zeit und Raum nicht beliebig, sondern einsichtlich zueinander. Zeit und Ort der Ursache gehen in

Zeit und Ort der Wirkung unmittelbar anschaulich ein" [124, S. 80]. Doch damit nicht genug, führt Duncker weiter aus: „Für unsere Kausalorientierung mindestens ebenso wichtig wie jene raum-zeitliche *Lage*entsprechungen sind gewisse *Form*entsprechungen zwischen Ursache und Wirkung … Ein Beispiel zeitlicher Formentsprechung: der Rhythmus der Klopfgeräusche entspricht dem Rhythmus der Klopfbewegungen. Ein Beispiel räumlicher Formentsprechung: die Spur gleicht dem sie hinterlassenden Gegenstand. … Die genannten Formentsprechungen sind ein Spezialfall „inhaltlicher" Entsprechungen überhaupt. Dieselbe Stabilität unserer Welt, die darin zum Ausdruck kommt, daß das Gros der uns umgebenden Objekte relativ unverändert bleibt, äußert sich auch darin, daß im allgemeinen viele Eigenschaften aus der Ursache in die Wirkung übergehen, d. h. beim Übergreifen eines Geschehens von einem System auf ein anderes erhalten bleiben. So geht die Nässe des Regens in die Nässe der Straße über, die Farbe des Lichts in die Farbe der Beleuchtung. So setzt sich … die Bewegung des Stoßenden in die Bewegung des Gestoßenen fort, wobei im allgemeinen auch noch etwas von der Bewegungsrichtung erhalten bleibt, nicht nur das phänomenale Genus der Bewegung überhaupt" [124, S. 80 – 81]. – Zuletzt faßt Duncker zusammen: „Man sieht: Ursache und Wirkung sind nicht nur bezüglich der ‚Lage' sondern auch ihn hohem Maße bezüglich des ‚Inhalts' einsichtlich zueinander: Eigenschaften der Form, des Charakters, der Richtung, des Materials usw. gehen unmittelbar anschaulich aus der Ursache in die Wirkung ein" [124, S. 81].

Indem so bemerkt wurde, daß derartige inhaltliche Entsprechungen einsichtlich und sogar wahrnehmbar sein können, wurde in der Gestaltpsychologie nicht weniger entdeckt als der Anfang einer weit ausbaufähigen Erkenntnismethode, die in folgendem deutlichen Gegensatz zum Empirismus steht:

Bei der *empiristischen* Methode des Kausalerkennens (das heißt letztlich: im randomisierten Experiment) wird von jeglichem Gestaltbezug zwischen Ursache und Wirkung abstrahiert. Der gestalthafte Bezug ist hier gänzlich uninteressant. Die Ursache (der Einflußfaktor) und die Wirkung (der Zielparameter) werden durch Kennzahlen ersetzt und dann quantitativ erfaßt und statistisch verrechnet und bewertet. Es handelt sich um eine *abstrakte, quantitative, statistische* Methode des Kausalerkennens, die deshalb eine *Vielzahl* von Beobachtungen erfordert.

Anders bei der *gestaltorientierten* Methode: Hier ist gerade der gestalthafte Bezug zwischen Ursache und Wirkung das Kriterium, anhand dessen der betreffende Kausalzusammenhang als solcher erfaßt wird, und das ist der Grund, warum hier die Kausalität am *Einzelfall* erkannt werden kann. Es handelt sich um eine *phänomenale, qualitative, nicht-statistische* Methode des Kausalerkennens.

Diese sogenannte „Phänomenale Kausalität" [383] wurde in den 40er bis 60er Jahren dieses Jahrhunderts noch weiter erforscht von Albert Michotte. Mit einer großen Serie von Untersuchungen verfeinerte er die Aussagen zum „Gestaltfaktor phänomenaler Kausalität" (wie Duncker ihn genannt hatte; s. oben). Über allen diesen weiteren Untersuchungen stand wie ein Programm der Name von Michottes wichtiger Monographie zur *Kausalwahrnehmung*: „La perception de la causalité" [381], doch hat Michotte die Grenze der mechanischen Kausalität nie überschritten. Schon 1941 formulierte er: „Wie unsere Versuche zeigten, sind die Bedingungen für den Kausalitätseindruck stark begrenzt: sie beschränken sich streng genommen auf einige Fälle mechanischer Kausalität. Natürlich wäre es verfrüht, die Möglichkeit des Auftretens in anderen Bereichen zu leugnen ... Bis jetzt haben wir jedoch keinerlei Veranlassung, eine derartige Ausweitung ins Auge zu fassen" [382, S. 135].

Gerade in solcher Ausweitung aber tritt die wissenschaftliche Bedeutung des Gestaltfaktors der Kausalität überhaupt erst voll zutage. Gestaltorientierte Methoden des Kausalerkennens lassen sich, wie das weitere noch zeigen wird, auch bei der Wirksamkeitsbeurteilung von Therapieverfahren realisieren, wobei eben der entscheidende Vorteil ist, daß diese Methoden ein Kausalerkennen *am Einzelfall* erlauben.

Das Paradigma der abbildenden Korrespondenz

Die große Bedeutung des Gestaltfaktors der Kausalität zeigt sich am leichtesten im Alltag, wo es, entgegen den Dogmen der Humeschen und der statistischen Konvention, vielfältige Formen des Kausalerkennens am Einzelfall gibt. Ein erster Typus dieses gestaltorientierten Kausalerkennens begegnet uns bei allen Arten von *Abbildungen*, am eindrucksvollsten vielleicht bei der Fotografie: Wer auch nur ein einziges Mal eine Gestaltübereinstimmung zwischen einem Original und einem fotografischen Abbild sieht, kann – wegen des Abbildcharakters – die Gewißheit haben, daß der Vorgang der fotografischen Abbildung ein kausaler Prozeß ist. Ähnlich ist es bei der Arbeit an Computerbildschirmen: Wenn man mit kreisenden Bewegungen einer Computermaus eine ebenfalls kreisförmige Curserbewegung erzeugt, kann man sofort die Gewißheit eines kausalen Zusammenhangs haben. – Diese Gewißheit ergibt sich aus zwei Gründen: Zum einen ist der Abbildcharakter ebenso ein Hinweis auf eine zugrundeliegende Kausalität, wie es die überzufällige Häufigkeitskorrelation bei der statistischen Methode ist; zum zweiten wird (wie bei der statistisch-experimentellen Methode – s. S. 15) dieser Hinweis zu einer Gewißheit durch eigenaktives Produzieren, d.h. wenn man *selbst* den Abbildungsprozeß veranlaßt. Für diese Gewißheit ist nicht erforderlich, daß man das zugrundeliegende ontologische Kausalprinzip (d.h. in dem Computerbeispiel: den Schaltweg der Hard- und Software) kennt.

Man hat hier methodische Grundlagen des Kausalerkennens, die sich von denen der randomisierten Studie klar unterscheiden: statt einer statistischen Korrelation ist es eine *abbildende Korrespondenz,* und statt der statistisch-experimentellen Methode ist es eine *abbildend-experimentelle Methode.*

Abbildende Korrespondenz gibt es in unterschiedlichsten Formen: einen direkten Abdruck wie beim Fingerabdruck, projektive Abbildungen wie bei der zweidimensionalen fotografischen Abbildung eines dreidimensionalen Originals; es kann auch, wie auf einer Sonnenuhr, Zeitliches in Räumliches abgebildet werden, oder umgekehrt, wie im Zahnwerk einer mechanischen Uhr, Räumliches in Zeitliches; ähnlich kann (z.B. beim genetischen Kode) eine bestimmte Zeichen- oder Strukturfolge in eine andere Zeichen- oder Strukturfolge übertragen werden. Wissenschaftsgeschichtlich gesehen ist die *Größenabbildung* besonders wichtig; hiervon handeln die quantitativen Naturgesetze wie das Gravitationsgesetz, das Gasgesetz usw. Wird z.B. ein Gas erwärmt und zugleich die Gasmasse und das Gasvolumen konstant gehalten, dann steigt der Gasdruck, und zwar direkt proportional zum Ausmaß der Erwärmung. Da die Größe der Temperaturzunahme direkt proportional ist zur Größe der Druckzunahme, kann man sich des Kausalzusammmenhangs zwischen Erwärmung und Drucksteigerung sicher sein.

Außer einfachen proportionalen gibt es auch kompliziertere, nämlich indirekte, logarithmische, potenzierte usw. Größenabbildungen. (Nach dem Sprachgebrauch der Mathematik nennt die Naturwissenschaft diese Größenabbildungen auch „Funktionszusammenhänge" oder einfach „Funktionen" [79]). Gleichgültig aber, wie eine Abbildung beschaffen ist, ob einfach oder kompliziert, ob quantitativ, qualitativ oder strukturell: In jedem Falle ist das Entdecken eines Abbildungsverhältnisses für einen Wissenschaftler eindrucksvoll, und jedesmal, wenn ein Wissenschaftler das Zustandekommen solcher Abbildungen *selbst veranlaßt*, kann er sicher sein, daß ein Ursache-Wirkung-Zusammenhang vorliegt.

Methodisch gesehen ist von entscheidender Wichtigkeit, daß der Wissenschaftler im Falle einer abbildenden Korrespondenz das Vorliegen eines Ursache-Wirkung-Zusammenhangs mit einer sehr viel geringeren Anzahl von Einzelbeobachtungen erkennen kann als im Falle von Korrelationen; unter günstigen Umständen genügt sogar ein *einziger* Fall. Freilich erfolgt das Erkennen eines Abbildungsverhältnisses nicht so einfach, daß man es mit einer einzigen, ausschnitthaften, momentanen Wahrnehmung erledigen könnte. Um beispielsweise eine proportionale Größenabbildung zwischen Temperatur- und Drucksteigerung eines Gases festzustellen, muß man mehrmals messen, nämlich bei verschiedenen Temperaturen, so daß also jeweils ein *Komplex* oder eine *Serie* von Beobachtungen oder Messungen (eine „Meßreihe") nötig ist, um das Abbildungsverhältnis oder das betreffende Gesetz zu identifizieren. Ähnlich muß man, um ein fotografisches Abbild als solches zu erkennen, wenigstens zweimal hinsehen, einmal auf das Original und einmal auf das Foto. Dennoch ist es eben nur *ein* Komplex, *eine* Serie, *eine* Reihe von Beobachtungen oder Messungen. Die Wiederholung eines solchen Beobachtungskomplexes ist nicht erforderlich, denn nicht die *Vielheit*, sondern die *Ganzheit* der Beobachtungen ist das Maßgebliche: Es ist der von Max Wertheimer so genannte Faktor der „guten Gestalt" (s. S. 17 ff). Dieser Faktor kann insbesondere auch in einer *guten mathematischen Gestalt* realisiert sein. Gestaltorientierte Methoden des Kausalerkennens sind also nicht, wie Albert Michotte vermutete (s. S. 21), nur auf einige Fälle mechanischer Kausalität beschränkt, sondern können sich über alle Wissenschaftsgebiete ausdehnen. Gestaltbezogenes Kausalerkennen ist eine allgemeine Grundform des wissenschaftlichen Erkennens. Daß in der Medizin und speziell bei der Wirkamkeitsbeurteilung von Therapien die Methode der abbildenden Korrespondenz in vielfältiger Weise zum Tragen kommen kann, werden die folgenden Kapitel noch zeigen (s. S. 36 ff).

Genau besehen beruht auch die statistisch-experimentelle Methode, d. h. das randomisierte Experiment, auf dem Prinzip des Abbildens. Hierbei ist allerdings die abzubildende Struktur etwas äußerst Einfaches, nämlich ein bloßer Unterschied. Die Fragestellung ist dabei, ob sich aufgrund des Unterschieds der Behandlung (einerseits Behandlung X in der Prüfgruppe, andererseits Behandlung Y in der Kontrollgruppe) auch ein Unterschied der Zielparameter der

Studie ergibt. Anders gefragt: Bildet sich der *Unterschied der Behandlung* als ein (statistisch signifikanter) *Unterschied der Zielparameter* ab?

Gerade diese Tatsache, daß nur eine so einfache Struktur – ein bloßer Unterschied – abgebildet werden soll, erzeugt jedoch die großen Schwierigkeiten bei der Interpretation eines solchen Experiments. Natürlich gibt es im Umfeld der beiden Objektgruppen beliebig viele weitere Unterschiede zwischen irgendwelchen Faktoren, und deshalb können, zumindest theoretisch, alle diese Faktoren einen Unterschied der Zielparameter bewirken. Streng genommen darf deshalb ein Unterschied der Zielparameter nur dann als kausales Abbild des Unterschieds der Behandlungen interpretiert werden, wenn die Kautelen einer kontrollierten Studie erfüllt sind: wenn also erstens der Behandlungsunterschied vom jeweiligen Wissenschaftler oder Wissenschaftlerteam unter selbstgewählten Bedingungen selbst veranlaßt wird, und wenn zweitens die möglichen Einflüsse aller sonstigen Faktoren gleichgeschaltet sind. Für diese Gleichschaltung ist, sofern keine Hindernisse bestehen, die Randomisation das Verfahren der Wahl.

Ganz anders liegen nun die Verhältnisse bei der *abbildend*-experimentellen Methode. Hier wird eine komplexere (quantitative, qualitative oder gestalthafte) Abbildung veranlaßt, und hier ist es gerade die spezifische Struktur der Abbildung, die eine sonstige Verursachung des Abbildes ausschließt. Man kann sogar sagen: Je komplexer das Abgebildete, desto deutlicher hebt sich der Abbildungszusammenhang gegenüber den sonstigen Strukturen des jeweiligen Wahrnehmungsfeldes ab, und desto sicherer kann der betreffende Kausalzusammenhang als solcher erkannt werden. Es ist also genau umgekehrt wie bei der *statistisch*-experimentellen Methode. Während die Ergebnisse des statistischen Experiments desto valider sind, je einfacher der Zusammenhang zwischen Einflußfaktoren und Zielparametern ist (wenn möglich sollte nur ein einziger, jedenfalls sollten nur sehr wenige Einflußfaktoren primär berücksichtigt werden), steigt beim abbildenden Experiment die Erkenntnissicherheit mit dem Grad der Komplexität der Abbildung.

Dieser Unterschied der beiden Erkenntnisarten hat definitive Konsequenzen für den wissenschaftlichen Forschungsstil, nicht zuletzt auch in der Medizin. Beim statistischen, randomisierten Experiment ist es vor allem wichtig, daß der gesamte Ablauf der Studie vorab im Detail festgelegt und dann exakt eingehalten wird, und daß zuletzt die Ergebnisse statistisch ausgewertet werden. Nur so kann eindeutig beurteilt werden, ob ein kausaler Zusammenhang zwischen der unterschiedlichen Behandlung und dem eventuellen Unterschied der Zielparameter von Prüfgruppe und Kontrollgruppe besteht. Unter solchen Kontrollmaßnahmen ist – im Idealfall – die Beurteilung sehr einfach, läßt sich doch die eventuelle Signifikanz des Unterschieds zuletzt an einigen Zahlenwerten ablesen. Die randomisierte Studie wird so zu einer Maschinerie, die unabhängig ist von subjektiven Erkenntnisleistungen. Ja, das Ziel dieser gesamten Erkenntnistechnologie ist eben die Ausschaltung des menschlichen Urteils, wie Stuart Pocock klassisch formulierte: „to guard against any use of judgment" [420].

Demgegenüber liegt das tragende Element der abbildend-experimentellen Methode gerade in der Fähigkeit des betreffenden Wissenschaftlers, das Abbildungsverhältnis als solches zu erkennen. Wenn dies gelingt, sind die strengen prospektiven Festlegungen einer kontrollierten Studie nicht erforderlich, so daß für den Einsatz der abbildend-experimentellen Methode nicht unbedingt die künstliche Situation einer kontrollierten Studie nötig ist. Sofern sich z. B. die abbildend-experimentelle Methode bei der Therapiebeurteilung realisieren läßt, kann sie an der betreffenden klinischen Lebenswirklichkeit unmittelbar teilhaben. Während also das statistische, randomisierte Experiment darauf abzielt, den Wissenschaftler als Subjekt des Erkennens auszugrenzen, stützt sich die abbildend-experimentelle Methode gerade auf die individuelle Erkenntnisfähigkeit des Wissenschaftlers als Subjekt. Während die erste Methode *Subjekt-ausgrenzend* ist, ist die zweite Methode *Subjekt-integrierend*.

Das Paradigma der Kausalgestalt

Ein weiterer Typus des Kausalerkennens ist das unmittelbare Erfassen einer *Kausalgestalt*. Auch diese Art des Kausalerkennens spielt eine große Rolle bei Wirksamkeitsbeurteilungen in der Medizin und ist uns auch im Alltag gut vertraut. Wieder handelt es sich um eine gestaltorientierte Methode, und wieder erlaubt sie ein Kausalerkennen am Einzelfall. Ein sehr einfaches Beispiel ist die von Duncker genannte Nässe des Regens, die zur Nässe der Straße wird (s. S. 21). Daß es in diesem Falle der Regen ist, der die Nässe der Straße verursacht, ist unschwer zu erkennen. – Was aber ist das Erkenntniskriterium dieser Kausalität?

Folgendes ist zu beachten: Wenn der Regen auf die Straße fällt, verwandelt er sich; es breiten sich die Regentropfen zu einer Schicht aus, beenden ihre Existenz als einzelne Regentropfen und fließen zusammen und werden so zur Nässe der Straße. Bei dieser Verwandlung bleibt aber etwas durchgängig mit sich selbst identisch und ist in dieser seiner durchgängigen Identität auch erkennbar: Es ist das Wasser, das zuerst den Regen und danach die Nässe der Straße konstituiert.

Man hat hier also einen Prozeß mit einem Anfang (den fallenden Regentropfen) und mit einem Ende (der Nässe der Straße), wobei sich etwas (nämlich das betreffende Wasser) durchgängig vom Anfang bis zum Ende durchzieht und so beides zu einer Einheit, zu einer in sich geschlossenen Prozeßgestalt zusammenbindet. Dieses In-sich-Geschlossensein der Prozeßgestalt ist es, woran erkenntlich wird, daß das Vorangehende (der Regen) die Ursache für das Nachfolgende (die Nässe der Straße) ist.

Ein anderes Beispiel, nun aus der Medizin: Bei einem dislozierten Knochenbruch sollte dreierlei geschehen: Die frakturierten Knochen sollten reponiert werden, es sollte dabei ein unmittelbarer Kontakt der Frakturflächen hergestellt werden, und es sollten dann die Knochen in dieser Position ruhiggestellt werden. Warum? – Erstens ist das Reponieren nötig, da die Knochen ansonsten, wenn überhaupt, schief zusammenwachsen. Zweitens ist der Kontakt der Frakturflächen günstig, da sich aus dem Frakturhämatom ein Bindegewebe bildet, das die benachbarten Frakturstellen als sogenannter Bindegewebskallus überbrückt und manschettenartig umhüllt und sodann kalzifiziert und zu einem Fixationskallus wird, um schließlich, aber erst nach Monaten, sich in den lamellären Aufbau des Knochens zu integrieren; – und dieser Prozeß kann durch unmittelbaren Kontakt der Frakturstellen, durch Retention erleichtert werden, da in diesem Falle nur wenig oder gar keine Kallusbildung und nachträgliche Gewebeumwandlung nötig ist. Und schließlich ist nach solcher Reposition und Retention drittens auch eine Ruhigstellung der Knochenteile nötig, denn bei gegenseitiger Bewegung ist kein festes Zusammenwachsen möglich.

Woran kann man nun die Wirksamkeit dieser drei therapeutischen Handlungen (Reposition, Retention und Ruhigstellung) ersehen? – Auch in diesem Falle ist das Kriterium für das Kausalerkennen die einheitliche, in sich geschlossene Gestalt: Erstens geht aus dem Vorgang der Reposition die orthograde Stellung der frakturierten Knochen hervor, und diese Stellung geht sodann, mit sich selbst identisch bleibend, in das Zusammenwachsen der Knochen ein. Zweitens geht aus der Retention der unmittelbare Kontakt der Frakturflächen hervor, und dieser Kontakt endet, ebenfalls durchgängig mit sich selbst identisch bleibend, in einer Kontaktheilung, also in einem kallusfreien Zusammenwachsen. Drittens wird durch die Ruhigstellung eine unbewegliche Position hergestellt, und diese Unbeweglichkeit geht zuletzt, ebenfalls wiederum mit sich selbst identisch bleibend, in die Festigkeit des zusammenwachsenden Knochens über. So hat man eine in sich geschlossene therapeutische Gestalt, deren Anfang in Reposition, Retention und Ruhigstellung besteht, und deren Abschluß das orthograde, kallusfreie und feste Zusammenwachsen der frakturierten Knochen ist. Auch in diesem Beispiel ist es wieder das In-sich-Geschlossensein der Prozeßgestalt, woran man sicher erkennen kann, daß der Anfang dieser Gestalt (die therapeutischen Maßnahmen) den Abschluß dieser Gestalt (die Heilung) überhaupt erst möglich macht, und daß sich anhand dieses Geschlossenseins der Prozeßgestalt die therapeutischen Maßnahmen als *kausale* Therapiefaktoren zu erkennen geben. Auch dieser Prozeß ist eine *Kausalgestalt*.

Das Erfassen einer Kausalgestalt kann man sinnvollerweise auch als die „ideelle Methode" des Kausalerkennens bezeichnen. Das Wort „ideell" betont, daß hierbei das Kausalerkennen unmittelbar und allein anhand eines gestaltlichen Zusammenhangs, anhand einer Gestalt, anhand einer Form – griechisch: Idee, ιδεα – erfolgt.

Man kann nun die drei soweit dargestellten Haupttypen des Kausalerkennens zusammenfassen – erstens das Kausalerkennen anhand einer statistischen Korrelation (die statistisch-experimentelle Methode, d. h. die randomisierte Studie), zweitens das Kausalerkennen anhand einer abbildenden Korrespondenz (die abbildend-experimentelle Methode) und nun drittens auch das Kausalerkennen anhand einer Kausalgestalt. Man kann, abgekürzt, von der *statistischen Methode*, der *abbildenden Methode* und der *ideellen Methode* des Kausalerkennens sprechen. Zwischen diesen drei Methoden bestehen folgende Abstufungen, wobei jetzt die dritte Methode als erste genannt wird:

1. Die *ideelle Methode*, das Erfassen einer *Kausalgestalt*, erstreckt sich auf *eine* Gestalt (eine Prozeßgestalt), deren Abschnitte durch die Geschlossenheit dieser Gestalt miteinander verbunden sind. Das Kriterium für das Erkennen der Kausalität ist diese Geschlossenheit. Wegen dieser Geschlossenheit kann die jeweilige Kausalgestalt gegebenenfalls auch ohne experimentellen Ansatz, also ohne äußerliche manipulative Eigenaktivität des Beobachters

beobachtet und erkannt werden. (Zwar handelt es sich bei therapeutischen Maßnahmen immer um Handlungen bzw. Aktivitäten, dies aber ist, wie auch an dem obigen Regenbeispiel ersichtlich, für ein Kausalerkennen anhand einer Kausalgestalt nicht essentiell.)

2. Bei der *abbildenden Methode* des Kausalerkennens kommt ein Schritt hinzu. Hier ist ein sicheres Kausalerkennen auch möglich, ohne daß primär eine durchgängige Kausalgestalt zu erkennen ist, es muß aber dieser Mangel kompensiert werden. Nun genügt weder ein äußerlich passives Beobachten, noch genügt die Beschränkung auf *eine* (Prozeß-)Gestalt; vielmehr ist ein experimenteller Ansatz, ein manipulatives Handeln des Beobachters erforderlich, und dieser experimentelle Ansatz muß *zwei* Gestalten miteinander verbinden, nämlich folgendermaßen: Es muß der Beobachter selbst durch sein eigenes Handeln das Entstehen einer Gestalt herstellen bzw. veranlassen, und dabei muß, in abbildender Korrespondenz zu dieser ersten Gestalt, auch noch eine zweite Gestalt entstehen. Immer wenn dies der Fall ist, wird offenkundig, daß auch die zweite Gestalt dem herstellenden Handeln des Beobachters gehorcht, oder anders gesagt, daß eine kausale Abhängigkeit zwischen dem eigenaktiven Herstellen der ersten Gestalt und dem Entstehen der zweiten Gestalt besteht.

3. Bei der *statistischen Methode* des Kausalerkennens erfolgt ein nochmals weiterer Schritt: Hier ist ein sicheres Kausalerkennen sogar dann möglich, wenn nur eine rudimentäre Gestalt, ein bloßer Unterschied abzubilden ist (s. S. 23), allerdings muß hierfür nochmals aufwendiger kompensiert werden. Nun wird gar die Durchführung einer randomisierten Studie nötig, d. h. man muß auf *zwei* Ebenen aktiv sein (s. S. 15): Zuerst werden durch aktive Randomisation zwei *gleiche* Gruppen von Untersuchungsobjekten erzeugt (das heißt: sie sind „gleich" im Rahmen der Zufallsschwankung), und dann werden diese gleichen Gruppen *unterschiedlich* mit X oder Y behandelt. Und hierbei gilt: Nur wenn die erste rudimentäre Gestalt – die *Gleichheit* der Bedingungen für beide Gruppen – aktiv erzeugt worden ist, kann sodann ein sicheres Kausalerkennen gelingen, wenn schließlich die zweite aktiv erzeugte rudimentäre Gestalt – der *Unterschied* in der Behandlung der beiden Gruppen (A versus B) – sich abbildet als dritte rudimentäre Gestalt, nämlich als (statistisch signifikanter) Unterschied der Zielparameter.

Die einfachste und direkte Form eines sicheren Kausalerkennens ist also die ideelle Methode, das unmittelbare Erfassen einer Kausalgestalt. Wo immer dies gelingen kann, ist *kein* experimenteller Ansatz erforderlich; es genügt das äußerlich passive Beobachten *einer* in sich geschlossenen (Prozeß-)Gestalt. Schon etwas komplexer ist das Erfassen einer Kausalgestalt auf der Grundlage einer abbildenden Korrespondenz. Nun ist *eine* intentionale Aktivität erforderlich, damit ein erkennbarer Kausalzusammenhang hergestellt werden kann, der sodann zwischen *zwei* Gestalten besteht. Und schließlich umfaßt eine randomisierte Studie *zwei* hintereinandergeschaltete Ebenen von Aktivität, um so einen erkennbaren Kausalzusammenhang zu erzeugen, der zuletzt *drei* (wenngleich rudimentäre) Gestalten umfaßt.

Erneut kann man also sehen – und jetzt sogar noch deutlicher –, daß die statistische Form des Kausalerkennens weder die einzige noch die allgemeine

Methode des Kausalerkennens ist; sie ist auch *nicht* das methodische Ideal des Erkennens von Kausalität; sie ist lediglich *eine* Sonderform innerhalb eines abgestuften Spektrums, an dessen anderem Pol die ideelle Methode steht, das Erfassen einer Kausalgestalt.

Das Paradigma der funktionellen Kausalgestalt

Eine besondere Art einer in sich geschlossenen Kausalgestalt ist die *funktionelle* Kausalgestalt, die man im Rahmen von *Funktionsgestalten* findet, d. h. in künstlich hergestellten Apparaturen, gleichfalls aber auch in Organismen. Auch diese Gestalt ist wichtig für Wirksamkeitsbeurteilungen in der Medizin. Aus didaktischen Gründen werden vorerst wieder sehr einfache Beispiele angeführt, primär aus dem Alltag.

Ein einfaches Beispiel ist ein Türschloß: Schloß und Schlüssel erfüllen eine Schließfunktion, beispielsweise für eine Türe. In diesem Sinne haben Schloß und Schlüssel eine „Funktionsgestalt". Wenn man durchschaut, wie die Bewegungsgestalten von Schlüssel und Riegel ineinandergreifen – wie bei Drehbewegungen des Schlüssels der Riegel verschoben und dadurch die Schließfunktion betätigt wird –, kann man unmittelbar den Kausalzusammenhang erfassen: daß nämlich die Drehbewegungen des Schlüssels das Aufschließen oder Zuschließen der Türe verursachen. Doch damit nicht genug. Wenn das Schloß nicht mehr funktioniert, wird untersucht, wo die Störung liegt. Findet man, daß der Schlüssel verbogen oder das Schloß eingerostet oder der Riegel abgebrochen ist, und daß deshalb die Bewegungsgestalten von Schlüssel und Riegel nicht mehr ineinandergreifen und ineinander übergehen, dann kann man, wie allgemein bekannt, den betreffenden Defekt oft durch handwerkliche Maßnahmen beheben. Man ist hier also in dreifacher Hinsicht zu einem Kausalerkennen *am Einzelfall* imstande: Man erkennt die ursächlichen Zusammenhänge in der normalen Funktionsgestalt, man erkennt die Ursache der Funktionsstörung, und man erkennt die Möglichkeiten einer ursächlichen Reparatur – und man kann schließlich auch dementsprechend behandeln.

Ein weiteres Beispiel: Wenn an einem Kraftfahrzeug eine bestimmte Störung auftritt (Beeinträchtigung der Fahrfähigkeit, auffälliges Geräusch, Ölverlust, etc.), so durchläuft der gute Mechaniker in seiner eigenen Vorstellung die Funktionsbestandteile des Wagens, die mit der Störung in Beziehung stehen können, und untersucht gezielt diese Wagenteile. Findet er sodann eine defekte Gestalt eines dieser Wagenteile (z. B. ein Loch, ein gerissenes Kabel), so hat er in diesem Sinne die Ursache der Funktionsstörung geklärt, insbesondere wenn er dann den Defekt behebt und wenn daraufhin die Funktionsstörung beseitigt ist. Auch hierbei wird eine *ursächliche* Erkenntnis geleistet und auch eine *ursächliche* Reparatur vorgenommen.

Es sind *inhaltliche* Bezüge zum Ganzen der Gestalt, die es möglich machen, eine Gestaltabweichung als *Ursache* der Funktionstörung und eine Reparatur dieser Abweichung als *Ursache* der Besserung zu erkennen. Nicht die Vielzahl der Beobachtungen ist hierbei die Erkenntnisgrundlage, sondern das in die einzelne Beobachtung eingehende Auffassungs- und Durchdringungsvermögen, das Gestalt-Verstehen, die *ideelle* Einsichtsfähigkeit. (Es sei nochmals gesagt:

durch das Wort „ideell" wird betont, daß die Gestalt bzw. Form – griechisch: Idee, ιδεα – des betreffenden Zusammenhangs, der betreffenden Störung und auch der Behandlungsmöglichkeit erfaßt wird.) Auf die Kriterien der konventionellen Methodenlehre des Kausalerkennens kann dabei gänzlich verzichtet werden. Weder muß man sich auf Humes Kriterium der wiederholten Beobachtung noch auf Mills Kriterium des Vergleichens noch auf Fishers Randomisation stützen. Auch wenn ein bestimmter Defekt erstmalig auftritt, z. B. bei einem Flugzeugabsturz, kann es dennoch möglich sein, ihn als die *Ursache* des Absturzes zu identifizieren. Ebenso kann bei erstmalig aufgetretenen Defekten auch eine *ursächliche* Reparatur durchaus möglich sein. Jedenfalls wird in einer Reparaturwerkstätte nicht, wie bei einer kontrollierten klinischen Studie, ein Parallelvergleich vorgenommen; es wird nicht ein defektes Kraftfahrzeug repariert und parallel hierzu bei einem genau gleichen Fahrzeug mit genau gleichem Defekt die Reparatur unterlassen, nur um dann aufgrund dieses Vergleichs von erfolgter und nicht erfolgter Reparatur den Kausalzusammenhang zwischen Reparaturmaßnahmen und Reparaturerfolg beurteilen zu können. Niemand verfährt so.

Freilich genügt zur Beurteilung der kausalen Wirksamkeit der Reparaturmaßnahmen nicht die bloße Überzeugung des Mechanikers, daß er das Richtige getan habe; denn es könnte sich ja der Mechaniker bei seinen Überlegungen täuschen. Natürlich ist die empirische Überprüfung erforderlich, und natürlich muß der empirische Vorher-Nachher-Vergleich eine tatsächliche Behebung oder Besserung der betreffenden Störung anzeigen. Doch Vorsicht: Auch der bloße Vorher-Nachher-Vergleich kann seinerseits nicht belegen, daß die Manipulationen des Mechanikers tatsächlich die Ursache für die Beseitigung der Störung waren. Die Störung könnte ja rein zufällig im selben Zeitraum auch aus anderem Grunde verschwunden sein. Deshalb muß für die Aussagekraft des empirischen Vergleichs die ideelle Einsicht vorausgesetzt werden, und erst beides zusammen – die ideelle Einsicht *und* der empirische Vergleich – ergeben eine hinreichende Sicherheit bei der Beurteilung, daß zwischen Reparaturmaßnahmen und Beseitigung der Störung ein kausaler Zusammenhang besteht.

Das ideelle Erfassen von funktionellen Kausalgesalten kann auch bei *medizinisch-therapeutischen* Wirksamkeitsbeurteilungen zum Tragen kommen. Zum Beispiel ist es angesichts der heutigen anatomischen und physiologischen Kenntnisse der Struktur und Funktion der Atemwege völlig verständlich, daß bei einer mechanischen Verlegung des Rachens, z. B. durch Zuschwellen, der betreffende Mensch ersticken muß. Ebenso ist vor diesem Hintergrund völlig verständlich, daß bei solcher Luftnot der heroische Luftröhrenschnitt eine lebensrettend wirksame Handlung sein kann. In diesem Falle ist der ideelle Einblick in die betreffenden Funktionszusammenhänge völlig transparent, und die Frage der Wirksamkeit des Luftröhrenschnitts erscheint deshalb geradezu als Trivialität. Niemand, der bei Sinnen ist, würde einen Wirksamkeitsnachweis durch Reproduzieren oder gar durch randomisierte Studien fordern, allenfalls würde man eine Professionalität bei der Tracheotomie verlangen: daß sie nämlich nur von jemandem durchgeführt werde, der die anatomischen Verhältnisse der Halsregion (Kehlkopf, Schilddrüse, Muskeln, Blutgefäße und Nervenverläufe) genau kennt und den Schnitt genau durchzuführen weiß.

Anfängliche Überlegungen zu einer Methodik des funktionellen Einzelfall-Kausalerkennens gab es bei Carl J. Ducasse [121, 123]. Ähnlich wie Karl Duncker steht auch Ducasse in ausdrücklicher Opposition zu David Hume [122]. Während allerdings Duncker von gestalttheoretischen Überlegungen ausging (s. S. 17 ff), war Ducasses Ausgangspunkt die alltägliche Beobachtung, daß man etwa bei einem Motorschaden in erster Linie nicht eine Aufklärung über allgemeine Gesetzmäßigkeiten sucht, sondern eine Auskunft zur konkreten Einzelsituation. Den liegengebliebenen Autofahrer interessiert nicht, welche generellen Gesetze in dieser und ähnlichen Situationen den Defekt erklären können, sondern was in *diesem* speziellen Fall die Ursache des Motorschadens ist, und wie sich in diesem speziellen Fall der Schaden beheben läßt. Auch Ducasse hielt deshalb die Humesche Doktrin einer prinzipiell generalistischen Kausalität für falsch und bemühte sich um ein *singularistisches* Kausalkonzept. Dabei war Ducasse, jedenfalls seiner Fragestellung nach, dem Konzept einer funktionellen Kausalgestalt nahegekommen, dennoch war er nicht wirklich imstande, eine Gegenposition zu Hume aufzubauen [129]. Ducasse war selbst noch zu sehr in der Humeschen Tradition verhaftet; er berücksichtigte nur das rein äußerliche, empiristische Wahrnehmen von räumlich und zeitlich benachbarten Veränderungen.

In der heute vorherrschenden sogenannten empiristischen Erkenntnistheorie werden alle inhaltlichen, gestaltorientierten Beziehungen ignoriert. Man steht in der Tradition von David Hume, nach der es für das Kausalerkennen ausschließlich die Kriterien der räumlichen und zeitlichen Nähe und der Regelmäßigkeit geben solle [231] – was ein fundamentaler Irrtum ist. Eine bloße Rötung des Rachens komme demnach genauso als Ursache der Atemstörung in Frage wie das Zuschwellen, und man habe keinerlei Möglichkeit zu wissen, ob die Atemnot tatsächlich durch die Tracheotomie oder aber vielleicht durch das gleichzeitige Räuspern des behandelnden Arztes behoben wurde. Streng genommen folgt aus jener Auffassung, es sei unmöglich zu beurteilen, daß jemand, der durch Zuschwellen der oberen Luftwege erstickt ist, in der Tat *deswegen* gestorben ist, oder daß andererseits bei dem jeweils konkret behandelten Patienten die Atmung tatsächlich *durch* die Tracheotomie ermöglicht wurde. Allenfalls seien statistische Risikoevaluationen und statistische Wirksamkeitsprüfungen möglich, um so festzustellen, daß bei zugeschwollenen Atemwegen ein gewisser Prozentsatz der Menschen stirbt, und daß solchen Menschen durch Tracheotomie in einem gewissen Prozentsatz geholfen werden kann. Dies alles ist jedoch eine unsinnige methodische Grundhaltung.

Natürlich richtet man sich im therapeutischen Alltag (noch) nicht in allen solchen Fällen nach dem Humeschen bzw. statistischen Dogma, vielmehr verläßt man sich auf die „Offensichtlichkeit" dieser und ähnlicher Verursachungen. Genau hier aber tut sich das große Vakuum der heutigen Methodenlehre klinischer Forschung auf, denn die Kriterien für solches Offensichtlich-Sein wurden bislang nicht reflektiert. In der heutigen, statistisch dominierten klinischen Forschung kommt es nicht einmal zur bloßen Formulierung der so wichtigen Frage, welche Einsichten in welche Funktionszusammenhänge und in welche Therapieerfolge für welchen Arzt mit welcher Vorbildung in welchem Maße offensichtlich sein können.

Das Paradigma der pathogenetischen und der therapeutischen Kausalgestalt

Um die Methode des ideellen Erkennens von Kausalgestalten – in Hinblick auf das Thema der Wirksamkeitsbeurteilung – noch weiter zu klären, sei nun im speziellen dargelegt, was eine „pathogenetische Kausalgestalt" und eine „therapeutische Kausalgestalt" ist.

Was ist eine *pathogenetische Kausalgestalt*? – In Organismen können Funktionsstörungen eventuell nochmals weitere Funktionsstörungen nach sich ziehen. Ein solcher Prozeß kann über mehrer Stationen verlaufen, so daß es zu einer Ausweitung des funktionellen Defekts kommt, zu einem pathogenetischen Entwicklungsprozeß. Ein Beispiel: Ein Lungenemphysem führt zu einer Rarifizierung der Blutgefäße der Lunge und mithin zu einer Erhöhung des Blutdrucks im Lungenkreislauf; dies wiederum bedeutet eine chronische Belastung der rechten Herzkammer und kann im weiteren eine Schwächung, eine verminderte Kontraktilität des rechten Herzmuskels und dadurch einen Rückstau des Blutes im Körperkreislauf zur Folge haben, also eine Rechtsherzinsuffizienz. Konsequenzen hiervon sind Ödeme in den abhängigen Körperpartien, speziell in der Knöchelregion oder im Bereich der Unterschenkel oder beim Liegen im Sakralbereich; ebenso kann es zu einer Stauung der Halsvenen kommen, zu Blutstauung in der Leber und eventuell auch in der Milz und zu einer entsprechenden Vergrößerung dieser Organe. Schließlich kann diese Stauung über den gesamten großen Kreislauf hinweg wiederum zurückreichen bis zum Herzen, so daß dann auch die linke Herzkammer belastet wird. Da deren Leistungsfähigkeit ohnehin schon tangiert ist (denn sie teilt mit dem bereits insuffizienten rechten Ventrikel die Herzscheidewand) kann nun auch eine Linksherzinsuffizienz entstehen. Und so gelangt die Symptomentwicklung wieder bei der Lunge an: Nun staut sich das Blut auch im Lungenkreislauf, was im weiteren zu Dyspnoe, zu Zyanose von Lippen und Akren und in Extremfällen auch zu einer Orthopnoe führen kann.

Insgesamt gesehen handelt es sich um einen Prozeß, dessen einzelne Etappen in einem pathophysiologisch erklärbaren kausalen Zusammenhang zueinander stehen. So kann in diesem Beispiel die Rechtsherzinsuffizienz als eine *kausale* Folge der chronischen Belastung des rechten Herzmuskels und diese wiederum als eine *kausale* Folge des Lungenemphysems erklärt werden. Es ist deshalb korrekt, eine derartige Ausweitung der Funktionsstörungen als „pathogenetische Kausalgestalt" zu bezeichnen. Derartige Kausalgestalten sind, ohne daß man sie so benennt oder darüber erkenntnistheoretisch reflektiert, eine Grundlage vieler medizinischer Bereiche, beispielsweise der forensischen Medizin. Dabei ist wieder zu beachten: Wenn eine solche pathogenetische Kausalgestalt am einzelnen Patienten beobachtet wird, so vollzieht man, anhand dieser Gestalt, erneut ein Kausalerkennen *am Einzelfall!*

Gewissermaßen das Gegenbild einer solchen pathogenetischen Kausalgestalt ist die *therapeutische* Kausalgestalt. Auch ein therapeutischer Prozeß kann einfachen funktionellen Kausalgestalten folgen. Zwei Beispiele wurden schon genannt: Eine sehr einfache therapeutische Kausalgestalt ist es, wenn bei einem dislozierten Knochenbruch die Reposition, Retention und Ruhigstellung in eine orthograde, kallusfreie und feste Frakturheilung übergehen. Eine weitere sehr einfache therapeutische Kausalgestalt besteht, wenn bei zugeschwollenem Rachen infolge einer Tracheotomie wieder Luft in die Trachea eingesogen werden kann, und wenn dadurch Atembewegungen und eine Sauerstoffversorgung des Organismus möglich werden und so der drohende Erstickungstod abgewendet wird.

Diese einfachen Beispiele sollten jetzt nicht den Irrtum provozieren, es sei das Erkennen therapeutischer Kausalgestalten auf simple, eventuell nur mechanische Zusammenhänge beschränkt. Beispiele für komplexere therapeutische Kausalgestalten werden später noch angeführt (s. S. 36 ff). Zu beachten ist, daß jedes Erfassen einer solchen Kausalgestalt – wie auch einer Raumgestalt oder Zeitgestalt – immer ein *ganzheitliches* Erfassen, ein Erkennen der betreffenden Gestalt aufgrund ihres *Ganzheits*charakters ist (s. S. 17 ff). Für das Erkennen einer therapeutischen Kausalgestalt ist es einerlei, ob ihren Strukturen Moleküle und Atome zugrundeliegen. Aus der Tatsache, daß die Luftröhre aus Zellen und daß diese Zellen aus Molekülen bestehen, kann nicht abgeleitet werden, daß die Tracheotomie eine lebensrettend wirksame Maßnahme ist. Im Gegenteil; bei jeder nur partikularistischen Orientierung geht die Möglichkeit der Gestalterkenntnis verloren. Das Erfassen einer therapeutischen Kausalgestalt ist immer ein *ganzheitliches* Erkennen; jede Kausalgestalt ist immer eine *ganzheitliche* Kausalgestalt.

Wenn eine solche Kausalgestalt – das heißt: eine in sich geschlossene Prozeßgestalt, die unmittelbar aus einer Therapiemaßnahme hervorgeht (nicht nur nachfolgt, sondern hervorgeht!) – als solche erkannt wird, dann ist damit auch schon die therapeutische Wirksamkeit dieser Maßnahme direkt an dem individuellen Patienten festgestellt. Hierbei erstreckt sich die Erkenntnisleistung auf zweierlei zugleich: zum einen wird der Kausalzusammenhang am Einzelpatienten konkret festgestellt, zum anderen wird er auch inhaltlich allgemein verstanden. Es ist sogar so, daß die Existenz des betreffenden Kausalzusammenhangs überhaupt nur festgestellt werden kann, wenn man ihn inhaltlich versteht. Dies ist ein definitiver Unterschied zwischen dem Erkennen einer Kausalgestalt und der Durchführung einer randomisierten Studie: Während eine randomisierte Studie eine rein *formale* Methode des Kausalerkennens ist (und nur feststellt, *ob* ein Kausalzusammenhang besteht), ist das Erfassen einer Kausalgestalt eine rein *inhaltliche* Methode (die auch erfaßt, *was* den Kausalzusammenhang ausmacht, nämlich die betreffende Kausalgestalt). Dazwischen steht die Methode des abbildend-experimentellen Kausalerkennens, die beides enthält, sowohl inhaltliche als auch formale Aspekte des Kausalerkennens, und die feststellt, *wie* ein Kausalzusammenhang ist, nämlich entsprechend des Abbildungsverhältnisses. Während also die statistische Methode nur das *Ob* eines Kausalzusammenhangs feststellen kann, vermag die abbildende Methode zusätzlich das *Wie* der Kausalität festzuhalten, und es kann die ideelle Methode darüber hinaus auch noch das *Was* des Kausalzusammenhangs, die Kausalgestalt selbst erfassen.

Ob man in der Lage ist, eine Kausalgestalt als solche zu erkennen, ist von inhaltlichen Kenntnissen der betrachteten Zusammenhänge abhängig. Bei dem oben genannten einfachen Beispiel von Schloß und Schlüssel mögen diese Kenntnisse trivial erscheinen, doch schon das kausale Erkennen und Behandeln eines Automobilschadens verlangt meist eine professionelle Ausbildung, und das Durchschauen der pathogenetischen Kausalgestalten bei Lungenemphysem und Herzinsuffizienz ist nicht ohne differenzierte physiologische Kenntnisse möglich. Eine besondere Note erhält schließlich das Erkennen von pathogenetischen und therapeutischen Kausalgestalten, wenn diese außerhalb des Rahmens der konventionellen physiologischen Paradigmen liegen, wenn es sich zum Beispiel um psychotherapeutisch erkennbare Kausalgestalten oder um Kausalgestalten aus Sicht der anthroposophischen Medizin handelt. Hierbei wird das Spannungsfeld des Paradigmenstreits [274] berührt. Während ein Vertreter der jeweiligen Therapierichtung geltend machen wird, daß zum Erkennen solcher Kausalgestalten eine spezifische Vorbildung nötig ist, mag ein außenstehender Skeptiker bezweifeln, daß in jenen Therapierichtungen überhaupt eine Fähigkeit zu rationaler Konzeption und objektiver Beobachtung besteht. Somit ist eine unmittelbare Kommunikation über die betreffende pathogenetische oder therapeutische Kausalgestalt nicht möglich. Dennoch kann sich eine, zumindest äußerliche, Verständigung durchaus erreichen lassen. Voraussetzung ist, daß der Vertreter der betreffenden Schule oder Therapierichtung einzelne Teilaspekte der strittigen Kausalgestalt vorhersagt, und daß diese Teilaspekte tatsächlich eintreten und beschrieben werden. Es läßt sich sogar das Minimum an Komplexität angeben, das für eine solche Vorhersage nötig ist: Es sind wenigstens *zwei* Teilaspekte oder Teileelemente (A, B) der Kausalgestalt sowie zusätzlich die Art der Beziehung zwischen diesen beiden Teilaspekten bzw. -elementen (A – B) erforderlich, denn ohne diese Minimalkonstitution würde es sich überhaupt nicht um eine Gestalt handeln. Konkrete Beispiele hierfür werden noch folgen.

Es kann jetzt abgeschlossen werden:

Natürlich bieten nicht alle therapeutische Maßnahmen die Gelegenheit, daß ihre Wirksamkeit durch Erfassen einer Kausalgestalt beurteilt werden kann; entsprechendes gilt aber auch für die anderen Methoden des Kausalerkennens: auch die abbildend-experimentelle Methode ist nicht allumfassend anwendbar, und auch die Durchführung randomisierter Studien ist vielfältig limitiert. Festzuhalten ist nun aber, daß es neben der abbildend-experimentellen Methode noch eine weitere Methode des Kausalerkennens am Einzelfall gibt, nämlich das unmittelbare Erfassen von Kausalgestalten, und zwar insbesondere von funktionellen und speziell auch von pathogenetischen und therapeutischen Kausalgestalten.

Ehe nun im weiteren dargestellt wird, wie gestaltorientiertes Kausalerkennens in vielfältiger Weise bei der Wirksamkeitsbeurteilung (von chirurgischen Therapien, Arzneitherapien, Physiotherapien, Psychotherapien, Kreativtherapien) zum Tragen kommen kann, sei vorher noch auf zwei wichtige Argumente gegen den Wirksamkeitsnachweis am Einzelfall eingegangen: das Argument des Placeboeffekts und das Argument der Verallgemeinerung.

Apriorische Einwände gegen die Möglichkeit der Wirksamkeitsbeurteilung am Einzelfall

Das Argument des Placeboeffekts

Das Placeboargument besagt, daß ein großer Prozentsatz der Patienten bei einer Vielfalt von Erkrankungen allein durch eine Placebogabe erfolgreich behandelt werden könne. Aus diesem Grunde könne der Arzt am individuellen Patienten prinzipiell nicht wissen, ob ein Therapieerfolg das Ergebnis seiner spezifischen Therapiebemühung ist oder nur ein Placeboeffekt. Infolgedessen sei eine Wirksamkeitsbeurteilung am Einzelfall nicht möglich, sondern nur in Doppelblindstudien.

Seit Henry K. Beecher 1955 seine berühmte Arbeit „The Powerful Placebo" [26] publizierte, gilt es als wissenschaftliches Faktum, daß man bei einem Drittel und mehr aller Patienten allein mittels Placebogabe einen zufriedenstellenden therapeutischen Effekt auslösen könne. In Wirklichkeit aber ist die Sache geradezu umgekehrt: Nicht die Ärzte urteilen hier im allgemeinen falsch, sondern die Wissenschaftler. Es gibt wohl keine zweite Sparte der medizinischen Literatur, in der sich falsches Zitieren, methodische Sorglosigkeit und mystische Leichtgläubigkeit in einem ähnlich überwältigenden Maße findet wie in der Placeboliteratur. Die vielfältig publizierten Behauptungen über Häufigkeit und Ausmaß des Placeboeffekts sind maßlos übertrieben. Bei einer kritischen Durchsicht [290, 296, 297] von über 1000 Publikationen der Placeboliteratur – mit der Frage, ob tatsächlich, wie allgemein behauptet, ein therapeutischer Placeboeffekt nachgewiesen sei – ergab sich, daß, im Gegensatz zu den weitverbreiteten Behauptungen, außer beim Asthma bronchiale, nicht in einer einzigen Studie ein therapeutischer Placeboeffekt überzeugend demonstriert wurde und mit großer Wahrscheinlichkeit auch gar nicht aufgetreten war. Es läßt sich eine Vielzahl von Faktoren zeigen, die einen Placeboeffekt *vortäuschen* können: Spontanverlauf der Erkrankung, Regression to the mean, begleitende Therapiemaßnahmen, Gefälligkeitsauskünfte, experimentelle Unterordnung, gravierende methodologische Mängel der Studien, falsches Zitieren usw.

Eine ausführliche Darstellung dieser Thematik findet sich im Anhang des vorliegenden Buches (s. S. 137 ff). Festzuhalten ist aber bereits an dieser Stelle, daß das Placeboargument gegen die Möglichkeit einer Wirksamkeitsbeurteilung am Einzelfall nicht stichhaltig ist. Die Dominanz des Placeboarguments in der Diskussion um die Therapiebeurteilung ist nicht gerechtfertigt.

Das Argument der Verallgemeinerung

Oft wird argumentiert, man könne aus Beobachtungen an einzelnen Patienten nichts für künftige Patienten ableiten. („Beobachtungen bei einem Patienten bedeuten nichts für künftige" [547]). Übersehen wird aber ebenso oft, daß dasselbe Argument auch für Studienkollektive gilt, vor allem bei randomisierten Studien. Die randomisierte Studie wird ja gerade deshalb prinzipiell gefordert, weil ein Kausalerkennen am Einzelfall angeblich nicht möglich sei. Gerade unter dieser Voraussetzung ist aber auch innerhalb einer randomisierten Studie eine Kausalerkenntnis an den einzelnen Prüfobjekten (z.B. Patienten) nicht möglich. Demnach kann man, sogar wenn eine randomisierte Prüfung ein positives Ergebnis erbringt, nicht wissen, bei *welchen einzelnen* Studienpatienten das Prüfmittel wirksam war. Folglich kann man – wenn man die herrschende Methodenlehre ernst nimmt – auch nicht wissen, bei *wie vielen* Patienten dieser Studie das Arzneimittel wirksam war. Deshalb bietet z.B. eine Studie mit je 50 Patienten in Prüf- und Kontrollgruppe nicht mehrere (z.B. 50), sondern nur einen *einzigen* Beleg der Arzneimittelwirksamkeit. Sogar wenn Tausende von Probanden in einer Studie enthalten sind, ist damit noch nichts reproduziert. Es wird oft übersehen, daß die Vielzahl der Probanden nicht benötigt wird, um zu reproduzieren, sondern um den (therapeutischen) Kausalzusammenhang *einmal* darzustellen.

Die Redeweise „ein Fall ist kein Fall" gilt gleichermaßen für eine randomisierte Studie: auch deren Ergebnis ist nur *ein Fall*. Wenn argumentiert wird, „Beobachtungen bei einem Patienten bedeuten nichts für zukünftige" [547], wird nicht beachtet, daß gleichermaßen eine randomisierte Studie an *einem* Patientenkollektiv nichts für zukünftige Patientenkollektive bedeutet. In beiden Fällen, bei der Wirksamkeitsbeurteilung am einzelnen Patienten wie bei der Wirkamkeitsbeurteilung in der randomisierten Studie handelt es sich jeweils nur um *eine* Darstellung der Wirksamkeit. Das Verallgemeinerungsargument kann also nicht gegen das Prinzip der Wirksamkeitsbeurteilung am einzelnen Patienten ins Feld geführt werden, weil es sonst in gleicher Weise auch ein Argument gegen die traditionell akzeptierte, ja geforderte randomisierte Studie sein müßte.

In Wirklichkeit liegen die Verhältnisse sogar umgekehrt: Insofern nämlich die Wirksamkeitsbeurteilung am Einzelpatienten rascher und flexibler möglich ist als in einer randomisierten Studie, läßt sich auch das Maß der Reproduzierbarkeit rascher feststellen als im Rahmen von randomisierten Studien. Ehe nun allerdings das Thema der Verallgemeinerbarkeit – im Kontext konventioneller bzw. komplementärer Methodenlehre – noch eingehender beleuchtet wird, seien nun die Methoden der Wirksamkeitsbeurteilung am Einzelfall konkret dargestellt.

II Komplementäre Methodenlehre – die Wirksamkeitsbeurteilung am individuellen Patienten

Konkrete Beispiele der individuellen Wirksamkeitsbeurteilung

Wirksamkeitsbeurteilungen am Einzelfall sind im medizinischen Alltag allgemein üblich, es gibt aber bislang keine entsprechende Methodenlehre, wenn man von Überlegungen zu sogenannten N-of-1-Studies absieht, die aber nur einen kleinen Teil der Möglichkeiten der Einzelfallbeurteilung abdecken (s. unten). Nichtsdestoweniger werden, entgegen den herrschenden methodologischen Dogmen – gewissermaßen als publizistische Regelverstöße – vereinzelte Berichte veröffentlicht, die singuläre Wirksamkeitsbeurteilungen erlauben. Anhand derartiger Beispiele – u. a. wurden hierzu vier Jahrgänge (1996–1999) der führenden medizinischen Zeitschrift *The Lancet* durchgesehen – wird im folgenden die Methodik der individuellen Wirksamkeitsbeurteilung dargestellt.

Die meisten Beispiele stammen aus der schulmedizinischen Literatur (Chirugie, Pharmakotherapie), da die komplementäre Methodenlehre im ersten Schritt an Beispielen veranschaulicht werden soll, die mit einer üblichen medizinisch-wissenschaftlichen Ausbildung allgemein verständlich sind. Die Domäne der komplementären Methodenlehre dürfte in den Bereichen der Physiotherapie, der Psychotherapie, der Chirugie und der komplementären Medizin liegen, da hier die therapeutischen Konzeptionen sich meist nicht auf partikuläre (zelluläre, molekulare), sondern auf ganzheitliche Strukturen (organismische Gestaltzusammenhänge) beziehen.

Einführungsbeispiele

Erste Beispiele zur Einführung in die Methodologie des singulären Wirksamkeitsnachweises wurden oben schon dargestellt – die Wirksamkeitsbeurteilung bei der Behandlung eines dislozierten Knochenbruchs (s. S. 25) und bei einer Tracheotomie (s. S. 29); es folgen nun zwei weitere besonders aufschlußreiche Fälle.

1. Beispiel [413]

In einer ophthalmologischen Klinik wurde ein 62-jähriger Patient aufgenommen, der vor 22 Jahren eine Verätzung des rechten Auges erlitten hatte. Zwei Jahre später war eine Keratoplastik versucht worden, die allerdings perforierte und zum Verlust der Linse führte. Bei der nunmehr erfolgen Klinikaufnahme, also insgesamt 22 Jahre nach der Sehbehinderung, konnte man bei der Spaltlampenuntersuchung ausgedehnte bindegewebige Vernarbungen, iridocorneale Synechien, Pannus und Neovaskularisation feststellen. Das Sehvermögen war extrem reduziert; der Patient konnte vor seinem Auge nur grobe Handbewegungen sehen.

Da man aus vorangegangenen Beobachtungen wußte, daß eine bloße Keratoplastik mit Bindegewebe re-epithelialisiert und somit keine Besserung bringt, wurde als neue Technik die zusätzliche Übertragung von autologer Hornhaut versucht. Das Vorgehen war folgendes: Es wurde am gesunden Auge eine 1 mm^2-Hornhaut-Biopsie entnommen und in vitro als zusammenhängende Hornhautschicht kultiviert; sodann wurde die narbig-bindegewebige Oberflächenschicht des betroffenen Auges entfernt und jene kultivierte Hornhautschicht mit einer darübergelegten Kontaktlinse aufgebracht und danach mit einem dreitägigen Preßverband versehen. Lokal wurde über 10 Tage mit Prednison, Chloramphenicol und künstlichen Tränen behandelt. Als nach circa 2 Wochen die Kontaktlinse entfernt wurde, war die Cornea mit normalaussehendem, durchsichtigem Epithel bedeckt.

Vier Monate später wurde eine Pupillenplastik und eine Linsenimplantation durchgeführt. Der Patient erholt sich gut und hatte 6 Monate nach diesen Maßnahmen eine Sehschärfe von 0,7. Bei einem Follow-up nach weiteren 16 Monaten waren die Durchsichtigkeit und Vaskularisation der Hornhaut sowie die Sehschärfe unverändert.

Schon für die naive Betrachtung ist offenkundig, daß die durchgeführten Maßnahmen die Beschwerden des Patienten weitgehend beheben konnten. Es ist also eine sichere Wirksamkeitsbeurteilung an diesem Einzelfall fraglos möglich. Für den Methodiker stellt sich nun die Frage, auf welchen Kriterien diese Urteilssicherheit im einzelnen beruht?

Festzuhalten ist zunächst, daß es eine insgesamt komplizierte, in mehreren Stufen erfolgende Behandlung war, wobei der letztliche Therapieerfolg erst mehr als 4 Monate nach Behandlungsbeginn erreicht wurde. Schon für den ersten Etappenerfolg – das Festwachsen einer durchsichtigen Cornea-Epithelschicht – waren 2 Wochen erforderlich. Trotz dieser Zeitspannen ist aber die Wirksamkeit der gesamten Behandlung über jeden vernünftigen Zweifel erhaben.

Die Kriterien der Beurteilung waren folgende: Bereits beim ersten Etappenerfolg nach 2 Wochen stützt sich die Beurteilung auf jenes Prinzip des Kausalerkennens, das Duncker in dem oben genannten Beispiel des Regens beschrieb (s. S. 21): So wie in jenem Beispiel die Nässe des Regens zur Nässe der Straße wurde, so wurde nun die kultivierte Epithelschicht nach ihrer Übertragung und nach ihrem Festwachsen zur transparenten Epithelschicht auf der Cornea des Patienten. Der Kausalzusammenhang steht so gesehen außer Frage. Genauso verhält es sich mit dem endgültigen Therapieergebnis: Auch die im weiteren übertragenen Organbestandteile wuchsen fest und wurden zu einem Teil des Auges, gleich wie in Duncker's Beispiel die Nässe des Regens zur Nässe der Straße wird. Daß dann zuletzt der Patient eine relativ gute Sehschärfe (0,7) erhielt, ist nicht verwunderlich, denn die Funktionsgestalt des Auges war ja wieder weitgehend hergestellt. So kommt also als zusätzliches Beurteilungskriterium, wie beim o. g. Luftröhrenschnitt, das Prinzip des ideellen Einblicks in eine Funktionsgestalt zum Tragen: Man weiß genau, welche Funktionen die einzelnen Organstrukturen im vorderen Bereich des Auges für den Sehvorgang übernehmen, und man kann aus dieser Kenntnis vorhersagen, daß bei einer Wiederherstellung ihrer normalen und transparenten Struktur das Sehvermögen neu zu gewinnen sein wird.

Trotz alledem könnte ein notorischer Skeptiker argumentieren, es hätte zu einer entsprechenden Verbesserung des Sehvermögens vielleicht auch durch eine Spontanheilung kommen können. Diesem Argument ist entgegenzuhalten, daß die Beeinträchtigung des Sehvermögens schon seit 22 Jahren bestanden hatte, dann aber bereits innerhalb eines halben Jahres nach Behandlungsbeginn gebessert war. Schon allein dieses Zeitverhältnis wäre für sich genommen ein gewichtiges Indiz für einen Kausalzusammenhang (sogar wenn man auf die anderen genannten Beurteilungskriterien verzichten müßte). Das Verhältnis der Symptomdauer vor Behandlungsbeginn im Vergleich zum Zeitraum danach errechnet sich in diesem Falle als $^1/_2/22$ Jahre = 1/44. Je kleiner ein solches Vorher-Nachher-Zeitverhältnis, desto unwahrscheinlicher ist, daß eine Spontanverbesserung ausgerechnet in den betreffenden Zeitraum nach der Behandlung fällt.

Insgesamt sind es also die folgenden drei Kriterien, die eine Sicherheit der Wirksamkeitsbeurteilung bieten: Erstens wurde beobachtet, wie die therapeutische Idee (daß nämlich die Wiederherstellung der Funktionsgestalt des Auges das Sehvermögen erneuern werde) in die Realität umgesetzt bzw. abgebildet wird; zweitens wurde beobachtet, wie sich der Prozeß dieser Umsetzung kontinuierlich vollzog (nämlich wie die kultivierte Epithelschicht zum transparenten Hornhautepithel und wie die weiteren übertragenen Organbestandteile zu normal funktionstüchtigen Teilen des Auges wurden), und drittens kam das Vorher-Nachher-Zeitverhältnis hinzu. In diesem Falle benötigt man also zur sicheren Wirksamkeitsbeurteilung weder eine Randomisation (Fisher) noch einen Vergleich mit anderen Behandlungen (Mill) noch eine mehrmalige Wiederholung der Behandlung (Hume).

2. Beispiel [508]

Eine 21jährige Frau erlitt die erste Episode einer schizoaffektiven Psychose und wurde 4 Wochen nach deren Beginn mit dem Neuroleptikum Haloperidol behandelt. Die Symptome – schwere oppositionelle Verhaltensweise, Mutismus, starrer Blick und katatone Haltung, Nahrungs- und Trinkverweigerung – verschlechterten sich unter dieser Behandlung, weswegen sie abgebrochen wurde. Einen Monat später erhielt die Patientin oral 10 mg Zolpidem, ein neues antipsychotisches Medikament aus der Klasse der GABA-Agonisten. Zugleich wurde begonnen, die Zolpidem-Plasmakonzentration wie auch die Katatoniesymptome in Abständen von 15 Minuten zu messen (Skala nach Rosebush et al. [508]). Die Symptome nahmen nach 15 Minuten ab und verschwanden gänzlich oberhalb einer Zolpidemkonzentration von 90 bis 100 ng/ml, um dann, als die Serumkonzentration wieder absank, erneut aufzutreten. Insgesamt konnte eine deutliche Dosis-Wirkungs-Kurve dokumentiert werden (s. Abbildung 4).

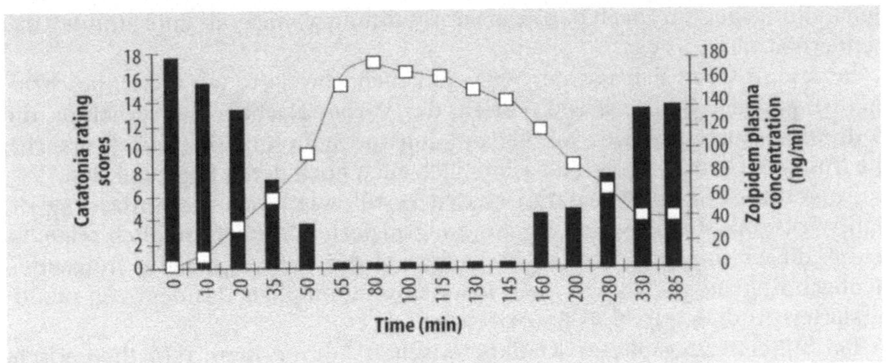

Abb. 4. Katatoniesymptome in Relation zur Zolpidem-Plasmakonzentration. ■ Rating scores; ─□─ Zolpidem. (Aus [508]. Copyright bei The Lancet Limited. Mit freundlicher Genehmigung des Verlags)

Der gleiche Therapieversuch wurde 24 Stunden später wiederholt und ergab dieselben Dosis-Wirkungs-Verhältnisse. Daraufhin wurde die Patientin täglich behandelt und blieb symptomfrei.

Wieder kann man Prinzipien der völlig sicheren Wirksamkeitsbeurteilung am Einzelfall sehen. Das erste Kriterium ist das inverse Abbildungsverhältnis zwischen der Behandlungsintensität (der Dosis) und der Intensität der Symptomatik, also die Dosis-Wirkungs-Kurve: Je stärker die Dosis, desto geringer war die Symptomatik, bis sie oberhalb eines bestimmten Dosisbereichs gänzlich verschwand und dann unterhalb desselben Dosisbereichs wieder auftrat. Allein dieses Abbildungsverhältnis ist, für sich genommen, bereits ein Beweis für therapeutische Kausalität. Das zweite Kriterium ist, daß dieser Dosis-Wirkungs-Zusammenhang am Folgetag nochmals beobachtet und somit reproduziert wurde. (Für ein Reproduzieren einer positiven Wirksamkeitsbeurteilung wären nach konventioneller Methodenlehre immerhin zwei randomisierte Studien erforderlich.) Und wenn eine schließliche Dauerbehandlung folgt, hat man auch schon zwei „Auslaßversuche", nämlich in den Intervallen zwischen der ersten und der zweiten und zwischen der zweiten und der dritten Behandlung, so daß eine abbildende Korrespondenz zwischen dem Zeitmuster der Behandlung und dem Zeitmuster der Symptomatik entsteht (s. Abbildung 5).

Zuletzt hat man auch noch ein sehr ungleiches Verhältnis zwischen der Zeitdauer des Bestehens der Symptomatik *vor* Beginn des ersten Behandlungsversuchs (laut Publikation wenigstens 8 Wochen = 1344 Stunden) und *nach*

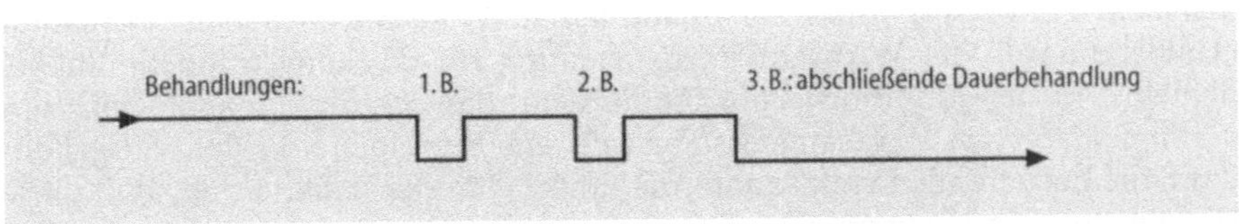

Abb. 5. Verlauf der katatonen Symptomatik unter einer ersten, zweiten und abschließenden dritten Behandlung

Behandlungsbeginn (nach publizierter Abbildung weniger als eine Stunde): das Zeitverhältnis ist 1/1344.

Insgesamt stützt sich also der Wirksamkeitsnachweis, so wie er hier beschrieben ist, auf vier Beurteilungskriterien: das Vorher-Nachher-Zeitverhältnis, die Zeitmuster-Korrespondenz von Behandlung und Symptomatik (Auslaßversuch), die Dosis-Wirkungs-Kurve und schließlich auch noch deren Reproduktion.

Auch dieses Beispiel bestätigt eindrucksvoll, wie falsch die Auffassung ist, daß Wirksamkeitsnachweise nur in randomisierten Studien möglich seien. Es ist bei dieser einzelnen Patientin – aufgrund der sich gegenseitig stützenden Beobachtungsmöglichkeiten – ein Beweisniveau möglich, das dem von randomisierten Studien durchaus überlegen ist.

Bei äußerst zugespitzter Kritikbereitschaft könnte man, rein theoretisch, unterstellen, daß in diesem Beispiel die Bestimmung der Dosis-Wirkungs-Kurve vielleicht durch einen Beobachter-Bias verfälscht sei. Diesem Einwand hätte man begegnen können, indem man den Rater der Katatoniesymptome verblindet, eine Maßnahme, die dem Prinzip der Wirksamkeitsbeurteilung am Einzelpatienten keinen Abbruch getan hätte. Wahrscheinlich waren aber in dem betreffenden Beispiel die Symptome so klar erkenntlich, daß auf die Verblindung problemlos verzichtet werden konnte.

Zentrale Gesichtspunkte

In der Originalpublikation des letztgenannten Beispiels deutet sich bereits an, wie man von der Wirksamkeitsbeurteilung am Einzelfall zur Effektivitätsbeurteilung am Patientenkollektiv gelangt, denn der soeben beschriebene Fall stützt sich auf eine anderweitig publizierte Zolpidem-Behandlung [368], bei der ebenfalls katatonische Symptome durch Zolpidem gelindert werden konnten und eine Wirksamkeitsbeurteilung an dem einzelnen Patienten ebenfalls möglich war.

Folgende Strategie der klinischen Forschung und der Therapiebeurteilung zeichnet sich also unter den Vorzeichen der komplementären Methodenlehre ab: Der Nachweis der *Wirksamkeit* einer Therapie erfolgt, sofern möglich, am *einzelnen Patienten;* dagegen wird die *Erfolgsquote* – d. h. die Anzahl der erfolgreich behandelten Patienten – am *Patientenkollektiv* bestimmt. (Näheres zur Bestimmung von Erfolgsquoten folgt auf den Seiten 63 ff.)

Diese Strategie steht im Gegensatz zur konventionellen Methodenlehre, nach der ein Wirksamkeitsnachweis nur am Kollektiv – in einer vergleichenden randomisierten Studie – möglich sei, und wo im allgemeinen eine entsprechende Erfolgsquote gar nicht ermittelt werden kann, denn hierfür ist eine Wirksamkeitsbeurteilung am Einzelfall unabdingbar. Während also der sogenannte „Goldstandard" der Wirksamkeitsbeurteilung für die konventionelle Methodenlehre in der randomisierten Studie liegt, liegt er für die *komplementäre Methodenlehre* im Wirksamkeitsnachweis am Einzelfall, von dem ausgehend dann die betreffende Erfolgsquote, die Effektivität der Behandlung, am Kollektiv ermittelt werden kann.

Details dieser Kriterien des therapeutischen Kausalerkennens – des Wirksamkeitsnachweises am Einzelfall – werden im folgenden dargestellt.

Die Korrespondenz von Zeitpunkten
und das Vorher-Nachher-Zeitverhältnis

Nicht selten stützen sich Therapiebeurteilungen auf eine sehr einfache Form einer abbildenden Korrespondenz, nämlich die zeitliche Koinzidenz von Behandlung und Behandlungserfolg, wenn unmittelbar auf eine therapeutische Intervention auch eine Besserung des Krankheitsverlaufs erfolgt. Hierbei bildet sich der Zeitpunkt der therapeutischen Handlung (oder ihres Beginns) auf den Zeitpunkt der Besserung (oder deren Beginn) ab. Diese sozusagen *punktuelle zeitliche Abbildung* ist ein überzeugendes Element der Wirksamkeitsbeurteilung. Ein Beispiel [357]: Bei einer Frau, bei der die Plazenta per Kaiserschnitt entfernt wurde, kam es zu einer schweren, anhaltenden Blutung aus dem Plazentasitz. Trotz unterschiedlichster manueller und medikamentöser Maßnahmen konnte die Blutung nicht gestillt werden. Als dann aber Vasopressin an verschiedenen Stellen subendometrial infiltriert wurde, kam es zu einer sofortigen Blutstillung. Der Kausalzusammenhang war wegen des sofortigen Wirkungseintritts offenkundig.

Ähnliche Sofortwirkungen kennt die Medizin in großer Zahl. Nicht immer ist allerdings eindeutig, welcher Zeitraum noch als *punktuelle* zeitliche Abbildung gelten kann. Man muß deshalb in jenem Maße, in dem der Zeitabstand zwischen Behandlung und Besserung größer wird, zunehmend vorsichtig sein, nicht die Wirksamkeitsbeurteilung auf die bloße zeitliche Abfolge von Behandlung und Besserung zu stützen. Wenn eine *zeitliche* Abfolge als eine *kausale* Folge gedeutet wird – ein *post hoc* als *propter hoc* – so kann dies zur Quelle vielfältiger Fehlurteile und Irrtümer werden. In solcher Situation kann allerdings das in den obigen Einführungsbeispielen erwähnte Zeitverhältnis des Bestehens der Symptomatik *vor* und *nach* Beginn der Behandlung ein sinnvoller Maßstab sein: das *Vorher-Nachher-Zeitverhältnis*.

Ein Beispiel [327]: Bei einem Patienten mit zystischer Fibrose und Pseudomonasinfektion wird ein außerdem bestehendes Fibrosarkom am Oberarm chemotherapeutisch behandelt. Die daraufhin eintretende deutliche Verbesserung des röntgenologischen Lungenbefundes und der Lungenfunktion imponieren als ein eindrücklicher Wirksamkeitsnachweis für die chemotherapeutische Behandlung – wenn man erfährt, daß die Symptomatik der zystischen Fibrose bereits seit 25 Jahren bestand.

Ein anderes Beispiel [250]: Ein 46jähriger Mann litt seit 7 Jahren an einer erosiven, seropositiven Polyarthritis. Unter verschiedensten Therapien waren lediglich geringfügige und vorübergehende Verbesserungen zu verzeichnen gewesen, so bei Behandlungen mit Salazopyridin, oralem und intramuskulärem Gold, Methotrexat, D-Penicillamin, Azathioprin, Cyclosporin, Hydrochloroquin, Gammaglobulin, Cyclophosphamid. Auch radiotherapeutische und chirurgische Maßnahmen waren bereits vorgenommen worden. Der Patient hatte, krankheitsbedingt, beidseits Hüftprothesen; außerdem litt er, möglicherweise infolge der Nebenwirkungen der Behandlungen, an einer ulzerativen Ösophagitis, an gastrointestinalen Blutungen und an einer Depression. Der Mann saß im Rollstuhl. Sein Ritchie-Index betrug 61, Blutsenkungsgeschwindigkeit 90 mm/h, CRP 100 mg/l. Eine laufende Behandlung mit Prednisolon (50 mg/d) und Morphium (über 1200 mg/d) war erforderlich.

Dieser Patient wurde nun mit autologer Knochenmarkstransplantation und einer hochdosierten Kombinationsbehandlung von Cyclophosphamid, Dexamethason und Tropisetron behandelt. Nach drei Wochen verbesserte sich der Richie-Index um 28 Punktwerte. Nach 6 Monaten betrug der Ritchie-Index 7, die Blutsenkungsgeschwindigkeit 30 mm/h, das CRP 26 mg/l. Alle diese Werte waren also deutlich verbessert. Die Prednisolon-Dosis betrug nur noch 9 mg/d und die Morphindosis nur noch 380 mg/d, und das Laufpensum des Patienten, der vorher an den Rollstuhl gebunden war, belief sich nun auf 2 km täglich.

Auch bei diesem Patienten kann die Wirksamkeit der Behandlung auf der Grundlage des Vorher-Nachher-Zeitverhältnisses relativ sicher beurteilt werden, denn es war nach der siebenjähriger Leidensgeschichte bereits drei Wochen nach Behandlung zu markanten Verbesserungen gekommen, und diese Besserung hielt kontinuierlich an. Die Besserung hat im Vergleich zu den vorangegangenen 7 Beschwerdejahren (= 364 Wochen) sehr rasch begonnen, nämlich innerhalb von 3 Wochen. Das Zeitverhältnis ist also 3/364 bzw. ungefähr 1/121. Daß in der vergleichsweise (1/121) kurzen Zeit von drei Wochen eine Besserung rein zufällig und ohne kausalen Zusammenhang mit der Behandlung eintritt, ist sehr unwahrscheinlich. Man kann deshalb von einem *unwahrscheinlichen Vorher-Nachher-Zeitverhältnis* sprechen. Zum Vergleich: In einer randomisierten Studie wird im allgemeinen das Unwahrscheinlichkeitsverhältnis von 1/20 (entspricht $p = 0{,}05$) als beweiskräftig akzeptiert.

Weniger Aussagekraft hat dagegen das Vorher-Nachher-Zeitverhältnis in folgendem Beispiel [178]: Bei einem Patienten mit seit 6 Monaten bestehenden epigastrischen Schmerzen und einem endoskopisch nachweisbarem Duodenalulcus wurde nach 2,5-monatiger Behandlung eine Normalisierung des endoskopischen Befundes berichtet. Hier läßt sich mit bloßem Blick auf das Vorher-Nachher-Zeitverhältnis (2,5/6 Monate ~ 1/2) nicht ablesen, daß eine Besserung innerhalb jener zweieinhalb Monate sonderlich unwahrscheinlich gewesen wäre, so daß in diesem Falle nicht von einem deutlichen Hinweis auf eine therapeutische Wirksamkeit die Rede sein kann.

Wenn unwahrscheinliche Vorher-Nachher-Zeitverhältnisse bei mehreren konsekutiv behandelten Patienten beobachtet werden, wird die Beweiskraft gesteigert. Ein Beispiel [35]: Bei sieben Patienten mit multiresistentem chronisch-erosivem Lichen planus, bei denen Läsionen im Bereich von Zunge, Lippen, Gaumen und Wangen bestanden (bei Frauen auch im Bereich der Vulva), wurden mononukleäre Zellen extrakorporal mit UVA-Licht bestrahlt (Details s. [35]) und dann reinfundiert; bei allen Patienten kam es nach durchschnittlich 1,5 Monaten (entsprechend 10 bis 18 Therapiesitzungen) zu kompletten Remissionen. Da die mittlere Dauer der Erkrankung vor der Behandlung 6 Jahre (2–15 Jahre) betrug, ist ein solches Zeitverhältnis ein nachdrücklicher Hinweis auf die Wirksamkeit der Behandlung.

Dennoch fehlt in diesem Beispiel für einen Wirksamkeitsbeweis im noch strengeren Sinne die Berücksichtigung der folgenden Aspekte: Erstens müßte das Vorher-Nachher-Zeitverhältnis nicht im Durchschnitt, sondern für jeden einzelnen Patienten angegeben werden; zweitens müßte sichergestellt sein, daß es sich nicht um eine Selektion günstiger Verläufe handelt, sondern tatsächlich um konsekutiv behandelte Patienten; drittens dürfen die Zeitpunkte von Behandlungsbeginn und Besserungsbeginn und das Zeitintervall zwischen Erkrankungs- und Besserungsbeginn bei den verschiedenen Patienten nicht jeweils gleich sein. (Liegen die Zeitpunkte des Behandlungsbeginns gleich, könnte die Besserung durch einen Faktor bewirkt sein, der unbemerkt an die Behandlungen gekoppelt war. Liegen die Zeitpunkte der Besserungen zeitgleich, könnte ein gemeinsamer, z. B. atmosphärischer Faktor die Besserungen bewirkt haben. Sind die Zeitintervalle zwischen Erkrankungs- und Besserungsbeginn gleich, könnte es sich um eine gesetzmäßige, nach einer bestimmten Erkrankungsdauer eintretende Spontanbesserung handeln. – Es müssen also für die sichere Wirksamkeitsbeurteilung anhand des Vorher-Nachher-Zeitverhältnisses diese Zeitpunkte und Zeitintervalle bei den verschiedenen Patienten asynchron liegen.)

Sind diese Voraussetzungen allerdings gegeben, so kann anhand von unwahrscheinlichen Vorher-Nachher-Zeitverhältnissen bei mehreren konsekutiv behandelten Patienten eine Therapiewirksamkeit leicht praktikabel und sicher beurteilt werden. Daß diese Voraussetzungen bei der genannten Publikation nicht ausdrücklich berücksichtigt und diskutiert wurden, liegt wahrscheinlich nicht an der mangelnden Eignung jener sieben Behandlungsfälle, sondern dürfte seinen Grund darin haben, daß das Prinzip des Wirksamkeitsnachweises auf der Basis von Vorher-Nachher-Zeitverhältnissen bislang nicht ausreichend beachtet und professionalisiert wurde.

Besser dargestellt waren die Vorher-Nachher-Zeitverhältnisse in dem nächsten Beispiel [557]: Es handelte sich um 4 konsekutiv behandelte Kinder mit juveniler chronischer Polyarthritis, die therapierefraktär waren gegenüber Behandlungen mit nicht-steroidalen anti-inflammatorischen Arzneimitteln (NSAIDs) und immunsuppressiven Mitteln wie Methotrexat, Cyclosporin, Cyclophosphamid und Prednison. Alle vier Kinder waren jahrelang schwer erkrankt und wurden nun mit Transplantation von autologen Stammzellen des hämatopoietischen Systems behandelt. Innerhalb von jeweils 2 Wochen nach Transplantation kam es bei allen vier Patienten zu drastischen Verminderungen von Schmerzen, Morgensteifigkeit und Gelenkschwellungen. Krankheitstypische Marker (BSG, CRP und Hämoglobin) normalisierten sich innerhalb von 4 bis 8 Wochen. (Die Nachbeobachtungszeit bis zum Publikationszeitpunkt betrug beim ersten Kind 18 Monate, beim zweiten Kind 15 Monate, beim dritten 10 Monate und beim vierten 6 Monate.)

Im Vergleich zu jenen 2 bzw. 4 oder 8 Wochen, innerhalb derer die Beschwerden und Krankheitsmarker zurückgingen, war bei jedem der vier Kinder der vorangegangene Zeitraum der Beschwerden sehr lang: 5, 3,3, 7,5 bzw. 5,7 Jahre. Man kann diese Vorher-Nachher-Zeitverhältnisse auch graphisch aufzeichnen, wodurch der Wahrscheinlichkeitsgrad des Kausalzusammenhangs zwischen Behandlung und eintretendem Behandlungserfolg augenscheinlich wird (s. Abbildung 6).

Wenn die Wirksamkeitsbeurteilung, wie in diesem Beispiel, auf die Berücksichtigung des Vorher-Nachher-Zeitverhältnisses bei mehreren (konsekutiv behandelten) Patienten gestützt wird, kommt es nicht wie in dem oben projektierten klassischen Ideal der komplementären Methodenlehre zur Wirksamkeitsbeurteilung am Einzelfall und zur Erfolgsbeurteilung am Kollektiv. Nun ergibt erst der Blick auf das Kollektiv den Wirksamkeitsnachweis; es ist aber ein Nachweis *ohne* Vergleichsgruppe.

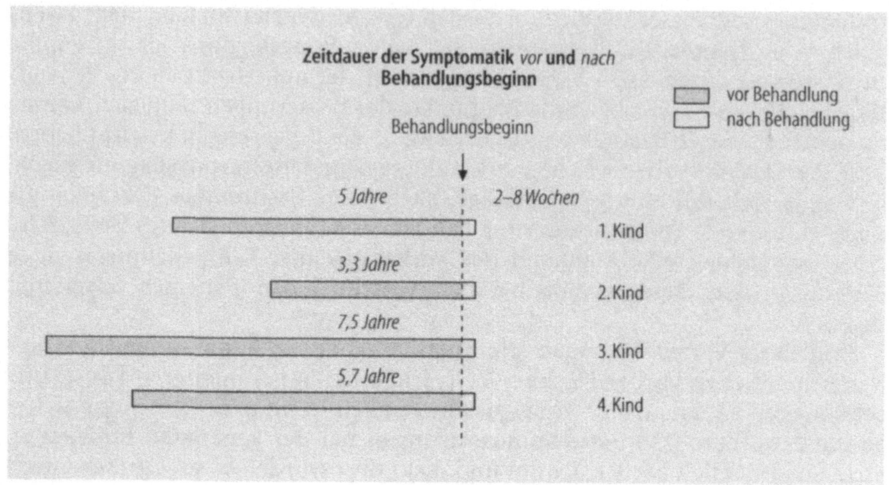

Abb. 6. Wirksamkeitsbeurteilung anhand der Vorher-Nachher-Zeitverhältnisse der Symptomatik bei vier konsekutiv behandelten Patienten

Korrespondenz von Zeitmustern

Die Sicherheit der Wirksamkeitsbeurteilung am Einzelpatienten kann gestärkt werden, wenn nicht nur Zeitpunkte, sondern komplexe *Zeitmuster* korrespondieren, d. h. wenn sich das Zeitmuster der Behandlung im Zeitmuster des Symptomverlaufs abbildet.

Ein Beispiel [175]: Bei einem AIDS-Patienten mit Pilzinfektion im Oesophagus wurde ein kleiner chirurgischer Eingriff vorgenommen; perioperativ wurde Midazolam und Dexamethason verabreicht. Am darauffolgenden Morgen bekam der Patient einen persistierender Schluckauf, was eine seltene Komplikation bei AIDS-Patienten ist; in den meisten Fällen liegt dabei, wie bei dem hier beschriebenen Patienten, eine Pilzinfektion des Oesophagus vor [175]; im übrigen wird iatrogen verursachter Schluckauf am häufigsten mit Midazolam und Dexamethason in Verbindung gebracht, also mit jenen beiden Arzneimitteln, die der Patient erhalten hat [175]. – Nach acht unterschiedlichen vergeblichen Therapieversuchen, teils medikamentös und teils physiotherapeutisch, rauchte der Patient am achten Tag des persistierenden Schluckaufs Marihuana, woraufhin der Schluckauf stoppte. Am neunten Tag trat der Schluckauf wieder auf, als jedoch der Patient am zehnten Tag erneut Marihuana rauchte, wurde der Schluckauf abermals unterbrochen und blieb endgültig weg. Es war also das Zeitmuster des Marihuana-Rauchens in dem Zeitmuster des Sistierens des Schluckaufs abgebildet, so daß ein Kausalzusammenhang beurteilbar war.

Das klassische Beispiel einer Zeitmuster-Korrespondenz ist der Auslaßversuch, der eine sichere und valide Wirksamkeitsbeurteilung immer dann erlaubt, wenn die Symptome mit Einsetzen der Behandlung rasch sistieren oder abnehmen, dann aber beim Unterbrechen der Behandlung sogleich wieder auftreten. Ein Beispiel [22]: Ein Kind mit Enuresis nocturna wurde mit einem speziellen

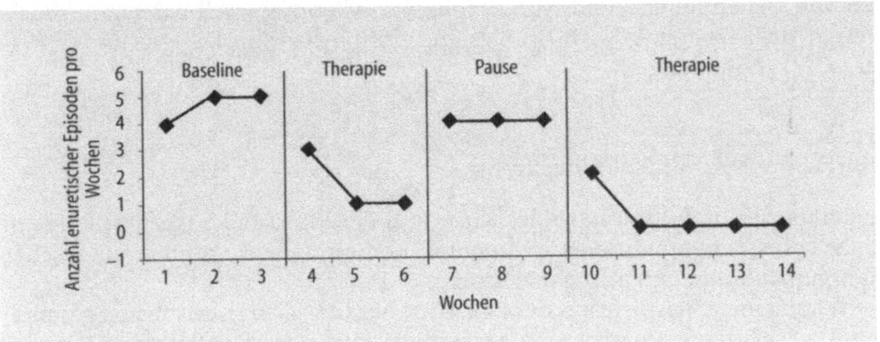

Abb. 7. Korrespondenz zwischen dem Zeitmuster der Behandlungsphasen und dem Zeitmuster der Symptomrückbildung. (Nach [22]. Copyright 1973, American Medical Association. Mit freundlicher Genehmigung)

Trainingsprogramm behandelt. Die Häufigkeit des Einnässens wurde während einer 3-wöchigen Baseline-Phase, einer 3-wöchigen Behandlungsphase, einer 3-wöchigen Auslaßphase und dann wieder während der nachfolgenden 5-wöchigen Behandlung dokumentiert. Das Ergebnis zeigt Abbildung 7: Das Zeitmuster der Behandlungsphasen bildete sich im Zeitmuster der Symptomrückbildung ab, so daß man einen deutlichen Hinweis auf die Wirksamkeit der Behandlung hat.

Zeitmuster-Korrespondenzen – sie können durch bloße visuelle Inspektion graphischer Aufzeichnungen oder durch statistische Analyse, insbesondere durch Zeitreihenanalyse erfaßt werden – bilden auch die Grundlage der konventionellen Einzelfallstudien (single case studies, N-of-1-trials) [10, 199, 265, 319, 376, 416]. Es gibt hierzu eine Fülle von Designs mit unterschiedlichen Abfol-

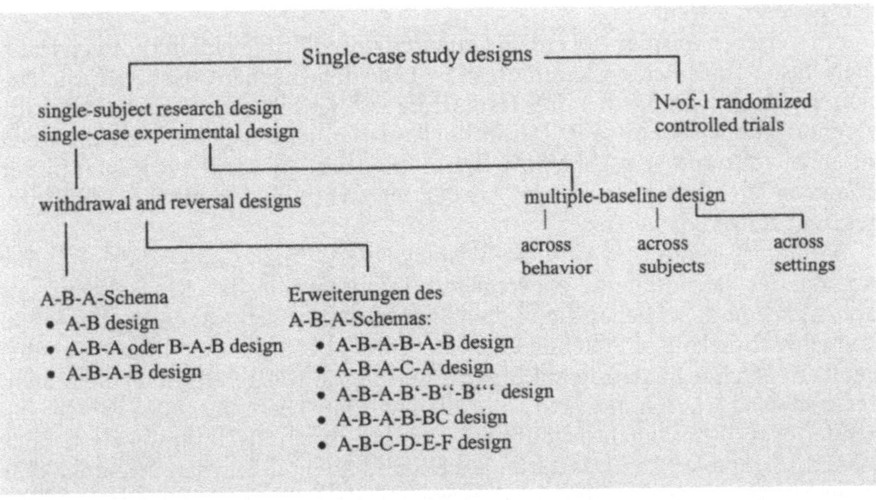

Abb. 8. Unterschiedliche Abfolgen von Behandlungs- und Kontrollphasen in Single-case Studies (Aus [215]. Mit freundlicher Genehmigung des Karger Verlag, Basel)

gen von Behandlungs- und Kontrollphasen: AB-Design, ABA-Design, ABAB-Design, BAB-Design, A-BC-B-BC-Design, multiple Baseline Designs und so weiter [22] (s. Abbildung 8).

Korrespondenz von Raummustern

Ein einfaches und überzeugendes Kriterium der Wirksamkeitsbeurteilung am Einzelfall ist eine unmittelbare *räumliche* Korrespondenz von therapeutischer Handlung und therapeutischer Wirkung.

Hierzu einige Beispiele aus der Literatur: Eine 26-jährige, ansonsten gesunde Frau [394] litt seit 10 Jahren an exzessivem Hand- und Fußschweiß, sie war wegen dieser Hyperhidrosis sogar arbeitsunfähig. Nachdem verschiedene Therapieversuche fehlgeschlagen waren, wurde an zehn verschiedenen Stellen der linken Handfläche, mit jeweils ungefähr 2,5 cm Abstand, Botulinustoxin intrakutan injiziert. Von den Injektionsstellen ausgehend bildeten sich innerhalb von 24 Stunden zirkuläre, kontinuierlich größer werdende anhidrotische Bezirke, die konfluierten und sich im Minortest optisch darstellen ließen. Nach einer Woche war die Hyperhidrosis der linken Hand verschwunden. Daraufhin wurde die rechte Hand genauso behandelt, mit gleichem Erfolg. Ein neuerliches Auftreten einer Hyperhidrosis konnte während eines Follow-up von 14 Wochen nicht beobachtet werden.

In diesem Falle bildete sich also das Muster der 10 intrakutanen Injektionsstellen in den davon ausgehenden 10 konfluierenden anhidrotischen Bezirken ab. Der Kausalzusammenhang war dadurch zweifellos erwiesen. Diese therapeutische Kausalität konnte sodann an der anderen Hand reproduziert werden. Es gelang also wiederum bereits an *einer* Patientin eine Reproduktion des Wirksamkeitsnachweises, wozu nach konventioneller Methodenlehre mindestens zwei randomisierte Studien mit je einer größeren Zahl von Patienten erforderlich gewesen wären.

Ein weiteres Beispiel: Bei einem Patienten mit multiplen kleinknotigen Hautmetastasen eines Rektumkarzinoms [258] wurden (nach intravenöser Applikation von Indocyaningrün) drei Hautareale von jeweils 2 cm Durchmesser mit einem Diodenlaser bestrahlt. Daraufhin kam es innerhalb der bestrahlen Areale zu einer vollständigen Abheilung des metastatischen Befalls, wogegen in den umgebenden nicht-behandelten Arealen weiterhin eine deutliche Tumorprogression stattfand.

Besonders interessant sind die Beispiele, die William Coley zu der von ihm Anfang des Jahrhunderts entwickelten Toxintherapie der Krebserkrankung berichtete, da diese Behandlung damals sehr erfolgreich war (z. B. 20 % jahre- und jahrzehntelang anhaltende Vollremissionen bei Sarkomen [395]), was aber heute, wegen der Fixierung auf Ergebnisse randomisierter Studien, nicht mehr gesehen wird [1]. In hunderten von Fällen wurden Therapieerfolge wie der folgende [95, 96] dokumentiert, der aus Coleys Frühphase stammte, als er noch lebende Streptokokken injizierte: Bei einem Patienten wurden Streptokokken in unmittelbarer Tumornähe injiziert, worauf es zu Fieber, Schüttelfrost, Erbrechen und Erschöpfung sowie zur Ausbildung eines Erysipels kam, das auch den Tumor überdeckte. Hierbei änderte der Tumor sein Aussehen: Während er vorher glänzend und hellrot war, wurde er nun matt, schrumpfte, brach auf und entleerte käsiges Sekret. Aus methodologischer Sicht ist interessant, daß ein weiterer Tumor, über den sich das Erysipel *nicht* erstreckt hatte, solche Veränderungen erst mit einigen Tagen Verzögerung zeigte. Es bestanden also räumliche Korrespondenzen zwischen der Injektionsstelle, dem davon ausgehendem Erysipel und dem vom Erysipel überdeckten und sich als erstes verändernden und zurückbildenden Tumor. Wegen dieser Korrespondenz kann man sicher sein, daß das Verschwinden der Tumoren durch die Toxintherapie bedingt war. Hinzu kam auch in diesem Falle das Vorher-Nachher-Zeitverhältnis: Bereits nach drei Wochen waren alle Tumoren gänzlich verschwunden, und der Patient erholte sich [96] (Übersicht bei [299]).

Ein weiteres Beispiel: Bei einer exsudativen Pleurakarzinose wurde beidseits Pleuraerguß abpunktiert, links aber zusätzlich das Mistelpräparat Iscador instilliert. Da sich bei weiteren Punktionen im linksseitigen (Iscador-behandelten) Exsudat eine drastische Abnahme der Konzentration der Tumorzellen bei gleichzeitiger Konzentrationszunahme von Lymphozyten und Eosinophilen zeigte – bei unveränderten Konzentrationen dieser Zellen im rechtsseitigen Exsudat – kann die räumliche Korrespondenz von Behandlung und Konzentrationsänderung im Exsudat als deutlicher Hinweis auf eine lokale antitumorale Wirksamkeit des Iscador an diesem Einzelfall gelten [451]. Dieses Ergebnis kann als Baustein einer umfassenden Wirksamkeits- und Erfolgsbeurteilung dienen, wenn zusätzlich berücksichtigt wird, daß maligne Pleuraergüsse durch Mistelinjektionen, wie auch in diesem Falle, in hohem Prozentsatz trockengelegt werden können [450, 495, 540].

Weitere Beispiele der Wirksamkeitsbeurteilung aufgrund räumlicher Korrespondenz sind engumgrenzte topische Behandlungen von Hauterkrankungen, die daraufhin in genau diesem Areal abheilen, so daß eine Korrespondenz von Behandlungsareal und Abheilungsareal besteht. Folgendes triviale Beispiel, das eine vorbeugende dermatologische Wirkung betrifft, ist allgemein bekannt: Wenn beim Auftragen einer Sonnenschutzcreme bestimmte Hautareale versehentlich ausgespart bleiben, kann es dort zu lokalisiertem Sonnenbrand kommen. Hierdurch wird die ansonsten schützende, prophylaktische Wirksamkeit der betreffenden Sonnencreme – am Einzelfall – erwiesen.

Morphologische Korrespondenz

Interessante Möglichkeiten der Wirksamkeitsbeurteilung ergeben sich auf der Grundlage von morphologischen Korrespondenzen. Beispiele bieten die Leitungsanästhesien: Hierbei kommt es durch Nervenblockaden zu anästhesierenden Wirkungen im Ausbreitungsgebiet des betreffenden Nerven, d. h. zu einer deckungsgenauen morphologischen Korrespondenz zwischen dem Innervationsareal des Nerven und der schmerzfreien Körperregion. So wird beispielsweise durch eine Blockade des Plexus brachialis eine Anästhesie des Armes erreicht. Es können aber auch gezielt nur bestimmte Teilgebiete des Armes oder der Hand anästhesiert werden, z. B. durch axilläre Plexusblockade oder durch Blockade des Nervus medianus, des Nervus radialis oder des Nervus ulnaris. Eine Vielzahl von unterschiedlichsten lokalanästhetischen Wirkungen läßt sich gezielt herbeiführen, wobei die kausale Beziehung zwischen Behandlung und Erfolg aufgrund der morphologischen Korrespondenz im allgemeinen sehr sicher erkannt werden kann.

Bei Nervenblockaden gibt es noch zusätzliche differenzierte Möglichkeiten, die Behandlungskausalität am Einzelfall zu beurteilen. Neben der morphologischen Korrespondenz von innerviertem und anästhesiertem Areal existieren weitere Korrespondenzen: Zuerst werden die im Randbereich der Nerven liegenden Mantelfasern und erst später die in der Mitte laufenden Kernfasern geblockt, und da die Mantelfasern mehr die proximalen und die Kernfasern mehr die distalen Teile einer Extremität versorgen, läßt sich im Versorgungsgebiet der geblockten Nerven eine von proximal nach distal sich ausbreitende Anästhesie beobachten [335, S. 172]. Beispielsweise wird bei einer oberen Plexusblockade zuerst der Oberarm und erst danach der Bereich der Finger taub. Umgekehrt wird das Lokalanästhetikum in den Kernfasern länger zurückgehalten, weswegen beim Abklingen der Blockade die distalen Gebiete länger betroffen sind als die proximalen [335, S. 172]. Es handelt sich also um Korrespondenzen zwischen der Faserlage im Nerv und der Geschwindigkeit des Eintretens bzw. des Abklingens der Anästhesie in dem zugehörigen Innervationsgebiet.

Wer diese physiologischen Beziehungen – die Affinität des Lokalanästhetikums zu Kern- bzw. Mantelfasern und deren Innervationsbezüge zu proximalen bzw. distalen Bereichen der Gliedmaßen – kennt, kann beim Eintreten und beim Abklingen der Anästhesie entsprechende morphologische Korrespondenzen beobachten und dadurch den kausalen Bezug zwischen Applikation des Anästhetikums und den eintretenden Phänomenen sicher beurteilen.

Eine wiederum andere Korrespondenz ist bei der intravenösen Regionalanästhesie [335, S. 599] zu beobachten, wo die Anästhesie sich von distal nach proximal ausbreitet, weil das Lokalanästhetikum aufgrund der Blutversorgung die Kernfasern der Nerven zuerst erreicht und dann erst die Mantelfasern [335, S. 172]. Eine nochmals andere Korrespondenz bietet die Spinalanästhesie: Bedingt durch das spezifische Gewicht bleiben isobare Lokalanästhetika (die gleich schwer sind wie der Liquor) in der Nähe des Injektionsorts, wogegen hypobare oder hyperbare Lokalanästhetika im Subarachnoidalraum aufsteigen bzw. absinken und somit asymmetrische Wirkungen ergeben. Dementsprechend entfalten hyperbare Lokalanästhetika bei sitzender Position des Patienten ihre Wirkungen vorwiegend in den tierferliegenden Körperregionen, hypobare Lokalanästhetika dagegen primär in den hochliegenden Körperarealen; bei Seitenlagerung des Patienten führt eine langsame Injektion von hyperbarer Lösung für 10 bis 15 Minuten zu einer ausschließlichen oder stärkeren anästhetischen Wirkung auf der unteren Seite, während bei Rückenlage des Patienten hyperbare Lösungen aufgrund der Krümmungen der Wirbelsäule sich von S5 – Th5 ausbreiten, hypobare Substanzen dagegen bis zur Spitze der Lendenwirbelkrümmung aufsteigen, und isobare Lokalanästhetika schließlich ihre maximale Wirkung in der Nähe des Injektionsortes bzw. bis im unteren Thorakalbereich entfalten [335, S. 506].

So gibt es insgesamt nicht wenige Korrespondenzen zwischen der Qualität des applizierten Mittels, den anatomischen und physiologischen Gegebenheiten des Organismus und den räumlich-zeitlich strukturierten Prozessen beim Eintreten bzw. Abklingen der Anästhesie. Wer diese Prozesse beobachtet und zugleich ihre Abhängigkeit von korrespondierenden Qualitäten und anatomischen und physiologischen Gegebenheiten durchschaut, kann die Behandlungskausalität – am Einzelfall! – mit oft präziser Sicherheit beurteilen.

Man kann im Falle der Lokalanästhesie sogar noch weitergehen: Durch das physiologische Wissen, daß dünne Fasern zuerst geblockt werden [335, S. 504], und daß die Diffusionsbarrieren um C-Fasern erheblich geringer sind als um A-Fasern, kann auch die Reihenfolge erklärt werden, mit der sich bei einer Spinalanästhesie die Blockade ausbreitet: Zuerst sind die präganglionären Sympathikusfasern betroffen (was mit einer Gefäßdilatation und einem Warmwerden der Haut einhergeht), dann die Temperaturfasern (und zwar zuerst die Kälte- und dann die Wärmeempfindung), dann die „Nadelstichfasern", dann die Fasern für stärkeren Schmerz, dann für Berührungsempfindungen, dann für Tiefensensibilität, dann für Motorik und schließlich die Fasern für Vibration und Lageempfinden. Diese Reihenfolge kann der Anästhesist am Patienten beobachten. Wegen der Fülle der insgesamt korrespondierenden Strukturen, Prozesse und Phänomene kann die Beurteilung der Behandlungskausalität am Einzelfall mit einem Grad an Sicherheit möglich sein, der weit jenseits von jedem vernünftigen Zweifel steht.

Zu beachten ist, daß diese gesamten Anästhesie-Phänomene nur bei professioneller Vorbildung derart differenziert beobachtet werden können und deshalb auch nur vom Fachmann als beweisendes Indiz für die Wirksamkeit der Therapie zu verstehen sind. Man benötigt genaue Kenntnisse der Neuroanatomie, der Anatomie des Liquorraumes, der physikalischen Eigenschaften der Lokalanästhetika, usw. Es ist also genau umgekehrt wie bei der randomisierten Studie: Während dort die Urteilskraft des Arztes ausgeschaltet werden soll („to guard against any use of judgment" – s. S. 2), gelingt hier die Wirksamkeitsbeurteilung desto besser, je intensiver die ärztliche bzw. wissenschaftliche Urteilsfähigkeit eingeschaltet wird.

Dosis-Wirkungs-Korrespondenz

Die Zahl der morphologischen Korrespondenzen, die bei einer Spinalanästhesie eine Rolle spielen, läßt sich sogar noch erweitern: Während am Ort der höchsten Konzentration des Lokalanästhetikums alle Sinnesmodalitäten vollständig abgeblockt werden, sind weiter kopfwärts nur noch Sympathikusfasern betroffen [335, S. 505]. Überhaupt tritt die Wirkung eines Lokalanästhetikums desto schneller ein, je höher die Dosis ist; dagegen fördert das Gesamtvolumen des verabreichten Lokalanästhetikums die Ausbreitung vom Injektionsort [335, S. 171].

Man hat hier also eine weitere Korrespondenz, anhand derer ebenfalls eindrucksvolle Wirkungsnachweise am Einzelfall möglich sind: das Abbilden der Intensität (der Dosis) eines Arzneimittels in der Intensität der Wirkung – die sogenannte Dosis-Wirkungs-Kurve.

Nicht selten wird bei einer Arzneitherapie die Dosis entsprechend der Reaktionen am Patienten eingestellt, z. B. bei Insulinbehandlung, Hochdrucktherapien, Schmerztherapien, verschiedenen psychiatrischen Therapien, usw. Es ist unbestreitbar, daß in allen diesen Fällen die Behandlungskausalität am Einzelfall beobachtet werden kann, es wäre ja ansonsten überhaupt nicht möglich, die Dosis anhand der Wirkung einzustellen. Freilich sind hierfür mehrere Beobachtungen bzw. Messungen (bei unterschiedlichen Dosen) erforderlich, es ist aber *nicht* der Einbezug eines Kontrollpatienten oder einer Kontrollgruppe erforderlich, denn die jeweilige Dosis muß selbstverständlich an dem betreffenden Patienten *selbst* eingestellt werden.

Im übrigen steht die Möglichkeit eines therapeutischen Kausalerkennens am Einzelfall auch immer dann außer Frage, wenn die *Wirkungsdauer* einer Behandlung auf einen klinisch relevanten Zielparameter festgestellt werden kann. Die Dauer einer Wirkung läßt sich natürlich nur an einem behandelten Patienten feststellen, nicht aber an einem nicht-behandelten, weswegen für die Bestimmung einer Wirkungsdauer der Vergleich mit einem nicht-behandelten oder anders-behandelten Patienten gänzlich irrelevant ist. Folglich sind die Angaben zu Wirkungsdauern in der folgenden Tabelle 1 und in Tabelle 2 als Belege für ein therapeutisches Kausalerkennen am Einzelpatienten zu verstehen.

Nicht selten ist es zur Feststellung einer Dosis-Wirkungs-Kurve erforderlich, Messungen bei einer größeren Zahl von Patienten vorzunehmen. Ein Beispiel ist eine Studie zur Untersuchung der prophylaktischen Wirkungen von Metoprolol, Propanolol und Nifedipin bei klassischer Migräne. Unter Metoprolol ergaben sich deutlich inverse Beziehungen zwischen der verabreichten Dosis und der Anzahl der Migränetage pro Monat (s. Abbildung 9) sowie der Anzahl der

Tabelle 1. Vergleich der Wirkungsdauer einiger Morphin-artig wirkender Pharmaka. (Nach [162])

Substanz	Durchschnittliche analgetische Dosis	Wirkungsdauer [Std.]
Morphin	10 mg i.m.	4–5
Hydromorphon	1,5 mg i.m.	4–5
Levorphanol	2,0 mg i.m.	4–5
Dextromoramid	5,0 mg oral	4–5
Levomethadon	5,0 mg oral	3–5
Pethidin	50 mg oral	1–3
Codein	100 mg oral	4–5
Dextropropoxyphen	150 mg oral	3–5

Tabelle 2. Vergleich von Wirkungseintritt und Wirkungsdauer einiger gebräuchlicher Lokalanästhetika (Nach [162])

Substanz	Wirkungseintritt bei Leitungs- oder Infiltrationsanästhesie [Min.]	Wirkungsdauer [Std.]
Procain	5–10	1–2
Lidocain	4–8	2–4
Tetracain	3–6	2–4
Mepivacain	2–4	2–4
Prilocain	4–8	1,5–3

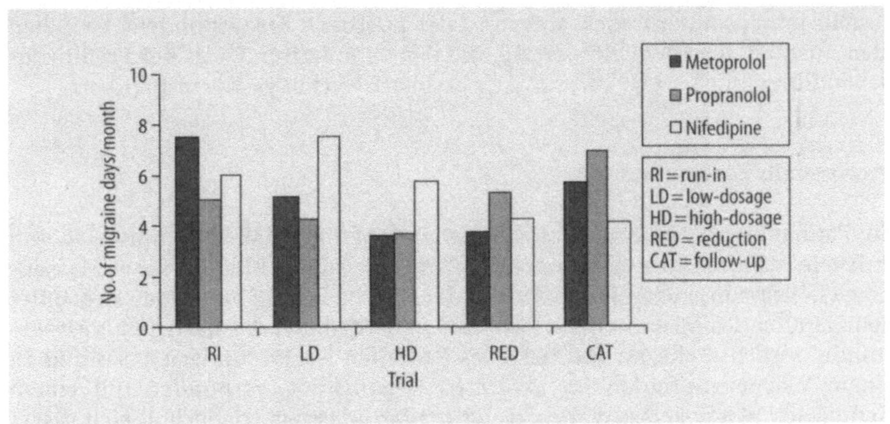

Abb. 9. Beispiel einer am Patientenkollektiv erhobenen Dosis-Wirkungs-Kurve. (Aus [170]. Copyright Scandinavian University Press. Mit freundlicher Genehmigung)

Migrändestunden pro Monat, des Schweregrads der Migräne und der Reduktion der Ergotamineinnahme; diese Dosis-Wirkungskurven sind eindeutige Wirksamkeitsbelege. Unter Propanolol- und Nifedipinbehandlung waren weniger deutliche bzw. keine Dosis-Wirkungskurven zu ermitteln.

Auch wenn es sich bei dieser – an einer größeren Zahl von Patienten ermittelten – Dosis-Wirkungs-Korrespondenz nicht um einen Wirksamkeitsnachweis am Einzelpatienten handelt, so hat man hier nichtsdestoweniger ein Beispiel eines Wirksamkeitsnachweises ohne Vergleichsgruppe und ohne Randomisation.

Eine interessante Art, in der ärztlichen Praxis die Dosisabhängigkeit einer therapeutischen Wirkung zu erfahren, besteht bei Arzneibehandlungen, bei denen die Dosis langsam ausgeschlichen werden muß. Ein Beispiel ist die Prednisonbehandlung der Polymyalgia rheumatica [426, 449]. Unter einer Prednisonbehandlung (Initialdosis z. B. 12.5 mg/Tag [449]) verschwinden die Symptome der Polymyalgie – typischerweise symmetrische Schmerzen in Nacken, Schultern und Oberarmen sowie in Kreuz, Hüften und Oberschenkeln – gewöhnlich innerhalb von Tagen, so daß die Wirksamkeit der Therapie am Einzelfall sehr sicher beurteilt werden kann. Bei vielen Patienten ist es sodann möglich, die Prednisonbehandlung wieder ausschleichend abzusetzen. Wird hierbei allerdings die Dosis zu schnell reduziert, kann es unterhalb einer kritischen Schwellendosis bei dem betreffenden Patienten zu einem neuerlichen Aufflammen der Symptomatik kommen [426, 449]. Man kann also die Wirksamkeit dieser Therapie am individuellen Patienten nicht nur bei ihrem Einsetzen (anhand des prompten Verschwindens der Symptomatik) feststellen, sondern auch beim Absetzen (anhand eines eventuell dosisabhängig eintretenden Wiederauftauchens der Symptomatik).

Der Grund, warum es wünschenswert ist, die Prednisonbehandlung frühestmöglich wieder abzusetzen, ist ihre entkalzifizierende Wirkung auf das Skelettsystem, die bei längerdauernder Behandlung auch unter niedriger Dosierung auftritt. Diese Wirkung wurde nicht nur in placebokontrollierten Studien festgestellt [324], sondern auch aufgrund der positiven Korrespondenz zwischen dem Ausmaß der Entkalzifizierung und der kumulativen Dosis der Prednisonbehandlung [409] – also aufgrund einer Dosis-Wirkungs-Korrespondenz.

Prozessuale Korrespondenz

Ein Patient leidet an Einschlafstörungen, zudem unter Kälteempfindungen und Frösteln, insbesondere unter kalten Füßen. Er wird mit Rhythmischer Massage (nach I. Wegman) behandelt. Während der ersten Massage erwärmen sich, unter den Händen des Masseurs, die Füße des Patienten. Bei der nächsten Massagestunde werden nicht nur die Füße des Patienten warm, sondern es kommt zu einem Wärmeempfinden im gesamten Organismus, verbunden mit einem Gefühl des Wohligseins. Während der dritten Massage wiederholt sich dieser Vorgang, außerdem steigert sich das Gefühl des Wohligseins zu einer wohligen Schläfrigkeit, und der Patient schläft dann während der Nachruhezeit ein (unmittelbar im Anschluß an die Massage). Nach der wiederum nächsten Massage berichtet der Patient, daß das Frösteln überhaupt abgenommen habe, und daß er auch am Abend nach der Massage rasch eingeschlafen sei. Schließlich verbessern sich in der weiteren Folgezeit sowohl die Kälteempfindungen als auch die Einschlafstörungen zunehmend.

Bei diesem gesamten Prozeß können Therapeut und Patient beobachten, daß erstens aus der Massage durch eine unmittelbar korrespondierende Verbindung die Erwärmung der Füße hervorgeht; daß sich dann zweitens die Erwärmung der Füße durch eine ebenfalls korrespondierende Verbindung zu einer Erwärmung des gesamten Organismus und zu einem Wohligkeitsgefühl erweitert, daß drittens diese Erwärmung und dieses Wohligkeitsgefühl sich zu einer Schläfrigkeit steigert, daß viertens diese Schläfrigkeit durch ein korrespondierendes Verhältnis in ein Einschlafen unmittelbar nach der Massage einmündet, und daß zuletzt dieses Einschlafen-Können unmittelbar nach der Massage auch mit einem Einschlafen-Können an den Abenden korrespondiert, und daß im weiteren die Einschlafbeschwerden verschwinden.

Hier kann ein kontinuierlicher Korrespondenzprozess – sozusagen eine Metamorphose der Korrespondenzen – beobachtet werden, die über verschiedene Zwischenglieder hinweg von der Rhythmischen Massage bis zur Beseitigung der Schlafbeschwerden reicht. Auch dieses Beispiel zeigt, daß es eine reiche Vielfalt an Möglichkeiten für die Wirksamkeitsbeurteilung am einzelnen Patienten gibt, und daß das individuelle Urteil auf einer weitaus gesättigteren Beobachtungswirklichkeit beruhen kann als dies der abstrakte Horizont der Medizinstatistik für möglich hält.

Zu beachten ist, daß in diesem Beispiel eine sichere Wirksamkeitsbeurteilung nicht möglich gewesen wäre – auch nicht bei zuletzt eingetretener Besserung –, wenn das Ausmaß der Schlafbeschwerden lediglich zu Beginn und nach Beendigung der Massagebehandlung je einmal bestimmt worden wäre. Bei solchem Vorgehen wäre unklar geblieben, ob das *post hoc* auch ein *propter hoc* ist, und man hätte, auch bei eingetretenem Erfolg, zurecht beanstanden können, daß die Besserung nicht sicher auf die Therapiemaßnahme zurückgeführt werden kann (– „ob die Besserung von Kopfschmerzen auf eine Tabletteneinnahme zurückzuführen ist, ist für den Einzelfall prinzipiell nicht zu entscheiden" [510, S. 19]). Die Sicherheit der Beurteilung ist eben in solchem Falle davon abhängig, daß der *therapeutische Prozeß* als solcher tatsächlich beobachtet wird. Dann aber ist, wie dieses Beispiel wieder zeigt, die Realität der Beurteilung therapeutischer Maßnahmen nicht nur auf die statistische Methodologie und deren Paradigmen beschränkt, sondern kann sich oft auch auf die Einzelfall-Methodologie stützen, so wie diese letztlich aus der Schule der Gestalttheorie hervorgeht (s. oben S. 17 ff).

Wie differenziert und subtil die Wirksamkeitsbeurteilungen am Einzelfall gerade in der Physiotherapie sein können, zeigt das folgende Beispiel: Ein 44jähriger Mann zog sich bei einer heftigen Armbewegung eine schmerzhafte Zerrung im Bereich der Schulter zu. Im Verlaufe der folgenden zwei Jahre bestanden Belastungsschmerzen in fluktuierender Stärke, mitunter traten auch Spontanschmerzen auf. Während dieses gesamten Zeitraums blieb ein Unsicherheitsgefühl bei Bewegungen des Oberarms bestehen; bei geringfügigen Belastungen kam es wiederholt zu neuerlichen Zerrungen und Verschlechterungen des Zustandes. Nach zwei Jahren wurde eine orthopädische Praxis aufgesucht, wo in Anbetracht von Anamnese, lokaler Druckschmerzhaftigkeit und Ultraschallbefund eine Zerrung der langen Bizepssehne diagnostiziert wurde. Es folgte eine Überweisung zur Krankengymnastik, wo der Patient angeleitet wurde, täglich leichte und vorsichtige Bewegungs-, Stretching- und isotonische Kraftübungen unterhalb der Schmerzgrenze durchzuführen. Als der Patient innerhalb weniger Wochen die Erfahrung machte, daß speziell die Kraftübungen ihm bei Armbewegungen ein Gefühl der Sicherheit und Stabilität gaben, wurden diese Übungen intensiviert; parallel hierzu verschob sich die Schmerzgrenze, wodurch wiederum eine weitere Verstärkung der Kraftübungen möglich wurde. Nach Eindruck des Patienten war es diese muskuläre Kräftigung und die damit einhergehende Stabilisierung des Schulterbereichs, weswegen im weiteren immer weniger neuerliche Zerrungen unter Alltagsbelastungen vorkamen. Das Auftreten von Spontanschmerzen verschwand nach mehreren Übungswochen und die Belastungsschmerzen wurden geringer. Setzte allerdings der Patient mit den täglichen Übungen aus, so kehrte nach zwei, drei Tagen ein subjektives Empfinden der Instabilität im Schulterbereich und eine, wenn auch geringe, Anfälligkeit für Belastungsschmerzen zurück. Wurden die Übungen dagegen konsequent durchgeführt, so konnte die erworbene Beschwerdefreiheit beibehalten werden. Nach ungefähr einem halben Jahr war, wenngleich nur unter Beibehaltung der täglichen Kraftübungen, eine weitestgehende Normalisierung wieder eingetreten.

Auch in diesem Falle hätte die Wirksamkeit der krankengymnastischen Übungen kaum sicher festgestellt werden können, wären lediglich die Beschwerden zu Beginn dieser Behandlung und nach einem halben Jahr verglichen worden, denn so gesehen hätte der Rückgang der Beschwerden auch eine spontane Zustandsbesserung sein können. Nun aber bemerkte der Patient selbst inhaltliche Beziehungen und Korrespondenzen: daß aus den Bewegungs- und Kraftübungen eine zunehmende Bewegungs- und Haltekraft hervorging, daß hieraus eine Bewegungssicherheit und Stabilität entstand, daß daraus wiederum die Fähigkeit gewonnen wurde, den alltäglichen Belastungsanforderungen mit gekräftigter und stabilisierter Schulter sicher begegnen zu können und daß so neuerliche Verletzungen verhindert werden konnten und daß es nicht mehr, wie vordem, zu wiederholten erneuten Verschlimmerungen kam – und daß dieser gesamte Prozess durch eine Intensivierung der Kraftübungen verstärkt werden konnte und dabei die Schmerzgrenze verschoben wurde und daraufhin zunehmend weniger häufig Spontanschmerzen auftraten und auch die Belastungsschmerzen geringer wurden.

Dieser gesamte therapeutische Prozeß war in seinem inhaltlichen Zusammenhang für den Patienten erfahrbar und verstehbar und konnte durch ihn selbst aktiv vermindert oder gesteigert werden, je nachdem, ob er die krankengymnastischen Übungen getreulich durchführte oder nicht. Aufgrund dieses Einblicks und Überblicks gegenüber dem gesamten therapeutischen Prozess konnte der Patient die Wirksamkeit der krankengymnastischen Übungen differenziert und sicher beurteilen. Natürlich war eine Aufmerksamkeit gegenüber den Geschehnissen erforderlich; es wurde aber nicht, dies sei nochmals betont, die Wirksamkeit auf der Grundlage eines bloßen Vorher-Nachher-Vergleichs beurteilt, sondern aufgrund einer genauen Erfassung des therapeutischen Prozesses, der prozessualen Korrespondenzen.

Dialogische Korrespondenz

Das folgende Beispiel [400] betrifft einen fünfjährigen autistischen Jungen. Er hatte in seinem Leben noch nie ein Wort gesprochen und war zugleich autoaggressiv (blutige, zerbissene Unterarme). Wegen eines nahezu unaufhörlichen laut-aggressiven Kreischens war für seine Mitmenschen die gemeinsame Lebenssituation kaum zu ertragen. Dieser Junge wurde zur Nordoff-Robbins-Musiktherapie [9] überwiesen, wo jede Therapiesitzung auf Tonband dokumentiert wird (zur internen Qualitätskontrolle), so daß eine Tonbanddokumentation der gesamten Behandlung vorliegt.

Die Tonbandwiedergabe der ersten Therapiesitzung enthält zunächst ein Dauerkreischen des Jungen in hohen Tönen; sodann hört man den Musiktherapeuten, der auf dem Piano das Kreischen mit ebenfalls sehr lauten, hohen und aggressiven Tönen „begleitet"; dies war die musikalische Antwort des Therapeuten. Die Tonbandwiedergabe einer weiteren Sitzung enthält wieder das Kreischen des Kindes, nun allerdings etwas strukturiert; es kam sogar zu einem Kreisch„dialog" zwischen Kind und Piano. In einer späteren Sitzung spielte der Therapeut Melodien; sie waren nun weniger aggressiv, auch das Kreischen des Kindes wurde weniger aggressiv, in einer nochmals weiteren Sitzung wurde das Kreischen sogar melodisch. Der Therapeut verstärkte daraufhin den melodischen Charakter der Klavier-„Antworten" und begleitete dies durch Singen. Später gab es dann eine definitiv melodische Kommunikation zwischen beiden, wobei der Therapeut auch die Worte „ein Lied" sang, oder „ein Lied für Hans" (der Name des Jungen wurde hier geändert). Schließlich hört man in der Wiedergabe einer weiteren Therapiesitzung, wie dieses autistische Kind das erste Wort seines Lebens *sang:* „ein Lied". – Im weiteren Therapieverlauf, der nicht mehr auf Band dokumentiert ist, erwarb der Junge einen Wortschatz von mehreren hundert Worten. Er konnte schließlich, wenn auch weiterhin schutzbedürftig, ein sozial verträgliches Leben führen.

In diesem Falle kann man (anhand der Tonbandaufzeichnung sogar als externer Beobachter) sicher wissen, daß spezifisch die Musiktherapie und nicht ein sonstiger Einfluß die Ursache der Verbesserung war, denn es gibt eine *dialogische Korrespondenz* zwischen Therapeut und Patient: Der Musiktherapeut geht in seinem Klavierspiel auf die Ausdrucksweise des Kindes zuerst ein und bietet dann, spielerisch, neue Elemente an, eine Melodie oder gesungene Worte, die der Junge sodann übernimmt. So vollzieht sich, eingebettet in den musikalischen Dialog, eine Sequenz von Abbildungsverhältnissen, insofern die Melodien und die gesungenen Worte sukzessive auch bei dem Jungen auftauchen. In diesem Falle ist also die therapeutische Kausalität zu *hören*, und hierbei kann die Sicherheit der Wirksamkeitsbeurteilung höher sein als in randomisierten Studien.

Therapeutische Idee und funktionelle Kausalgestalt

Die Wirksamkeitsbeurteilung am Einzelfall kann außer auf abbildende Korrespondenz auch auf ideelle Einblicke in funktionelle und therapeutische Kausalgestalten gestützt werden (s. S. 28 u. S. 31). Folgendes Beispiel [78] soll die Methodik veranschaulichen:

Ein junger Mann stürzte beim Snowboard-Fahren in eine 10 m tiefe Spalte und verletzte sich schwer. Er wurde mit Helikopter geborgen und in ein Krankenhaus eingeliefert. Mittels Röntgen-, Ultraschall- und NMR-Diagnostik wurde eine 3 bis 4 cm große Ruptur der Aorta descendens und ein Pseudoaneurysma des Aortenbogens diagnostiziert. Wegen der Ruptur bestand die Gefahr einer akuten inneren Verblutung. Durch das Pseudoanerysma waren die distale Aorta stenosiert und der Aortenbogen und der Abgang der linken Arteria carotis komprimiert, womit auch zu erklären war, daß der Verletzte einen Hypertonus in den Armen hatte, der trotz antihypertensiver Behandlung hoch blieb (150/90 mm Hg) und im Gegensatz stand zum niedrigeren Blutdruck in den Beinen (100/60 mm Hg).

Die behandelnden Ärzte waren sich einig, daß die beiden Verletzungen (Ruptur und Pseudoaneurysma der Aorta) wegen ihrer anatomischen Lokalisation nicht zugleich freigelegt und operativ behandelt werden könnten, weder durch mediane Sternotomie noch durch laterale Thorakotomie. Man entschloß sich deshalb zu einem zweizeitigen Vorgehen: Zuerst implantierte man endovaskulär einen Stent in die Aorta descendens, um den rupturierten Bereich zu überbrücken; sodann wurde nach zwei weiteren Tagen über eine mediane Sternotomie der Thorax eröffnet und das Pseudoaneurysma des Aortenbogens mit einem Vaskutek-Patch bedeckt, worauf auch prompt die arterielle Hypertonie der Arme verschwand. Nach einer weiteren Woche konnte der Patient entlassen werden.

Wieder hat man ein Beispiel, bei dem Wirksamkeit und Erfolg der Behandlung sicher am Einzelpatienten beurteilt werden können. Als die akut lebensbedrohliche Ruptur der Aorta descendens durch das insgesamt schonende Verfahren einer intravasalen Stentimplantation versorgt wurde, war es wie bei Dunckers Beispiel der Nässe des Regens, der zur Nässe der Straße wurde (s. S. 21): Der Stent wurde durch den Akt der Implantation zum Überbrückungsglied des rupturierten Bereichs der Aorta descendens, und es konnte dieser kausale Vorgang genauso sicher beurteilt werden wie die Verursacherrolle des Regens beim Naßwerden der Straße. Hinzu kommt, daß man über ein hinreichend genaues Verständnis der Struktur und Funktion des Blutgefäßsystems verfügt – also über dessen Funktionsgestalt (s. S. 25 ff) –, um sicher wissen zu können, daß durch jene Reparatur der Aortenwand die akute Bedrohung eines inneren Verblutens, die vorher bestand, nun behoben ist, und daß somit dieses erste Therapieziel durch die Behandlung erreicht ist. Ähnlich war es dann beim nachfolgenden Vernähen des Aortenaneurysmas: Auch hier waren die primären lokalen Wirkungen des Vernähens – die Beseitigung des Aneurysmas – unmittelbar zu beobachten, und auch in diesem Falle läßt sich aus der Kenntnis der Struktur- und Funktionsverhältnisse des Gefäßsystems ableiten, daß sich mit der Beseitigung des Aneurysmas und seiner mechanischen Folgen auch der Bluthochdruck im Bereich der Arme normalisieren werde – was dann auch geschah.

Was die Methodik der Wirksamkeitsbeurteilung betrifft, so ist dieses Beispiel nichts besonderes. Die Chirurgie ist voll von Behandlungen, bei denen der Operateur die individuelle Situation vor Ort durchschaut, eine dementsprechende therapeutische Idee entwickelt, sein operatives Vorgehen danach ausrichtet und zuletzt die Wirksamkeit seiner Behandlung danach beurteilt, ob und inwieweit er die therapeutische Idee an dem konkreten Einzelpatienten realisieren konnte. Es kann sich dabei durchaus auch um operative Pioniertaten handeln, wie in dem genannten Fall – oder wie bei der erstmaligen gemeinsamen Transplantation einer Niere und eines rechten Leberlappens von einem lebenden Spender auf einen dialysepflichtigen Patienten mit chronischer Nieren- und Leberinsuffizienz, was dazu führte, daß die übertragenen Organe sofort nach der Operation arbeiteten und somit in ihrer Funktionsgestalt wiederhergestellt waren und daraufhin sich die Gesundheit des Patienten rapide verbesserte [367] – oder wie bei der Injektion von sekundären, aus dem Hoden infertiler Männer mit nicht-obstruktiver Azoospermie gewonnenen Spermatozyten in menschliche Eizellen, die dann ihrerseits in den Uterus der betreffenden Frauen eingebracht wurden und mit einer gewissen Rate zur Schwangerschaft führten [485] – oder wie bei der bilateralen Subthalamotomie bei fortgeschrittenem Morbus Parkinson, die zu deutlicher Besserung der Parkinsonsymptomatik führte [174].

Auch alltägliche chirurgische Eingriffe erfolgen oft auf der Basis eines klaren ideellen Einblicks in die jeweiligen Funktionsgestalt der behandelten Organsysteme und erlauben auf dieser Grundlage oft eine sichere Wirksamkeitsbeurteilung. Es mag hier genügen, die Behandlung des sogenannten schnellenden Fingers, der Tendovaginitis stenosans (De Quervain) als Beispiel anzuführen: Wenn es infolge von chronischer Überbeanspruchung zu einer lokalen Verdickung der Sehne kommt, kann sich die Sehne mit dieser lokalen Verdickung in der Sehnenscheide einklemmen, so daß die Bewegung des zugehörigen Fingers blockiert ist. Bei Manipulation des Fingers kann die eingeklemmte Sehne wieder herausspringen („schnellender Finger"), sich dann aber erneut wieder einklemmen. In diesem Falle kann unter Lokalanästhesie eine operative Behandlung vorgenommen werden, die einer einsichtigen Behebung der Funktionsstörung entspricht: Es wird die Sehenscheide eröffnet und so die Gleitfähigkeit der Sehne innerhalb der Sehnenscheide wieder hergestellt, womit die Blockierung der Fingerbewegung verschwindet.

Um Therapiewirksamkeiten auf der Grundlage solcher therapeutischen Ideen (die sich auf therapeutische Kausalgestalten erstrecken) sicher beurteilen zu können, ist für das jeweilige Therapieziel ein Minimum an Komplexität erforderlich, mindestens eine Zweistufigkeit (s. S. 33). Ein Beispiel zur Veranschaulichung: Bei einem Coma hypokaliaemicum ist die einfache therapeutische Idee, daß mit der Substitution des fehlenden Kalium ein Verschwinden der Symptomatik unmittelbar verknüpft sein werde. Man hat also ein vordergründiges Therapieziel (A), nämlich die Normalisierung des Kaliumspiegels, und ein eigentliches Therapieziel (B), nämlich die Beseitigung des Koma. Die Normalisierung des Kaliumspiegels folgt einem derart klaren Einblick in die betreffende Funktionsgestalt, daß sich die Dosierung der intravenösen Kaliumsubstitution sogar mit einer mathematischen Formel berechnen läßt [223]. Dennoch wird, wegen individueller Variabilität, das Erreichen der normalen Serumkonzentration bei den einzelnen Patienten durch kurzfristige Kontrollen überprüft und die Substitutionsmenge entsprechend angepaßt. Man hat also für das vordergründige Therapieziel (A) eine sichere Wirksamkeitsbeurteilung auf der Grundlage der berechneten und dann individuell modifizierten Dosis-Wirkungs-Beziehung. Wenn sodann auch noch, hieran gekoppelt, die Symptome der Hypokaliämie zurückgehen, dann tritt alles ein, was durch die therapeutische Idee prognostiziert wurde: erstens eine dosisabhängige Normalisierung des Kaliumspiegels, zweitens ein Rückgang der Symptomatik und drittens eine zeitliche Korrespondenz zwischen beidem.

Ähnlich ist es, wenn beispielsweise Nebenwirkungen von Arzneimitteln oder Intoxikationserscheinungen von Überdosierungen (z. B. bei Digitalisintoxikation) auftreten. Wieder gibt es eine klare und einfache therapeutische Idee, nämlich durch Absetzen der Medikation einen geringeren Wirkspiegel zu erreichen. Wenn also nach dem Absetzen der Serumspiegel zurückgeht und, damit verbunden, die Symptomatik verschwindet, dann ist die Wirksamkeitsbeurteilung im allgemeinen sehr sicher.

Genauso ist es bei der erwähnten lokalen Behandlung der Tendovaginitis stenosans: Daß das vordergründige Therapieziel (A), das Eröffnen der Sehnenscheide erreicht wird, läßt sich während der Resektionsmaßnahmen unmittelbar beobachten, und wenn dann die Gleitfähigkeit der Sehne und im weiteren auch die Beweglichkeit des Fingers wiederhergestellt ist, dann läßt sich die Therapiewirksamkeit hinsichtlich dieses eigentlichen Therapiezieles (B) sicher beurteilen. Ebenso ist es bei dem oben erwähnten Vernähen des Aneurysmas: Hier besagte die therapeutische Idee, daß nach dem Vernähen (was das vordergründige Therapieziel, A, war) der Hypertonus in den Armen verschwinden werde (und daß damit das eigentliche Therapieziel, B, erreicht werde), was dann auch geschah.

In jedem dieser Fälle hatte man jene minimale Komplexität einer Zweistufigkeit, die mindestens erforderlich ist, um die erfolgreiche Umsetzung einer therapeutischen Idee am Einzelfall verifizieren zu können.

Therapeutische Idee und Therapieprozeß

Für die Wirksamkeitsbeurteilung sind therapeutische Ideen besonders interessant, wenn sie sich auf einen Therapieprozeß erstrecken. Hierbei hat man im allgemeinen eine größere Komplexität als eine bloßen Zweistufigkeit.

Das folgende Beispiel betrifft die internistische Behandlung chronischer Analfissuren. Sie sind typischerweise mit einem erhöhten maximalen und mittleren intraanalen Druck assoziiert, der durch den internen Schließmuskel erzeugt ist [137]. Hiermit ist auch eine Minderdurchblutung des Analbereichs verbunden: je höher der anale Druck, desto geringer die Durchblutung [456]. Es herrscht die Auffassung, daß der hohe Muskeldruck (und die Minderdurchblutung) die Entstehung der Analfissuren begünstigt oder zumindest zu einer Wundheilungsstörung führt [457], womit sich sogar erklären läßt, warum Analfissuren vor allem in der posterioren Mittellinie vorkommen, wo der Muskeldruck im allgemeinen höher ist und zudem weniger Blutgefäße verlaufen [309]. Sollte es also gelingen, den Muskeltonus durch muskelrelaxierende Arzneimittel zu vermindern, so würde dies zu einer Steigerung der Gewebedurchblutung und zu einer nachfolgenden Abheilung der Fissuren führen können.

Mit dieser therapeutischen Leitidee wurden 34 Patienten mit chronischen Analfissuren in einer prospektiven Beobachtungsstudie mit muskelrelaxierendem Isosorbiddinitrat behandelt [458]. Die Analfissuren bestanden bereits mindestens 3 Monate, wobei 29 der Fissuren in der posterioren Mittellinie lagen. Die Patienten wurden zu einer Selbstapplikation der Isorbiddinitrat-Salbe in dreistündigen Abständen angeleitet. Bereits 5 Minuten nach der Auftragung der Salbe kam es im allgemeinen zu einer Relaxation der Muskulatur (gemessen mit analer Manometrie), begleitet von einer Steigerung der Gewebedurchblutung (gemessen mit Laserdoppler-Flowmetrie). Nach einigen Tagen vergingen die Schmerzen; innerhalb von 10 Tagen waren sie bei allen Patienten verschwunden. Nach 6, 9 bzw. 12 Wochen waren die Analfissuren bei 41 %, 65 % bzw. 88 % der Patienten abgeheilt [458]. Bei 4 Patienten persistierten die Fissuren; diese Patienten wurden einer lateralen internen Spincterotomie zugeführt.

Obwohl das eigentliche Ziel der Behandlung – die Abheilung der Analfissur – erst mehrere Wochen nach Behandlungsbeginn erreicht wurde, konnte dennoch die Wirksamkeit bei den einzelnen Patienten sehr gut beurteilt werden. Der Grund für die Beurteilungssicherheit war, daß die therapeutische Idee einen *therapeutischen Prozeß* vorhersah: Dessen Anfang sollte bereits unmittelbar nach Applikation der Salbe eintreten – die sofortige Muskelrelaxation und Durchblutungssteigerung – und dessen Fortschritt sollte dann sukzessive zu beobachten sein: baldige Schmerzlinderung und Schmerzstillung nach wenigen Tagen und zunehmende Verkleinerung der Fissuren mit einer schließlichen Abheilung, was sich dann auch bei 30 von 34 Patienten innerhalb von 12 Wochen beobachten ließ. Es handelt sich also um einen Prozeß, dessen Beginn eindeutig als kausale Folge der Isosorbitdinitratbehandlung zu erkennen war, und der dann als kontinuierliche Fortsetzung dieses Anfangs bis zur schließlichen Abheilung durchgängig beobachtet werden konnte. Es ist die Kontinuität des Prozesses (die einsichtige Metamorphose seiner Erscheinungen – erst Muskelrelaxation, dann Durchblutungssteigerung, dann Schmerzlinderung, dann Abheilung) –, woraus sich ersehen läßt, daß auch die erst nach Wochen erreichte Abheilung eine Wirkung der Salbenbehandlung war.

Die Studie zeigt in einer besonders anschaulichen Weise die beiden strategischen Grundpfeiler der komplementären Methodenlehre klinischer Forschung: die Wirksamkeitsbeurteilung bzw. der Wirksamkeitsnachweis erfolgt am *individuellen* Patienten, und die Effektivitätsbeurteilung (die Beurteilung der

Erfolgsquote) erfolgt am Patienten*kollektiv*. In dem Beispiel dieser Studie betrug die Erfolgsquote nach 12 Wochen 88 % (30 von 34 Patienten).

Die Publikation dieser Studie ist ein Glücksfall, insofern die Autoren ein offenkundiges Interesse an den physiologischen Grundlagen der Behandlung hatten und deshalb die publizierten Daten eine Einsicht in den therapeutischen Prozeß gewähren und so eine Wirksamkeitsbeurteilung erlauben. Nichtsdestoweniger hätte der therapeutische Prozeß noch sehr viel stringenter beschrieben werden können; leider aber ist in der derzeitigen klinischen Forschung die Kultur der Wirksamkeitsbeurteilung am Einzelfall nicht ausgebildet. Aus diesem Grund wurde stattdessen, nahezu zeitgleich mit jener Beobachtungsstudie, eine randomisierte placebokontrollierte Doppelblindstudie zur Nitratbehandlung der chronischen Analfissuren durchgeführt, wobei es zu ähnlichen Erfolgsraten kam [353]. Der Einsatz der randomisierten Placebokontrolle war aber nicht nur gänzlich überflüssig – denn die Wirksamkeit der Nitratbehandlung kann durch Beobachten des therapeutischen Prozesses bereits am Einzelpatienten bewiesen werden – er hätte auch eigentlich ein ethisches Problem sein sollen: Denn es wurde, um dem Prinzip der randomisierten placebokontrollierten Studie zu genügen, die wirksame Behandlung den Kontrollpatienten vorenthalten.

Unterstützungen der Wirksamkeitsbeurteilung durch Begleituntersuchungen

Auf welch interessanten Wegen eine sichere Wirksamkeitsbeurteilung am Einzelfall zustandekommen kann, zeigt das folgende Beispiel [262]:

Ein 77jähriger Patient entwickelte drei Jahre nach Operation eines Adenokarzinoms des Magens einen karzinomatösen Aszites und wurde deshalb stationär aufgenommen. Am 1., 4., und 7. Tag nach Aufnahme wurde OK-432 (ein immunmodulierendes, antitumoral aktives Streptokokkenderivat) intraperitoneal injiziert, worauf sich binnen weniger Tage der Aszites zurückbildete. Parallel wurden Aszitesuntersuchungen durchgeführt. Sie zeigten, daß vor der ersten Injektion im Aszites massenhaft Tumorzellen vorhanden waren, daß 12 Stunden nach der ersten Injektion eine geringe Zahl von neutrophilen Granulozyten im Aszites auftauchte und auch einige Tumorzellen von diesen Neutrophilen umgeben waren, daß 24 Stunden nach Injektion die Zahl der Neutrophilen drastisch zunahm und die Zahl der Tumorzellen deutlich absank (wobei wiederum einige der verbliebenen Tumorzellen von Neutrophilen umgeben waren), und daß nach 48 Stunden die Zahl der Tumorzellen noch weiter abgefallen und die verbliebenen Tumorzellen degeneriert waren. 4 Tage nach der ersten Injektion waren schließlich im Aszites keine Tumorzellen mehr enthalten. Nach dem 5. Tag begann das Aszitesvolumen abzunehmen, und am 10. Tag war der Aszites verschwunden.

Schon aufgrund dieser parallelen zytologischen Untersuchungen war naheliegend, daß der Rückgang des Aszites *kausal* durch die OK-432-Injektionen bedingt war: Da man aus anderen Untersuchungen weiß, daß nach intraperitonealer Injektion von OK-432 innerhalb von 24 Stunden die Zahl der intraperitonealen Neutrophilen ansteigt [261], ist anzunehmen, daß auch bei diesem 77jährigen Mann der Anstieg der Neutrophilen durch die OK-432 Injektion induziert war. Und da man ebenso weiß, daß neutrophile Granulozyten eine zytotoxische Wirkung auf Tumorzellen entfalten können, ist darüber hinaus auch anzunehmen, daß der Abfall der Tumorzellen bei gleichzeitigem Anstieg der Neutrophilenzahl durch eben diese Neutrophilen bewirkt wurde, zumal die verbliebenen, degenerierenden Tumorzellen von Neutrophilen umgeben waren.

Doch geradezu beweisend waren schließlich folgende Ergebnisse von zusätzlich durchgeführten Begleituntersuchungen: Die neutrophilen Granulozyten des Patienten (sowohl aus seinem Aszites als auch aus seinem peripheren Blut) wirkten in vitro zytotoxisch auf die eigenen Aszites-Adenokarzinomzellen dieses Patienten – anders als die Neutrophilen-depletierten Asziteszellen dieses Patienten oder als neutrophile Granulozyten anderer Patienten oder als OK-432 selbst, die sämtlich keine solche zytotoxische In-vitro-Wirkung zeigten. Damit belegten diese Begleitexperimente, daß die OK-432-Behandlung eine zytotoxische Wirkung der neutrophilen Granulozyten dieses Patienten gegen seine eigenen Aszites-Tumorzellen induzierte. Und so ist völlig verständlich, daß die zahlenmäßige Zunahme solcher Neutrophilen im Aszites dieses Patienten mit einer Abnahme der Tumorzellen einherging, und daß so auch letztlich kein Exsudat mehr produziert und die Aszitesflüssigkeit resorbiert werden konnte.

So hat man hier einen Wirksamkeitsnachweis am Einzelfall, da ein komplexes Programm von begleitenden Untersuchungen zeigt, daß die zellulären Prozesse, die den Rückgang des Aszites begleiten, ein durchgängiges kausales Verständnis dieses Rückgangs erlauben. Das Beispiel demonstriert, auf welch intelligenter Grundlage die Wirksamkeitsbeurteilung in der ärztlichen Praxis mitunter stehen kann.

Wirksamkeitsbeurteilungen dieser Art sind im klinischen Alltag nicht selten. Ein Beispiel [127] ist das einer Frau, die von einem Schwan in den Finger gebissen wurde und sich einige Tage später in einer Notfallambulanz mit geschwollenem und tiefblauem Finger meldete. Nachdem ein Wundabstrich gemacht wurde, erhielt sie Cefradin 3 × 500 mg täglich. Aus dem Wundabstrich konnte Pseudomonas aeruginosa kultiviert werden, was sich im Antibiogramm gegenüber verschiedensten Antibiotika, u. a. Ciprofloxacin als sensitiv erwies, andererseits restistent war gegenüber einer Reihe von anderen Antibiotika, zu denen speziell auch das verabreichte Cefradin gehörte. So war nicht verwunderlich, daß sich die Infektion unter Cefradin nicht besserte, dann aber, nach Wechsel der Behandlung auf Ciprofloxacin, sogleich abheilte.

Auch in diesem Falle setzte sich der singuläre Wirksamkeitsnachweis aus verkoppelten Einzelelementen zusammen: Zum ersten zeigte das Antibiogramm, daß bei dieser konkreten Patientin das erste Therapieziel, nämlich eine antibiotische Wirkung (A), nicht mit Cefradin, wohl aber mit Ciprofloxacin zu erreichen ist. Somit gab es eine kausal verknüpfende Erklärung dafür, daß dann zweitens das eigentliche Therapieziel – die Besserung (B) – nicht unter Cefradin, wohl aber unter Ciprofloxacin eintrat.

Wirksamkeitsbeurteilung in den besonderen Therapierichtungen

Die Methodik der Wirksamkeitsbeurteilung am Einzelpatienten ist von spezieller Bedeutung für die „besonderen Therapierichtungen" wie Phytotherapie,

Homöopathie und anthroposophische Medizin. Diese besonderen Therapierichtungen haben sich, wenn man von Marginalien absieht, gänzlich außerhalb des methodischen Rahmens der randomisierten Studien entwickelt. An dieser Tatsache ändert sich auch dadurch nichts, daß in jüngerer Zeit eine zunehmende Anzahl randomisierter Studien, z. B. zur Homöopathie, durchgeführt wurde [346]. Allein jene „unkontrollierte" Entwicklung macht die besonderen Therapierichtungen äußerst suspekt für jeden Methodiker, der glaubt, außerhalb randomisierter Studien sei keine verläßliche Wirksamkeitsbeurteilung möglich.

Nun läßt sich allerdings, mit Blick auf die Prinzipien der Wirksamkeitsbeurteilung am Einzelpatienten, durchaus verstehen und auch methodologisch begründen, daß und wie solche Therapierichtungen sukzessive eine eigene empirische Basis ausbauen konnten. Nicht nur, daß sich diese Therapierichtungen weitgehend auf dieselben Kriterien und Perspektiven der Wirksamkeitsbeurteilung und der Effektivitätsbeurteilung stützen können wie die sogenannte Schulmedizin; hinzu kommt, daß im Rahmen dieser Therapierichtungen, nach deren eigenen Konzeptionen, in unterschiedlichem Maße spezielle Einblicke in Funktionsgestalten des menschlichen Organismus und in Beziehungen zwischen Mensch und Natursubstanzen (den Arzneimitteln jener Therapierichtungen) realisiert werden. Infolgedessen werden hier andere therapeutische Ideen gebildet und andere therapeutische Prozesse beobachtet und dementsprechend auch andere Wirksamkeitsbeurteilungen vollzogen.

Um diese Konzeptions-, Beobachtungs- und Beurteilungsmöglichkeiten nachzuvollziehen, wäre nun eine Einführung in die Denkweise dieser Therapierichtungen erforderlich. Dies ist jedoch nicht die Aufgabe der hier vorliegenden Ausführungen, weshalb die spezifischen Möglichkeiten der Wirksamkeitsbeurteilung in den besonderen Therapierichtungen in den folgenden Beispielen nur relativ oberflächlich angedeutet werden können. Nichtsdestoweniger soll verdeutlicht werden, daß die Realisierbarkeit von Wirksamkeitsbeurteilungen abhängig sein kann von den inhaltlichen Paradigmen der jeweiligen Therapierichtung.

Erstes Beispiel [532]: Ein Patient mit verschiedensten Beschwerden wurde von einem homöopathischen Arzt mit Nitricum Acidum behandelt. Nach erfolgter Besserung berichtet der Patient dem Arzt von dem besonderen zusätzlichen Symptom eines isoliert linksseitigen Schweißfußes, den er zu Beginn der Behandlung nicht erwähnte, obwohl er ihn bereits seit über 35 Jahren belästigt hatte. Auch dieses Symptom sei nun nach der Behandlung verschwunden. Da das Symptom nicht häufig ist, war es verständlicherweise überraschend, daß dieses Symptom im Kent-Repertorium als Indikation für Nitricum Acidum zu finden war. Man hat hier also eine Doppelblindstudie am Einzelfall: Weder wußte der Patient, daß das Mittel für seinen linksseitigen Schweißfuß geeignet sein sollte, noch wußte der Arzt, daß der Patient dieses Symptom hatte. Erst im nachhinein wurde festgestellt, daß hier ein korrespondierendes Abbildungsverhältnis zwischen den Angaben des Kent-Repertoriums und dem realisierten Behandlungserfolg bestand.

Ein weiteres Beispiel [371]: Ein junger Mann wird zur Behandlung seiner Kleptomanie in ein anthroposophisch ausgerichtetes Krankenhaus eingewiesen. Der zuständige Arzt beobachtet an dem Patienten außer der Kleptomanie auch eine ausgeprägte Interesselosigkeit an den Geschehnissen der unmittelbaren Umwelt. Der Arzt diagnostizierte deshalb eine *pathologische Prozeßverschiebung*: ein pathologisches *Zuwenig* der Aneigung im Bereich des Sinnessystems (der Wahrnehmungssphäre), eben jene Interesselosigkeit, und zugleich ein pathologisches *Zuviel* der Aneigung im Bereich des Gliedmaßensystems (der Handlungssphäre), nämlich jene Kleptomanie. Was einerseits eine normale, gesunde und wünschenswerte Aneignung der Umgebung wäre, erschien verschoben in den anderen Bereich und trat dort als unnormale und pathologische Erscheinung auf. Die therapeutische Idee des Arztes war nun, nicht die Behandlung der Kleptomanie, sondern die Behandlung der Interesselosigkeit in den Vordergrund zu stellen. Primär sollte ein Interesse an der Umgebung geweckt werden, um so die Prozessverschiebung rückgängig zu machen und um dadurch *sekundär* die Kleptomanie zu beheben. Dies gelang in der Tat durch künstlerische und medikamentöse Maßnahmen (Apis D3).

In diesem Falle handelte es sich also wieder um eine therapeutische Idee mit der schon beschriebenen allgemeinen Form (s. S. 33 u. S. 57), sollte doch entsprechend der therapeutischen Idee das Erreichen der ersten Wirkung (des Therapieziels A, nämlich des Überwindens der pathologischen Interesselosigkeit) mit dem Erreichen der zweiten Wirkung (des Therapieziels B, nämlich des Behebens der Kleptomanie) kausal verknüpft sein. Da beide Therapieziele tatsächlich erreicht wurden und dabei *zuerst* die Lebensinteressiertheit geweckt und dann *sekundär* die Kleptomanie zum Verschwinden gebracht wurde, ist es in hohem Maße wahrscheinlich, daß das Erreichen der Therapieziele in der Tat eine kausale Folge der insgesamt gewählten Behandlung war.

Ein letztes Beispiel: Eine Patientin [269] hat seit 15 Jahren Nagelmykosen und kalte Hände und Füße. Eine Vielzahl von Antimykotika war wegen der Nagelmykosen bereits vergeblich eingesetzt worden. Da die Patientin einen insgesamt steifen, hölzernen Eindruck macht, diagnostiziert der behandelnde Arzt, vor dem Hintergrund anthroposophischer Medizin, ein unzureichendes Eindringen des Seelisch-Geistigen der Patienten in ihr Physisch-Leibliches. Diese gesamtkonstitutionelle Situation ist nach Auffassung des Arztes die Basis, auf der die schlechte Durchblutung in Händen und Füßen besteht, und dies wiederum sei die Grundlage der Nagelmykosen. Der Arzt verordnet lokal Tinctura castellani (farblos) als schwach wirksames Antimykotikum, bezweifelt aber wegen der Vielzahl vorangegangener antimykotischer Behandlungen dessen Erfolgsaussicht. Wichtiger erscheinen ihm Maßnahmen, die fördern könnten, daß das Seelisch-Geistige besser das Physisch-Leibliche innerlich durchdringt; er verordnete deshalb Phosphor D6. In der Tat hat die Patientin bei der nächsten Kontrolle nach vier Tagen warme Hände, was in der Folgezeit anhält. Bei einer weiteren Kontrolle nach sechs Wochen ist das untere Drittel der Fingernägel sauber und mykosenfrei nachgewachsen und zudem die „hölzerne" Gesamtkonstitution der Patientin etwas vermindert.

Es wurde also eine gesamtkonstitutionelle Diagnose gestellt: Nagelmykosen auf der Basis einer schlechten peripheren Durchblutung, deren Grundlage ein mangelndes Eindringen des Seelisch-Geistigen in das Leiblich-Physische sei. Dementsprechend wurden die Nagelmykosen via gesamtkonstitutioneller Situation behandelt, und zuletzt ergab sich die Sicherheit der Wirksamkeitsbeurteilung aufgrund der komplex strukturierten therapeutischen Idee, dergemäß dreierlei zugleich realisiert werden sollte: die Änderung der Gesamtkonstitution und (davon funktionell abhängig) die Erwärmung und bessere Durchblutung der Hände und Füße und (davon funktionell abhängig) das mykosenfreie Nachwachsen der Nägel. Wären nur die Nagelmykosen als Zielparamter der Therapie beobachtet worden, wäre der Therapieerfolg nach der vorangegangenen Leidensgeschichte zwar immer noch erstaunlich, doch könnte dann vielleicht auch das zusätzlich gegebene Tinctura Castellani oder irgendein atmosphärischer Faktor der Kurklinik, in der die Behandlung vorgenommen wurde, der eigentliche Wirkfaktor gewesen sein. Da aber der Heilungsprozeß genau entsprechend der therapeutischen Idee erfolgte – das Abheilen der Nagelmykosen war in die bezweckte Besserung der Konstitution einbezogen – konnte die spezifische Wirksamkeit des Phosphor D6 gut beurteilt werden.

In diesem Falle wurde also dem Erreichen des eigentlichen Therapiezieles (Ziel B, die Abheilung der Nagelmykosen) ein damit kausal verknüpftes anderes Therapieziel vorgeschaltet (Ziel A, die Änderung der Gesamtkonstitution). Damit hat man jene minimale Komplexität, die eine hinreichend sichere Wirksamkeitsbeurteilung auf der Grundlage einer therapeutischen Idee am Einzelpatienten erlaubt (s. S. 33 u. S. 57). Das Beispiel zeigt also, daß die formalen Aspekte der Wirksamkeitsbeurteilung in den besonderen Therapierichtungen, sogar in der anthroposophischen Medizin, dieselben sind wie in der sogenannten Schulmedizin (aber nur, sofern dort die Methodik der Wirksamkeitsbeurteilung am Einzelfall anerkannt und integriert wird). Entsprechend steigt auch in den besonderen Therapierichtungen die Sicherheit der Therapiebeurteilung mit der Komplexität der therapeutischen Idee bzw. der korrespondierenden Abbildung, und dementsprechend gibt es auch in diesen Therapierichtungen besonders sichere Wirksamkeitsbeurteilungen durch ideelle Einblicke in Therapie*prozesse* (wie auf S. 57 ff beschrieben). Dennoch bleibt der nicht unerhebliche Unterschied der *inhaltlichen* Aspekte der therapeutischen Ideen und der beobachtbaren therapeutischen Prozesse. Dadurch gibt es, bei aller strukturellen Gleichheit, spezifische Formen der Wirksamkeitsbeurteilung in den besonderen Therapierichtungen.

Von der individuellen Wirksamkeitsbeurteilung zur Beurteilung des Stellenwerts der Therapie

Von der Wirksamkeitsbeurteilung zur Effektivitätsbeurteilung am Kollektiv

Bis hierher wurde eine große Vielfalt methodischer Möglichkeiten zur Wirksamkeitsbeurteilung am Einzelfall dargestellt. Zu berücksichtigen ist allerdings, daß solche Einzelfallbeurteilungen nicht ohne weiteres etwas darüber aussagen, wie oft entsprechende Therapieerfolge eintreten. Hierzu kann der Blick auf eine Patienten*kohorte* eine Antwort liefern. Ein Beispiel ist die oben beschriebene Studie zur Isosorbiddinitrat-Behandlung chronischer Analfissuren (s. S. 58), wo die Wirksamkeitsbeurteilung am Einzelfall erfolgen und zugleich eine Effektivitätsbeurteilung – die Beurteilung der Erfolgsquote – an der Gesamtkohorte vorgenommen werden konnte: Bei 30 von 34 Patienten (88 %) war die Analfissur nach 12 Wochen vollständig abgeheilt. Wichtig ist bei solcher Effektivitätsforschung natürlich, daß *alle* in dem betreffenden Rahmen behandelten Patienten berücksichtigt und nicht nur besonders günstige Behandlungsfälle selektiert werden.

In Hinblick auf solche Effektivitätsbeurteilungen ist die Einzelfallmethodologie der konventionellen Methodenlehre definitiv überlegen. Zwar kann, um ein fiktives Beispiel zu nennen, das Ergebnis einer randomisierten Herzinfarkt-Präventionsstudie besagen, daß nach 5 Jahren von den 1000 Patienten der Therapiegruppe 20 weniger gestorben sind als von den 1000 Patienten der Placebogruppe. Oft wird auch die „number needed to treat" [161] benannt, also die Zahl der Patienten, die behandelt werden muß, um einen Patienten innerhalb des Studienzeitraumes z.B. vor dem Tod durch Herzinfarkt zu bewahren; es wären in diesem Falle 1000/20 = 50 Patienten. Jedoch muß berücksichtigt werden, daß es sich bei der Nennung einer solchen Erfolgsquote um eine simplifizierende und streng genommen unzulässige Angabe handelt, denn die Überlegenheit der Prüfgruppe gegenüber der Kontrollgruppe (z.B. 20 Todesfälle weniger) kann in einer randomisierten Studie nur insoweit als *kausale* Folge der unterschiedlichen Behandlung gelten, als das Prinzip der Wahrscheinlichkeit, der Stochastik berücksichtigt wird. Es gibt deshalb in einer randomisierten Studie keine sinnvolle Aussage zum Ausmaß der absoluten Überlegenheit der Prüfgruppe gegenüber der Kontrollgruppe (z.B. 20 Todesfälle weniger); diese Aussage muß stets kommentiert und relativiert werden durch Angabe des jeweiligen Maßes der Irrtumswahrscheinlichkeit (Konfidenzintervall, P-Wert).

Anders ist es, wenn – im Sinne der komplementären Methodenlehre – die Therapiewirksamkeit am Einzelpatienten direkt beurteilt wird. In solchem Falle können in der Tat absolute Erfolgsquoten angegeben werden. Derartige Effektivitätsbeurteilungen lassen sich sogar schon bei nur zwei Fällen erzielen. Beispielsweise gab es, als über die erste Dünndarmtransplantation bei eineiigen Zwillingen berichtet wurde [77], in der Literatur nur einen einzigen bekannten gleichen Fall [389]. Dennoch war allein auf der Grundlage dieser beiden Fälle eine sichere Wirksamkeitsbeurteilung und auch eine Effektivitätsbeurteilung möglich. Ähnlich wurde nach der Publikation eines Berichts über eine erfolgreiche Thiaminbehandlung einer Kardiomyopathie [20] ein weiterer Therapieversuch mit Thiamin bei einem präfinalen Säugling mit multipler Symptomatik bei dilativer Kardiomyopathie unternommen, was zu einer umgehenden und sicher beurteilbaren Besserung der Gesamtsituation und zum Überleben des Säuglings führte [112]. In diesem Falle war die Publikation des ersten Therapiefalles – die publizierte Wirksamkeitsbeurteilung am Einzelfall – lebensrettend für das zweite Kind.

Für den therapeutisch tätigen Arzt haben solche Effektivitätsbeurteilungen, also Erfolgsquoten, die sich auf Wirksamkeitssbeurteilungen am Einzelfall stützen (z.B. 8 von 9 [300] oder 22 von 32 Patienten [204]), im allgemeinen eine größere Transparenz und einen praxisbezogeneren Informationswert als die in statistische Terminologie verklausulierten Ergebnisse randomisierter Studien. Zudem kann der Arzt, jedenfalls im Prinzip, selbst überprüfen, ob er in seiner eigenen Behandlungspraxis dieselben Erfolgsquoten erzielen kann. Bei einer randomisierten Studie ist dies gänzlich anders. Ihren Ergebnissen ist er einfach ausgeliefert; sie sind für ihn nicht nachprüfbar.

Da die Orientierung an der komplementären Methodenlehre die Möglichkeit des singulären therapeutischen Kausalerkennens eröffnet, bieten sich vielfältige Varianten der Effektivitätsforschung. Beispielsweise kann man, im Sinne der Outcome-Forschung, prozentuale Besserungsquoten dokumentieren (was freilich noch keinen *kausalen* Behandlungserfolg belegt) und dann zusätzlich an Einzelfällen den therapeutischen Kausalzusammenhang exemplarisch beweisen. Man hat dann beides: Eine Outcome-Erfolgsquote *und* den exemplarischen Kausalnachweis. Ein Beispiel ist die oben erwähnte OK-432-Behandlung von malignem Aszites (s. S. 59): Es waren 77 Patienten mit malignem Aszites, denen OK-432 intraperitoneal injiziert wurde. Eine vollständige Rückbildung des Aszites wurde in 43 Fällen beobachtet, eine Reduktion in weiteren 5 Fällen. Da diese Quote allerdings offenläßt, ob ein Kausalzusammenhang zwischen der OK-432-Behandlung und der Rückbildung des Aszites besteht, ist es umso interessanter, daß der Kausalzusammenhang bei dem oben beschriebenen 77jährigen Patienten anhand der bei ihm durchgeführten Begleituntersuchungen exemplarisch bewiesen werden konnte (s. S. 59), wobei noch zu erwähnen wäre, daß bei diesem Patienten drei Monate später der Aszites wieder nachgelaufen war und bei einer neuerlichen Ok-432-Behandlung erneut nach 6 Tagen der Aszites verschwunden war und dann 7 Monate (bis zum Publikationszeitpunkt) wegblieb [262] – womit also der Kausalbeweis bei diesem exemplarischen Patienten sogar wiederholt werden konnte. So hat man innerhalb einer Fallserie – ohne Kontrollgruppe – beides: den Wirksamkeitsnachweis (Kausalnachweis) *und* die Erfolgsquote.

Singuläre Wirksamkeitsbeurteilungen können auf höchst unterschiedliche Weisen in die Erfolgsabschätzung am Kollektiv einbezogen werden; beispielsweise kann eine kollektive Wirksamkeitsbeurteilung aufgrund des Vorher-Nachher-Zeitverhältnisses (s. S. 41) durch singuläres Kausalerkennen ergänzt werden. Insgesamt bietet jedenfalls die Effektivitätsforschung einen großen Freiraum für methodologische Kreativität und Entwicklung.

Der Vergleich verschiedener Therapien – zuletzt doch randomisierte Studien?

Aus Sicht der konventionellen Methodenlehre könnte man nun das Argument entgegenhalten, daß zwar an der individuellen Wirksamkeitsbeurteilung insgesamt nichts auszusetzen sei (im Prinzip habe man ja diese Methodik, wenn auch ohne Methodenreflexion, ohnehin von jeher eingesetzt), es müßten aber zuletzt die Erfolgsquoten konkurrierender Therapien in randomisierten Studien verglichen werden. Das Ziel sei ja, die „best therapy available" zu ermitteln.

Dieses Argument sei nun an dem oben angeführten Beispiel der Behandlung chronischer Analfissuren (s. S. 58 und S. 63) näher untersucht, zumal nach der Publikation der ersten Erfolge der Nitratbehandlung gefordert wurde, man müsse vergleichende randomisierte Studien durchführen: „Larger, placebo-controlled, and blinded studies of nitric oxide donors will be required, including comparisons with medical regimes and lateral sphincterotomy..." [480].

Tatsächlich wurde eine (wenn auch kleine) randomisierte Studie zum Wirksamkeitsvergleich von Nitratbehandlung und Sphincterotomie durchgeführt, mit je 12 Patienten pro Therapiearm [404]. Nach chirurgischer Sphincterotomie kam es innerhalb 4 Wochen bei allen 12 Patienten zur Abheilung, nach lokaler Applikation von Glyceroltrinitrat nur bei 10 der 12 Patienten. Im Ergebnis war also die Sphincterotomie überlegen. Die Schlußfolgerung der Autoren ging jedoch in eine völlig andere Richtung; sie betonten nicht jene Überlegenheit, sondern daß durch die Nitratbehandlung bei 80 % der Patienten mit chronischen Analfissuren die chirurgischen Eingriffe erspart bleiben könnten. Für diese Erkenntnis wäre allerdings keine randomisierte Studie erforderlich gewesen, sondern lediglich – wofür bereits *vor* der Studie entsprechende Daten vorlagen – die Feststellung der Erfolgsquote der Nitratbehandlung.

Warum ist es wichtig, die Sphincterotomie zu ersetzen? – Der Grund liegt an der Inkontinenz, die nach Sphincterotomie in unterschiedlichem Prozentsatz als Spätfolge auftreten kann: Je nach Untersuchung ergab sich eine Flatusinkontinenz von 0 % bis zu 32,5 % und eine Stuhlinkontinenz von 1,2 % bis zu 24,1 % (Zusammenstellung nach [252]). Andererseits sind aber auch die Nebenwirkungen der Nitratbehandlung zu berücksichtigen, insbesondere daß sie in variierender Häufigkeit zu Kopfschmerzen führen kann: z. B. 20 % milde Kopfschmerzen [18], 19 % bis 44 % vorübergehende Kopfschmerzen [47] oder gar Behandlungsabbrüche wegen Kopfschmerzen bei 1 von 38 Patienten [353], 2 von 19 Patienten [531], 3 von 81 Patienten [363]. Solche Spätfolgen und Nebenwirkungen können genauso wichtig oder sogar noch wichtiger sein als die bloßen Abheilungsraten. Zu berücksichtigen ist auch, daß die chirurgische Behandlung ein einmaliger, vom Arzt vorgenommener Eingriff ist, die Applikation der Nitratsalbe dagegen bis zum Abheilen täglich vom Patienten selbst aufzutragen ist.

Insgesamt gesehen mag es – wegen der eventuellen Inkontinenz-Spätfolgen nach Sphincterotomie – durchaus sinnvoll sein, bei den meisten Patienten die Sphincterotomie zu vermeiden, also mit der Nitratbehandlung zu beginnen und nur bei Therapieversagen sekundär zur Sphincterotomie zu greifen. Doch für die Entscheidung zu dieser Behandlungsstrategie ist die o. g. randomisierte Studie gänzlich irrelevant, ja es mag sogar die außergewöhnlich hohe Abheilungsquote (80 %) jener randomisierten Studie irreführend sein. Die Abheilungsraten unter Nitroglycerin betrugen in anderen Studien (im Zeitraum von 4 Wochen) nicht 80 %, sondern waren geringer; nach 3 bis 6 Wochen hatte man Abheilungsraten von 41 % [458], 47 % [531], 54 % [363], 62 % [18] bzw. 70 % [352]. Es ist also für die Entscheidung – ob Sphincterotomie oder Nitratbehandlung – weniger das Ergebnis jener randomisierten Studie wichtig als vielmehr die Schwankungsbreite der Abheilungsquoten, der Kopfschmerzquoten und der Inkontinenzquoten unter *unterschiedlichsten* Studienbedingungen. Wichtig ist auch die manuelle Geschicklichkeit und Erfahrung des Operateurs, der die Sphincterotomie vorzunehmen hat. Und so ist schließlich – in jedem Einzelfall – die Entscheidung pro oder kontra der Nitratbehandlung im Vergleich zur Sphincterotomie nicht eine Frage der statistisch signifikanten Überlegenheit von X versus Y hinsichtlich eines einzigen oder hinsichtlich weniger Zielparameter; vielmehr erfordert diese Entscheidung jeweils *ein subjektiv bewertendes Urteil* auf der Grundlage eines möglichst großen Überblicks über unterschiedliche Behandlungsergebnisse und eines möglichst genauen Einblicks in die Realisierungsmöglichkeiten dieser Ergebnisse unter den eigenen Behandlungsbedingungen. Anders gesagt: Die genannte randomisierte Studie war komplett überflüssig; sie erbrachte keine zusätzlichen Kenntnisse; streng genommen war sie deshalb unethisch; und zuletzt verführt sie dazu, wegen des hohen Ansehens des randomisierten Studiendesigns, daß die pathophysiologischen Grundlagen der Therapien und die Fülle sonstiger Ergebnisse ignoriert werden und stattdessen schematisch therapiert wird.

Ähnlich liegen die Verhältnisse bei einer randomisierten Studie zum Therapievergleich von Nitroglycerin und Botulinustoxin [47]: Botulinustoxin hatte, wie Nitroglycerin, gute Behandlungsergebnisse bei chronischen Analfissuren. Unkontrollierte Beobachtungsstudien ergaben Abheilungen innerhalb von 2 Monaten bei 7 von 10 Patienten [196] oder innerhalb von 3 Monaten bei 10 von 12 Patienten [252]. Trotz dieser eindeutigen Ergebnisse wurde – zum „Wirksamkeitsbeweis" – noch eine randomisierte placebokontrollierte Studie mit je 15 Patienten pro Therapiearm durchgeführt. Dabei gab es nach 2 Monaten 11 Abheilungen in der Botulinustoxingruppe und 2 in der Placebogruppe. (Diese Studie – sie wurde 1998 im Lancet publiziert – ist eines der unzähligen Beispiele dafür, wie die konventionelle Methodenlehre und ihr Fetisch der randomisierten Doppelblindstudie zu unethischen methodischen Experimenten verführen: Die 15 Kontrollpatienten erhielten keine wirksame Behandlung, sondern ein unwirksames Placebo, so daß ihre Analfissuren, obschon wirksame Behandlungen verfügbar waren, weiterhin chronifizierten.)

Schließlich kam es noch zu einem randomisierten Wirksamkeitsvergleich von Botulinustoxin und Nitratsalbe: Verglichen wurden einmalige Botulinusinjektionen in den inneren Schließmuskel (25 Patienten) versus zweimalig tägliche externe Applikationen von Nitroglycerinsalbe (25 Patienten). Nach zwei Monaten waren die Analfissuren bei 24 von 25 Botulinuspatienten (= 96 %) und bei 15 der 25 Nitroglycerinpatienten (= 60 %) abgeheilt. Das Ergebnis zeigt eindeutig, daß die Injektion mit Botulinustoxin überlegen ist, doch auch dieses eindeutige Ergebnis ist wenig relevant und tendentiell irreführend. Zu berücksichtigen ist erstens, daß die Erfolgsquoten der Botulinusinjektionen bei anderen Beobachtungen innerhalb eines ähnlichen Zeitraums etwas niedriger waren: 7 von 10 Patienten [196], 10 von 12 Patienten [252] und beinahe 80 % von 50 Patienten [251] – also nicht 96 %, wie in jener randomisierten Studie. Zum anderen waren die Erfolgsquoten mit Nitroglycerin nach ähnlichem Zeitraum in anderen Untersuchungen besser als in jener randomisierten Studie: nach 8 Wochen 66 % [353], nach 9 Wochen 65 % [458], nach 12 Wochen 88 % [458]. Wieder ist es also erforderlich, nicht nur das Ergebnis der randomisierten Studie, sondern das Gesamtspektrum aller Ergebnisse (im historischen Vergleich) zu betrachten; man sieht dann, daß die randomisierte Studie, vielleicht zufallsbedingt, eine eventuell zu große Überlegenheit der Botulinustoxinbehandlung angibt. Doch damit nicht genug, kommt noch der folgende wichtige Aspekt hinzu: Bei einer anderweitigen unkontrollierten (d.h. ohne Kontrollgruppe vorgenommen) Botulinusbehandlung von 50 Patienten mit Analfissuren kam es bei 3 Patienten (6 %) zu vorübergehender Inkontinenz (1 Woche) und insbesondere auch in 5 Fällen (10 %) zu perianalen Thrombosen. In jedem dieser 5 Fälle handelte es sich um Frauen, bei denen der Sphinkterdruck vor Behandlung nicht erhöht (3 ×) oder sogar reduziert (2 ×) war. Diese 5 Fälle machten immerhin 19,2 % der behandelten Frauen aus [251]. Möglicherweise wurde durch die schlaffe Parese des Schließmuskels, die durch die Toxininjektion induziert wird, die Thrombosierung provoziert [251].

Man kann also auf der Grundlage des derzeitigen Kenntnisstandes zu folgender Gesamtbeurteilung des Therapievergleichs von Nitroglycerin vs. Botulinustoxin kommen: Während die Abheilungsquoten nach 8 Wochen unter Botulinustoxin ungefähr 80% betragen, liegen sie unter Nitratapplikation etwas niedriger bei ca. 60%, können aber nach 12 Wochen auf ebenfalls ungefähr 80% ansteigen. Abzuwägen sind aber vor allem die Nebenwirkungen: Kopfschmerzen unter Nitratbehandlung, vorübergehende Inkontinenz und Thrombosen nach Toxinbehandlung. Für diese Gesamteinschätzung trägt die o.g. randomisierte Studie – *als* randomisierte Studie – nichts bei. Aufschlußreicher ist die Sammlung einer breiten Datenbasis aus unterschiedlichsten alltäglichen Behandlungen. Dagegen führte die randomisierte Studie als solche zu einer verkürzten und simplifizierten Schlußfolgerung („show that botulinum toxin is superior to topical nitroglycerin" [203]), während man aber angesichts der Thrombosegefahr bei Frauen mit nicht erhöhtem Sphinkterdruck wohl vor dem Einsatz von Botulinustoxin warnen sollte. Letztlich wird für den guten Arzt das Verständnis der Wirkprinzipien der betreffenden Therapien (Sphincterotomie, Nitratbehandlung, Botulinusbehandlung) und der Gründe, warum sie welche Nebenwirkungen haben, mindestens genauso wichtig sein wie die Kenntnis der ungefähren Quoten ihrer Wirkungen und Nebenwirkungen, um so die Auswahl der Behandlung von Fall zu Fall jeweils neu zu treffen. Der statistisch signifikante Überlegenheitsnachweis für Botulinustoxin, gewonnen in einer randomisierten Studie, bietet hierfür jedenfalls keine Entscheidungshilfe.

Festzuhalten ist also, daß man in dem hier diskutierten Beispiel der Behandlung chronischer Analfissuren auf sämtliche der durchgeführten randomisierten Studien hätte verzichten können; sie waren völlig überflüssig. Im Grunde genommen fungierten sie als ein bloßes Ritual („Thou shall randomize" [434]), von dem man *glaubt*, daß es die Stütze des medizinischen Fortschritts sei, während es aber in diesem konkreten Falle ein überflüssiges Paraphänomen des faktischen wissenschaftlichen Erkenntnisfortschritts und der qualifizierten ärztlichen Entscheidungsfindung ist. Im ungünstigen Falle aber verführt die randomisierte Studie – und der Glaube an ihre Aussagekraft – dazu, daß die Botulinusbehandlung besser eingeschätzt wird, als sie tatsächlich ist, und daß in Anlehnung an solche Studienergebnisse schematisch und unprofessionell behandelt wird.

Wie man sieht, können sich Notwendigkeit und Nutzen der randomisierten Studie unschwer relativieren oder verflüchtigen, sobald man sich von den *abstrakten* Dogmen der konventionellen Methodenlehre („die randomisierte Studie ist der Goldstandard") löst und die Bedingungen des therapeutischen Erkenntnisfortschritts *konkret* untersucht.

Es gibt also durchaus Fälle – man kann nicht a priori davon ausgehen, daß sie in der Medizin in der Minderheit seien –, in denen der Stellenwert einer Therapie im Vergleich zu anderen Therapien durch nicht-randomisierte Vergleiche von Studienergebnissen zu bestimmen ist. In eine solche vergleichende Bewertung geht eine größere Anzahl von Parametern und Gesichtspunkten ein, als in einer randomisierten Studie (ohne astronomische Patientenzahlen) verläßlich zu überprüfen ist. Berücksichtigt werden unterschiedliche erwünschte Wirkungen, unterschiedliche unerwünschte Nebenwirkungen, unterschiedliche unerwünschte Spätfolgen, unterschiedliche Applikationsformen, Verfügbarkeiten, Kosten, persönliche Präferenzen der Patienten sowie Fähigkeiten des Arztes.

Zusammenfassend läßt sich also die Gesamtstrategie klinischer Forschung im Sinne der komplementären Methodenlehre wie folgt benennen: Die Wirksamkeit wird am Einzelpatienten bestimmt, die Effektivität am Patientenkollektiv und der vergleichsweise Stellenwert der Therapie auf der Basis eines nicht randomisierten, aber dafür möglichst großen und verständnisvollen Überblicks über die Datenlandschaft.

Allgemeine Prinzipien der komplementären Methodenlehre klinischer Forschung – im Vergleich zur konventionellen Methodenlehre

Wie auf den vorangegangen Seiten dargestellt, gibt es breites Spektrum unterschiedlicher Methoden der Wirksamkeitsbeurteilung am Einzelfall. Die Begründung und Darstellung dieser Methoden ist es, was hier als „Komplementäre Methodenlehre der klinischen Forschung" bezeichnet wird. Diese komplementäre Methodenlehre weist gegenüber der herkömmlichen Methodenlehre – wie im folgenden zusammengefaßt – nicht wenige Unterschiede auf: andere erkenntnistheoretische Grundlagen, andere Beurteilungskriterien und andere Einsatzbedingungen, andere Goldstandards des Wirksamkeitsnachweises, ein anderes und flexibleres Reproduzieren eines solchen Wirksamkeitsnachweises, einen anderen Wirksamkeitsbegriff, andere Perspektiven der Verallgemeinerung der Wirksamkeit und der Individualisierung der Therapie, einen anderen Bezug zur Effektivitätsforschung und zuletzt auch einen anderen Erfahrungsbegriff und ein anderes wissenschaftliches Erkenntnisideal.

Erkenntnistheoretische Grundlagen der individuellen Wirksamkeitsbeurteilung

Der Unterschied zwischen *konventioneller* und *komplementärer* Methodenlehre beginnt schon mit den erkenntnistheoretischen Grundlagen: Während die konventionelle Methodenlehre der Auffassung David Humes folgt, daß ein Kausalerkennen am Einzelfall nicht möglich sei (s. S. 12 ff), orientiert sich die komplementäre Methodenlehre gerade an den Möglichkeiten des gestaltorientierten Kausalerkennens am Einzelpatienten (s. S. 17 ff). Die Behauptung, daß nur die randomisierte klinische Studie einen Wirksamkeitsbeweis und alle anderen Studientypen bestenfalls Indizien liefern könnten, ist in keiner Weise begründbar und ist aus Sicht der komplementären Methodenlehre definitiv falsch.

Während sich die konventionelle Methodenlehre, entsprechend ihrer erkenntnistheoretischen Voraussetzungen, primär auf die vorhandenen statistischen Rechenverfahren stützt, ist die komplementäre Methodenlehre primär auf der methodologischen Analyse der alltäglichen ärztlichen Therapiebeurteilungen begründet; und während die konventionell konzipierten Wirksamkeitsnachweise auf statistischer Korrelation beruhen (genauer: auf dem statistischen Experiment, d. h. der randomisierten Studie), basieren die komplementär konzipierten Wirksamkeitsnachweise auf abbildender Korrespondenz (genauer: auf dem abbildenden Experiment) oder auf dem Erfassen von funktionellen, pathogenetischen und therapeutischen Kausalgestalten (s. S. 22 ff, S. 25 ff u. S. 31 ff).

Es wäre ein Mißverständnis, wollte man die konventionelle Methodik mit quantitativer Forschung, die komplementäre Methodik dagegen mit der sogenannten qualitativen Forschung [159, 328] gleichsetzen, denn die betreffenden Kategorien sind nicht deckungsgleich; auch die komplementäre Methodik kann mit quantitativen Elementen arbeiten (z. B. Dosis-Wirkungs-Korrespondenz, Auslaßversuch); andererseits wird in der sogenannten qualitativen Forschung das Kausalitätsthema, das den Unterschied von konventioneller und komplementärer Methodenlehre spezifisch ausmacht, nicht oder kaum thematisiert.

Praktische Kriterien und Einsatzbedingungen der individuellen Wirksamkeitsbeurteilung

Die Kriterien, anhand derer sich eine Wirksamkeitsbeurteilung am individuellen Patienten realisieren läßt, wurden auf den vorangegangenen Seiten ausführlich dargelegt: zeitliche Korrespondenz von Behandlung und Behandlungserfolg, Zeitverhältnis des Bestehens der Symptomatik vor und nach Beginn der Behandlung (Vorher-Nachher-Zeitverhältnis), Korrespondenz der Zeitmuster von Behandlung und Symptomverlauf (z. B. Auslaßversuch), Korrespondenz von Raummustern, morphologische Korrespondenz, Dosis-Wirkungs-Korrespondenz, prozessuale Korrespondenz und dialogische Korrespondenz. Hinzu kommt das Erfassen von Kausalgestalten.

Natürlich kann anhand dieser genannten Kriterien eine Wirksamkeitsbeurteilung nur gelingen, wenn es irgendeine in ihrer Gestalt beobachtbare und beurteilbare Verbindung zwischen der Behandlung und der therapeutischen Wirkung gibt. Diese Voraussetzung ist im allgemeinen *nicht* gegeben, wenn das therapeutische Zielkriterium nicht eine Zustandsveränderung oder -verbesserung am Patienten ist. Aus diesem Grunde ist die komplementäre Methodenlehre im allgemeinen außerstande, die Wirksamkeit einer präventiven Maßnahme zu beurteilen, z. B. das Verhüten eines frühzeitigen Todes. Um nochmals auf das drastische Beispiel der Tracheotomie zurückzukommen: Man könnte ihren lebensrettenden Charakter nicht mit der Einzelfall-Methodologie erkennen, würde sie nicht primär die Beschwerden, also die Luftnot beseitigen. Eine bloße Verlängerung der Überlebenszeit *ohne* Beseitigung oder Linderung von Beschwerden entzieht sich im allgemeinen der Beurteilbarkeit am Einzelfall. Derartige Fragestellungen bleiben die Domäne der vergleichenden Kohortenstudie. Daß dennoch die präventive Wirksamkeit einer Behandlung unter Umständen am Einzelfall beurteilt werden kann, zeigt allerdings das triviale Beispiel der Sonnenschutzbehandlung (s. S. 47).

Gänzlich anders sind die Einsatzbedingungen für die randomisierte Studie. Hier steht eine Vielzahl von technischen, ethischen, pragmatischen, sozialen und medizinischen Voraussetzungen im Vordergrund, die erfüllt sein müssen. Einzelheiten zu diesem insgesamt komplexen Thema werden im folgenden noch genannt (s. S. 79 ff).

Zwei Goldstandards des Wirksamkeitsnachweises?

Solange das Monopol der primär statistisch orientierten Methodenlehre herrscht, erscheint die gesamte Methodologie des therapeutischen Kausalerkennens wie eine Einbahnstraße in Richtung des *einen* Optimums, nämlich der randomisierten Studie. Die randomisierte Studie gilt in diesem Sinne als der Goldstandard des Wirksamkeitsnachweises.

Diese einseitige Ausrichtung ist jedoch aus Sicht der komplementären Methodenlehre nicht legitim, denn sie kennt wenigstens *zwei* Ausrichtungen: auf der einen Seite die randomisierte Studie als Methode des Wirksamkeitsnachweises am *Kollektiv*, auf der anderen Seite die Methoden des Wirksamkeitsnachweises am *Einzelfall*.

Bei genauerer Betrachtung erweist sich nun die Rede vom „Goldstandard" als überhaupt fragwürdig. Man müßte ja, innerhalb der komplementären Ausrichtung, zwischen dem Goldstandard für die abbildend-experimentelle Methode und dem Goldstandard für das Erfassen von Kausalgestalten unterscheiden, so daß man insgesamt nicht nur zwei, sondern sogar *drei* Goldstandards vorzuweisen hätte. Hinzu kommt, daß *verschiedenste* Formen der abbildend-experimentellen Methode einen validen und verläßlichen Wirksammkeitsnachweis liefern können, und daß darüber hinaus für Wirksamkeitsbeurteilungen anhand von Kausalgestalten so viele Möglichkeiten bestehen, wie therapeutische Kausalgestalten denkbar sind, also unendlich viele. Und zuletzt können diese unterschiedlichsten „Goldstandards" wiederum vielfältig miteinander kombiniert werden, so daß eine unerschöpfliche Vielzahl von Spezialmethoden entsteht, jede mit einer jeweils vollen Adaequanz und Berechtigung. Die Konsequenz ist, daß man sich entweder darauf einigen muß, daß es mehr als einen Goldstandard gibt – nämlich *wenigstens zwei* – oder daß man die Rede vom „Goldstandard" überhaupt fallen läßt.

Für einen Wirksamkeitsnachweis am Einzelfall ist essentiell, daß die zum Tragen kommenden Kriterien der Wirksamkeitsbeurteilung als solche reflektiert und benannt werden. Für die Publikation solcher Falldokumentationen wären Empfehlungen und formelle Vorgaben hilfreich, entsprechend dem Consort-Statement für randomisierte Studien [29]; sie könnten unschwer entwickelt werden. In angelsächsicher Terminologie könnte man bei derartigen therapeutischen Kausaldokumentationen von TCR (therapeutic causality report) sprechen, im Gegensatz zum konventionellen Goldstandard der RCT (randomized controlled trial).

Explorative, konfirmative und reproduktive Aspekte der individuellen Wirksamkeitsbeurteilung

Publizierte Einschätzungen der Wirksamkeit am individuellen Patienten haben innerhalb der konventionellen Methodenlehre – als sogenannte case reports – einen anerkannten Stellenwert als *explorative* Beiträge zur klinisch-therapeutischen Erkenntnisgewinnung [522]. Andererseits herrscht die Auffassung, daß *konfirmative* Ergebnisse nur durch randomisierte Studien geliefert werden könnten, denn nur in randomisierten Studien sei eine therapeutische Kausalität sicher zu erfassen.

Anders ist es nach komplementärer Methodenlehre: Sofern ein sicheres Kausalerkennen auch am Einzelpatienten möglich ist, kann die individuelle Wirksamkeitsbeurteilung sowohl eine explorative als auch eine konfirmative Funktion haben: Sie ist *explorativ*, wenn der therapeutische Kausalzusammenhang unerwartet beobachtet wird, und sie ist *konfirmativ*, wenn der Kausalzusammenhang vorhergesagt ist. Bei Vorhersage eines Behandlungserfolgs kann also bereits eine *erste* Behandlung eines Patienten einen konfirmativen Charakter haben, wie zum Beispiel bei der o.g. Botulinusbehandlung der palmaren Hyperhidrosis (s. S. 46). In diesem Beispiel konnte der konfirmativ festgestellte Behandlungserfolg bei derselben Patientin sogar bereits reproduziert werden, nämlich an ihrer anderen Hand. Es werden also nach komplementärer Methodenlehre nicht nur für den konfirmativen Nachweis einer Wirksamkeit, sondern auch für das Reproduzieren eines solchen Wirksamkeitsnachweises weniger Patienten benötigt als man es konventionell für möglich erachtet. Während nach konventioneller Methodenlehre für das Reproduzieren eines Wirksamkeitsnachweises eine weitere randomisierte Studie mit einer entsprechenden Vielzahl von Patienten benötigt wird, kann ein am Einzelpatienten vollzogener Wirksamkeitsnachweis bereits bei einem zweiten Einzelpatienten erfolgen oder in Ausnahmefällen, wie gesagt, sogar am selben Patienten (s. S. 39 u. S. 46).

Die Konsequenz ist, daß klinische Forschung, wenn sie sich auf der Grundlage der komplementären Methodenlehre realisieren läßt, geschmeidiger und effizienter ist und einen rascheren Erkenntnisfortschritt erbringt als dies im Rahmen randomisierter Studien möglich ist. Ein weiterer Vorteil ist die damit verbundene ethische Komponente: Man tritt ja, wenn das positive Ergebnis einer randomisierten Studie durch eine weitere randomisierte Studie reproduziert werden soll, in eine ethische Problemzone, denn es wird in dieser Folgestudie die bereits als überlegen erwiesene Therapie den Kontrollpatienten vorenthalten. Daß hier ein ethisches Problem besteht, ist evident; ebenso ist evident, daß dieses Problem in der komplementären Methodenlehre entfällt.

Unterschiedliche Wirksamkeitsbegriffe – konventionell versus komplementär

Zu beachten ist, daß die Unterschiede der Methodenlehren auch unterschiedliche Begriffe der Wirksamkeit nach sich ziehen.

Konventionell wird zwischen Wirkung, Wirksamkeit und Effektivität einer Behandlung unterschieden: Als „Wirkung" („effect") wird jede beliebige Veränderung bezeichnet, die durch eine Behandlung hervorgerufen wird [163, 233]. Als „Wirksamkeit" („efficacy") wird dagegen die Fähigkeit (oder das Ausmaß der Fähigkeit) der betreffenden Behandlung bezeichnet, einen *therapeutisch erwünschten* Effekt hervorbringen zu können [163, 233]. Schließlich ist von diesem Begriff der Wirksamkeit noch der Begriff der sogenannten „Effektivität" zu unterscheiden, nämlich in Hinblick auf die jeweiligen Behandlungsbedingungen: Während als „Wirksamkeit" (efficacy) dasjenige bezeichnet wird, das idealerweise in einer randomisierten Studie erfaßt wird („Wirksamkeit ist ein statistischer Begriff"), ist die therapeutische „Effektivität" (effectiveness) das Ausmaß der erwünschten Wirkung, die unter den Bedingungen der alltäglichen Routine zutage tritt [233].

Diese Grundbegriffe der klinischen Forschung erhalten nun vor dem Hintergrund der komplementären Methodenlehre andere Bedeutungen. Hier kann nicht mehr vorausgesetzt werden, daß die Wirksamkeit einer Therapie – d.h. deren Fähigkeit, einen therapeutisch erwünschten Erfolg hervorzubringen – nur in randomisierten, statistisch auszuwertenden Studien zu erfassen ist. Aus Sicht der komplementären Methodenlehre kann dies, wie oben dargestellt, auch am Einzelpatienten gelingen, weswegen es nun nicht mehr legitim ist, von „Wirksamkeit" als einem ausschließlich „statistischen Begriff" zu sprechen. Der Begriff der Wirksamkeit kann, nach komplementärer Methodenlehre, auch auf einen Einzelpatienten bezogen sein.

Umso wichtiger erscheint nun die klare Unterscheidung zwischen dem *ontologischen* und dem *erkenntnismethodischen Begriff* [271] der Wirksamkeit: Während der Inhalt des ontologischen Wirksamkeitsbegriffs sich darauf bezieht, daß bzw. ob die Therapie wirksam *ist* (das *Sein* der Wirksamkeit), erstreckt sich der erkenntnismethodische Begriff darauf, wie die Wirksamkeit *erkannt* wird (das *Erkennen* der Wirksamkeit).

Darüber hinaus muß zusätzlich beachtet werden, daß der ontologische Wirksamkeitsbegriff nie nur eine schon konkretisierte, sondern immer auch eine *potentielle* Realität meint, nämlich die *Möglichkeit* oder *Fähigkeit* der Therapie, bei einer künftigen Behandlung erwünschte Effekte zu erzielen. Dies hat wiederum für den erkenntnismethodischen Wirksamkeitsbegriff die Konsequenz, daß er ebenfalls eine Vorhersage für künftige Anwendungen der Therapie implizieren sollte. Es sollte also der Wirksamkeitsbegriff auch den Aspekt der Übertragung bzw. Verallgemeinerung der beobachteten bzw. bewiesenen Wirksamkeit mit beinhalten. Auch in dieser Hinsicht bestehen, wie im folgenden ausgeführt, weitere Unterschiede zwischen der konventionellen und der komplementären Methodenlehre.

Das Problem der Verallgemeinerung

Das Problem der Übertragung oder Verallgemeinerung von Untersuchungsergebnissen ist eines der zentralen und zugleich auch interessantesten Probleme der Methodenlehre. Dies ist auch der Grund, warum es in dem vorliegendem Buch an nicht weniger als vier Stellen angesprochen wird (s. auch S. 34, S. 103 und S. 106 ff). Dieses Problem der Verallgemeinerung wird gegen die Sinnhaftigkeit der wissenschaftlichen Wirksamkeitsbeurteilung am individuellen Patienten vorgebracht. („Beobachtungen bei einem Patienten bedeuten nichts für künftige" [547].) Wie aber schon gesagt, gilt dieses Argument in gleichem Maße auch für Wirksamkeitsnachweise in randomisierten Studien, denn eine Studie ist nur *eine* Studie (s. S. 35). Ein statistisch tragfähiger Erweiterungsschluß wäre nur möglich, wenn die Studienpatienten eine Zufallsstichprobe aus der Grundgesamtheit der Patienten mit der betreffenden Erkrankung wären. Dies ist aber bei klinischen Studien nie der Fall.

„Eine der gefährlichsten wissenschaftlichen Täuschungen, die gegenwärtig in der medizinischen Forschung vorherrscht", schrieb Feinstein, „ist die Vorstellung, daß das Prinzip der Zufallsauswahl wie selbstverständlich auf Patientenkollektive zuträfe. Diese Vorstellung ist vollkommen ungültig…" [139]. Im gleichen Sinne schrieben Burkhardt et al.: „Die Situation sowohl für zukünftige Patientenkollektive als auch für zukünftige Patienten bleibt infolgedessen notwendig Hypothese; sie ist statistisch nicht erschließbar. Wegen der vielfältigen Probleme sind sowohl Entscheidungen über Arzneimittel als auch Therapieentscheidungen in der Regel Entscheidungen unter Risiko…" [74]. Auch Hornung hielt fest: „Da die Patienten in einer klinischen Therapiestudie keine Zufallsstichprobe aus einer größeren Gesamtheit sind, können die Ergebnisse auch nicht verallgemeinert werden. Der Begriff der Repräsentanz ist hier nicht anwendbar, das Problem der Verallgemeinerbarkeit nicht lösbar" [227].

Anders in der komplementären Methodenlehre: Hat man einen ideellen Einblick in einen Funktionszusammenhang (daß z.B. bei einem Zuschwellen des Rachenraums der Luftröhrenschnitt eine lebensrettende Maßnahme sein kann), so liegt die Grundlage für die Verallgemeinerung dieser Erkenntnis nicht im singulären Ergebnis einer einzelnen Studie (oder in singulären Ergebnissen mehrerer einzelner Studien), sondern in der jeweiligen ideellen Einsicht – und diese ideelle Einsicht hat ohnehin bereits *allgemeinen* Charakter. Damit ist das Verallgemeinerungsproblem für das Erfassen einer funktionellen oder einer therapeutischen Kausalgestalt bereits im Ansatz überwunden. Man kann sagen: Je mehr eine Therapiebeurteilung auf ideellen Einblicken in Funktionszusammenhänge beruht, desto weniger Bedeutung hat das Übertragungsproblem. (Nähreres zum sogenannten Induktionsproblem und zum Thema von Verifikation und Falsifikation s. S. 106 ff).

Für die komplementäre Methodenlehre liegt die erkenntnismethodische Schwierigkeit weniger in der Verallgemeinerung der betreffenden Therapieerkenntnis (daß z.B. der Luftröhrenschnitt eine lebensrettende Maßnahme sein kann), sondern eher in der Individualisierung der ideellen Einsicht (nämlich ob und wie diese Maßnahme bei dem konkreten betroffenen Einzelpatienten richtig durchzuführen sei). Beispielsweise liegt angesichts der ideellen Einblicksmöglichkeiten in die Funktionszusammenhänge bei chronischen Analfissuren die Ungewißheit weniger in der Verallgemeinerung der Einsicht, daß die muskelrelaxierende Behandlung (z.B. durch Isosobitdinitrat) eine wirksame Maßnahme bei chronischen Analfissuren sei; die Schwierigkeit liegt eher in der Umsetzung dieser Erkenntnis für die Bedingungen des individuellen Falles (s. S. 57 ff). Das Erkenntnisproblem besteht hier also weniger in der Verallgemeinerbarkeit singulärer Daten als in der Individualisierung allgemeiner Einsichten.

Das Problem der Individualisierung

Auch der Begriff der *Individualisierung* der Therapie ist, je nach zugrundegelegter Methodenlehre, unterschiedlich zu verstehen. Im Rahmen der konventionellen Methodenlehre verhält es wie folgt: Wenn in einer randomisierten Studie die Wirksamkeit einer Behandlung nachgewiesen wird (die oben genannten Übertragungs- bzw. Verallgemeinerungsprobleme seien nun ignoriert), dann ist dennoch unklar, bei welchen Teilgruppen des Studienkollektivs die Behandlung besonders gut und bei welchen sie weniger wirksam ist und bei welchen sie vielleicht sogar schadet. Folglich kann ein berechtigtes Interesse an einer Individualisierung der Therapie bestehen, und zwar in dem Sinne, daß die Therapie nur jener Subgruppe der Patienten zukommen sollte, der sie besonders hilft. „Individualisierung" einer Therapie heißt in diesem Sinne: *Spezifizierung* nach Subgruppen des ursprünglich geprüften Studienkollektivs.

Etwas völlig anderes ist die Therapie-Individualisierung im Rahmen der komplementären Methodenlehre. Hier ist es der therapeutische Ansatz selbst, der variiert wird. Eine solche Individualisierung ist beispielsweise die individuelle Einstellung einer Dosis, die gezielte Selektion eines Analgetikums mit individuell geeigneter Wirkungsdauer, die individuelle Einstellung des Bestrahlungsfeldes bei einer Radiotherapie, die gezielt selektive Nervenblockade entsprechend der individuellen Erfordernis. Diese Art der Individualisierung kann allerdings nur gelingen, wenn der jeweilige Variationsrahmen klar durchschaut wird. Eine solche Individualisierung ist insbesondere immer dann möglich, wenn die Behandlung auf der Grundlage eines ideellen Einblicks in einen Funktionszusammenhang beruht; so konnte in dem o. g. Beispiel des verunglückten Snowboard-Fahrers (s. S. 55) souverän entschieden werden, daß die operative Behandlung entsprechend der individuellen Verletzungsverhältnisse zweizeitig durchgeführt werden soll. Eine optimale Individualisierung der Behandlung ist also gerade dann möglich, wenn die Auswahl der Therapie auf der Grundlage eines ideellen Einblicks – der ja immer *allgemeinen* Charakter hat – erfolgt. In diesem Sinne steigt also die Fähigkeit der Individualisierung, genauso wie die Fähigkeit zur Verallgemeinerung, mit der zunehmenden Einsicht in die tatsächlichen Funktionszusammenhänge. Hier bedeutet also die „Individualisierung" einer Therapie eine *Anpassung der Therapiemodalitäten an das zu behandelnde Individuum.*

Eine besondere Art der Individualisierung gibt es in der klassischen Homöopathie, wo Patienten nicht nach schulmedizinischen Indikationen behandelt werden, sondern gemäß einer (partiellen) Übereinstimmung ihres individuellen Symptombildes und einem Arzneimittelbild, das durch sogenannte homöopathische Arzneimittelprüfungen und klinische Therapieverfahren erstellt wurde. Individualisierung bedeutet hier: *Zuordnung eines komplexen Musters (nämlich der Symptome der Patienten) und eines anderen komplexen Musters (nämlich der im homöopathischen Repertorium genannten Symptome des Arzneimittelbildes).*

Nochmals anders gelagert ist das Individualisierungsprinzip in der anthroposophischen Medizin. Hier wird die Natur als ein auf den Menschen zugeordnetes System verstanden, das ideelle Einsichtsmöglichkeiten erlaubt. Nach dem Selbstverständnis der anthroposophischen Medizin erfolgt dabei die Therapiewahl – im Idealfall – auf der Grundlage eines ideellen Einblicks in die Wesensbezüge von Mensch, Tieren, Pflanzen und Mineralien. Da für diese Einblicke, wie bei jeder ideellen Einsicht, die Aspekte des Allgemeinen inhärent sind, ist andererseits – in solchem Idealfall – auch eine Individualisierung der Therapie möglich. In diesem Sinne bedeutet also die Individualisierung, daß nicht nur die betreffende Therapie an die Modalitäten des zu behandelnden Individuums angepaßt werden kann, sondern daß bereits die Therapiefindung selbst individualisiert erfolgt. (Dies ist, wie gesagt, das Ideal anthroposophischer Medizin; die Realität des Alltags fällt nicht selten hinter diesem Ideal zurück, so wie umgekehrt in der Schulmedizin nicht selten Wirksamkeitsbeurteilungen am Einzelfall und anpassende Therapie-Individualisierungen vollzogen werden, die laut konventioneller Methodenlehre eigentlich gar nicht möglich sein dürften.)

Perspektiven der Effektivitätsforschung

Da eine randomisierte Studie in jedem Falle eine künstliche Situation darstellt (oft mit eng definierten Ein- und Ausschlußkriterien, Verblindung, standardisierter Behandlung etc.), sind die Ergebnisse nicht ohne weiteres auf die Bedingungen des klinischen Alltags übertragbar. So gesehen ist es nur konsequent, wenn im Rahmen der konventionellen Methodologie gefordert wird, *beides* aufzuzeigen: die Wirksamkeit der Behandlung im Rahmen einer randomisierten Prüfung *und* die Effektivität der Behandlung unter Routinebedingungen im Rahmen einer Outcome-Studie. Deshalb ist, aus dieser Sicht, zur Gesamtbeurteilung der jeweiligen Therapie eine Synthese von randomisierter Studie und Outcome-Forschung erforderlich: ein „Cross-Design-Synthesis" [516].

Anders nach komplementärer Methodenlehre: Da sich der individuelle Wirksamkeitsnachweis oft in die reale therapeutische Alltagsarbeit integrieren läßt, kann er unmittelbar mit einer Effektivitätsforschung verbunden werden. Man hat dann eine „Within-Design-Synthesis".

Die Strategie der komplementären Methodenlehre ist also: Der Wirksamkeitsnachweis wird am Einzelpatienten vorgenommen – es können auch in methodologischer Hinsicht ausgewählte Einzelfälle sein – und die Effektivitätsbeurteilung (die Beurteilung der Erfolgsquote) erfolgt am Kollektiv (s. S. 63 ff). Dabei sind für die Integration von Wirksamkeits- und Effektivitätsbeurteilungen verschiedenste Vorgehensweisen denkbar. Hier eröffnet sich ein weites Feld für künftige methodologische Forschung.

Kosten-Effektivitäts-Bestimmungen können auf der Basis der komplementären Methodenlehre und ihrer Möglichkeit, Erfolgsquoten (Effektivität) direkt zu bestimmen, leichter und sinnvoller realisiert werden, als dies im Rahmen der konventionellen Methodenlehre möglich ist.

Komplementäre Methodenlehre und ärztliche Erfahrung

Für das Verständnis von ärztlichem und therapeutischem Handeln ist es von kaum zu überschätzender Bedeutung, daß der Unterschied zwischen konventioneller und komplementärer Methodenlehre auch unterschiedliche Begriffe der therapeutischen *Erfahrung* impliziert. Nach konventioneller Methodenlehre ist therapeutische Erfahrung zu verstehen als das Ergebnis von Ansammeln, Erinnern und Vergleichen von äußerlichen Beobachtungen gleicher Behandlungen bei unterschiedlichen Krankheitsverläufen, oder umgekehrt von unterschiedlichen Behandlungen bei ähnlichen Krankheitsverläufen. Dies kann jedoch hinsichtlich der Behandlungswirksamkeit generell nur zu einem vagen Gefühl führen, kaum aber zu tragfähiger Einsicht. Anders aber ist es im Sinne der *komplementären* Methodenlehre: Hiernach wird Erfahrung nicht in erster Linie durch die Häufigkeit der Beobachtungen gewonnen, sondern durch die Intensität der geistigen Auseinandersetzung mit dem jeweils Beobachtbaren. Es handelt sich dabei weniger um *extensive* als um *intensive* Erfahrung. Man könnte, um die Terminologie einheitlich durchzuhalten, sogar von einem „komplementären Erfahrungsbegriff" sprechen.

Der entscheidende Unterschied gegenüber einer Erfahrung im Sinne der konventionellen Methodenlehre liegt darin, daß bei dem komplementären Ansatz das Erkennen von inhaltlichen und gestalthaften Zusammenhängen und insbesondere auch von Kausalzusammenhängen *am Einzelfall* erfolgt oder aber aufgrund einer *kleineren* Anzahl von Beobachtungen. Dies hat zur Konsequenz, daß Wirksamkeitsbeurteilungen nicht sozusagen summarische Endresultate sind, sondern als singuläre Zwischenergebnisse in den Gesamtprozeß der persönlichen Erfahrungsbildung integriert werden. Während also nach konventioneller Vorstellung eine Wirksamkeitsbeurteilung auf der Grundlage von Erfahrung (einer Vielzahl beobachteter Fälle) entsteht, ist es nach der komplementären Methodenlehre genau umgekehrt: die Erfahrung wird auf der Grundlage von Wirksamkeitsbeurteilungen (an singulären Einzelfällen) gebildet.

Diese Art der Erfahrungsbildung kann besonders effizient sein, wenn der betreffende Gegenstandsbereich ideelle Einblicke in strukturelle und funktionelle Zusammenhänge erlaubt (s. S. 28 ff), so daß einzelne Wirksamkeitsbeurteilungen in ein inhaltliches Verständnis eingebunden und miteinander vernetzt werden können. Umgekehrt stößt solche Erfahrungsbildung immer dann an Grenzen, wenn sich der Gegenstandsbereich einer systematischen inhaltlichen Verständnismöglichkeit (noch) verschließt, beispielsweise weil seine internen Wechselwirkungen zu komplex oder zu kontextabhängig und somit unüberschaubar sind, z. B. bei vielen Reaktionskaskaden im Immunsystem.

Wie groß ist die Reichweite individueller Erfahrungsbildung? – Es ist von ontologischen Prämissen abhängig, welche Reichweite man der individuellen Erfahrungsbildung zugesteht. Wenn beispielsweise die Gültigkeit des darwinistischen Evolutionsverständnisses vorausgesetzt wird (d. h. die Annahme, daß Zufallsmutation und Selektion die maßgeblichen Evolutionsfaktoren seien), dann scheinen ideelle Einblicke in Wesensbeziehungen von Mineral, Pflanze und Mensch und eine darauf gründende Arzneimittelfindung wie auch eine darauf aufbauende individuelle Entwicklung von Therapieerfahrung etwas Unmögliches zu sein. Faßt man andererseits die darwinistische Evolutionsinterpretation als widerlegt auf (wie z. B. im Kontext anthroposophischer Medizin [274]), so gibt es die legitime Perspektive einer sich an Wesensbeziehungen zwischen Mensch und Naturstoff orientierenden Einsichts- und Erfahrungsbildung, und dann lassen sich in solchem Rahmen auch keine prinzipiellen Beschränkungen individueller therapeutischer Erfahrungsbildung angeben.

Komplementäre Methodenlehre und wissenschaftliches Erkenntnisideal

Als weitere Konsequenz der Unterschiede von konventioneller und komplementärer Methodenlehre entstehen konträre Erkenntnisideale. Nach konventioneller Methodenlehre soll eine Objektivität der Erkenntnis erreicht werden, indem man das individuelle Urteil des erkennenden Subjekts (des jeweiligen Wissenschaftlers bzw. Arztes) weitestgehend ausschaltet. Das methodologische Ideal lautet: „to guard against any use of judgment" [420, S. 50]. Speziell die randomisierte Studie ist ein abstrakter Prüfmechanismus, der immer dem gleichen standardisierten Verfahren folgt, unabhängig von den konkreten Erkenntnismöglichkeiten, die sich dem individuellen Arzt und Wissenschaftler angesichts des Wirkprinzips der jeweiligen Therapie bieten. Im Unterschied hierzu kann die Wirksamkeitsbeurteilung am Einzelfall unmittelbar mit einer Beobachtung oder Anschauung des jeweiligen Wirkprinzips verbunden sein (s. S. 32 ff), und zwar desto eingehender, je komplexer die beobachteten Abbildungsverhältnisse und je weitreichender die ideellen Einsichten in die behandelten Funktionszusammenhänge sind. Oft sind es gerade die professionellen Beobachtungs- und Einblicksmöglichkeiten, die eine Sicherheit der Wirksamkeitsbeurteilung gewähren (s. S. 47 ff).

Während in der randomisierten Studie der Patient wie eine Black Box behandelt werden soll und die Urteilskraft des Prüfarztes auf das Identifizieren bestehender Symptome und das Ankreuzen im Prüfprotokoll reduziert wird, ist es bei der individuellen Wirksamkeitsbeurteilung wiederum umgekehrt: Die Urteilssicherheit steigt mit dem Bestreben des Arztes, die mit der Therapie verbundenen Zusammenhänge am betreffenden individuellen Patienten möglichst umfassend zu durchschauen. Deshalb soll hier, anders als in der randomisierten Studie, das menschliche Urteil nicht ausgeschaltet, sondern nachdrücklich *eingeschaltet* und so weit wie möglich *ausgebildet* werden. Während also die konventionellen Methodenlehre das Ideal der Subjekt-entledigenden Erkenntnis hat, führt die komplementäre Methodenlehre zu dem Ideal der *Subjekt-integrierenden* Erkenntnis. – Die Stellung dieser Ideale im Kontext der Wissenschaftstheorie wird noch auf S. 106 ff eingehend diskutiert.

Grenzen und Fehlermöglichkeiten

Interessant ist zuletzt noch, die Grenzen der jeweiligen Methodik zu betrachten. Auch diesbezüglich bestehen Unterschiede. Wie schon gesagt, können die komplementären Beurteilungsmethoden nur eingesetzt werden, wenn es eine in ihrer Gestalt irgendwie beobachtbare und beurteilbare Verbindung zwischen Behandlung und therapeutischer Wirkung gibt (s. S. 70 ff). Fehlt aber eine solche Verbindung, so steht die komplementäre Methodenlehre vor unüberwindlichen Grenzen. In diesem Falle besteht die Gefahr falsch-negativer Beurteilungen. Andererseits können aber auch falsch-positive Beurteilungen durch Wunschdenken u. ä. provoziert werden. Um dies zu vermeiden, müssen die Kriterien der jeweiligen Wirksamkeitsbeurteilung bewußt reflektiert werden. Allgemein gilt: Je bewußter die Urteilskriterien der komplementären Methodenlehre zum Einsatz kommen, desto genauer kann man Rechenschaft ablegen über die Sicherheit der Wirksamkeitsbeurteilung.

Wieder völlig anders gelagert sind die Grenzen und Fehlermöglichkeiten der konventionellen Methodenlehre. Da sie von besonderer Wichtigkeit sind für die gesamte Methodendiskussion, ist den Limitierungen der randomisierten Studie das gesamte nächste Kapitel gewidmet.

III Die Limitierungen der randomisierten klinischen Studie

Die Entwicklung der Medizin in der zweiten Hälfte dieses Jahrhunderts steht im Zeichen der Randomisation. Die randomisierte Studie wurde zu einer „sozialen Institution" [364]. Sie gilt heute nicht nur als Maßstab für die Wirksamkeit und für die wissenschaftliche Anerkennung einer Therapie, sondern auch als Maß-kriterium für die rationale Steuerung des Gesundheitswesens. Umso wichtiger ist es, die Limitierungen solcher Studien genau zu kennen.

Die Limitierungen beginnen bereits damit, daß in vielen Fällen derartige Studien praktisch nicht durchgeführt werden können, zumindest nicht mit der oft erwarteten methodischen Qualität als verblindete Studien. Zum Beispiel ist, aus rein technischen Gründen, eine Verblindung in den meisten Fällen von Chirurgie, Psychotherapie, Physiotherapie, Bewegungstherapie und Kreativthe-rapie nicht möglich. Dasselbe gilt auch für viele Fälle von medikamentöser Behandlung, z. B. bei Mistelinjektionen, Heilerdekapseln, ätherischen Ölen, Bit-terstoffen, Tees u. v. a. m. (Diese Tatsache ist offensichtlich wenig bekannt. So diskutiert z. B. das Bundesverwaltungsgericht bei einer Urteilsbegründung zur Zulassungsversagung einer Heilerdekapsel für die Indikation „Durchfall" die Notwendigkeit einer doppelblinden Placebokontrolle [64]. Nun kann und wird aber jeder Teilnehmer einer Doppelblindstudie durch einfaches Aufbeißen der Heilerdekapsel die Erde schmecken und dadurch die Behandlung entblinden.) Ebenfalls unmöglich, wenngleich aus anderem Grund, ist eine Verblindung bei der Neuraltherapie: Hier ist eine Placebokontrolle nicht ohne Körperverletzung der Kontrollpatienten möglich.

Eine weitere Beschränkung kann die mangelnde Compliance der Patienten sein („Low patient compliance with prescribed treatments is a very common problem in clinical care and can seriously distort the generalizability and vali-dity of controlled clinical trials" [207]). Gerade in jüngster Zeit wird immer wie-der betont, daß die Durchführung vieler Studien gefährdet sei durch die zuneh-mende Abneigung der Patienten, an klinischen Versuchen teilzunehmen; die Patienten fordern stattdessen eine optimale Therapie [379]. Besonders in der Komplementärmedizin müssen nicht selten Studien mangels teilnehmender Patienten abgebrochen werden, im wesentlichen auch wegen der Ablehnung der Randomisation: „Aufgeklärte und mündige Patienten möchten über ihre Behandlung selbst entscheiden und sich keiner Zufallsauswahl aussetzen. Im Rahmen der Komplementärmedizin kommt ein weiteres Problem hinzu: Die konventionelle Behandlung und ein ‚unkonventionelles Verfahren' ... sind dem Wesen nach sehr unterschiedlich, und es gibt Patienten mir eindeutigen Präferenzen" [459]. Ähnlich ist es im AIDS-Bereich, wo junge und intelligente Menschen betroffen sind, und wo die Ethik randomisierter Studien nachhaltig in Frage gestellt wurde: „AIDS trial ethics questioned" [94].

Besonders schwierig ist die Durchführung von Studien bei Arzneimitteln, bei denen die statistische Überlegenheit gegenüber dem Kontrollmittel dadurch zu erwarten ist, daß die betreffenden Medikamente zwar nur bei wenigen Patienten, dort aber relativ stark wirken. In solchem Falle gibt es eine große Chance vieler Therapieabbrecher bei allen anderen Patienten, d. h. es ist eine ausreichend qualifizierte Studie kaum oder nicht durchführbar.

Eine weitere Limitierung sind die Kosten. Die finanziellen Aufwendungen für eine randomisierte Studie gehen in die Hunderttausende, manchmal in die Millionen. Insbesondere für Hersteller naturheilkundlicher Arzneimittel, die nicht selten eine Palette von mehreren tausend Medikamenten anbieten, ist dies nicht zu leisten. Ähnliches gilt für die Vielfalt der Therapiemaßnahmen aus den Bereichen der Krankengymnastik, Massage, künstlerischen Therapien etc., hinter denen keine finanzkräftige Industrie steht. Vor wiederum anderen Grenzen steht die Kombinationsbegründung von Kombinationsarzneimitteln durch randomisierte Studien: Hierfür wären, aus Gründen der mathematischen Kombinatorik, astronomische Studienzahlen erforderlich, was nicht leistbar ist [276].

Es könnte noch eine Vielzahl weiterer Limitierungen bei der Durchführung randomisierter Studien genannt werden. Im folgenden sei nun auf die drei vielleicht schwerwiegendsten Einschränkungen näher eingegangen: die ethischen, die methodischen und die erkenntnistheoretischen Limitierungen.

Ethische Limitierungen randomisierter Studien

Der historische Markstein: die Streptomycinstudie von 1945

Im Zentrum westlicher Zivilistation liegt das Konzept der Individualethik, wie es auch im Kernsatz des bundesdeutschen Grundgesetzes zum Ausdruck kommt: „Die Würde des Menschen ist unantastbar". – Dieser Satz betrifft den individuellen Menschen. Nicht die Menschheit im allgemeinen, sondern der konkrete Einzelmensch ist gemeint. Das Grundgesetz ist somit Ausdruck einer *individualethischen Gesellschaftsordnung*. Die gleiche Gesinnung spricht auch aus den Deklarationen des Weltärztebundes von Genf, Helsinki und Tokio: „Aufgabe des Arztes ist die Erhaltung der Gesundheit des Menschen. Der Erfüllung dieser Aufgabe dient er mit seinem Wissen und Gewissen". Und: „Die Gesundheit meines Patienten soll mein vornehmstes Anliegen sein" [537]. Speziell zur Forschung am Menschen besagt die Deklaration des Weltärztebundes: „Die Sorge um die Belange der Versuchsperson muß stets ausschlaggebend sein im Vergleich zu den Interessen der Wissenschaft und der Gesellschaft" [537]. Wie man sieht, sind dem wissenschaftlichen Experiment am Patienten Grenzen gesetzt durch die individuelle Sorgepflicht des Arztes. *Individualethik hat in der klinischen Forschung Vorrang vor Kollektivethik.* Dieser ethische Grundtatbestand hat nun aber erhebliche Konsequenzen für die Durchführung randomisierter klinischer Studien; er macht, genau besehen, einen ethisch vertretbaren Wirksamkeitsbeweis mittels randomisierter Studien unmöglich. Die Logik dieser Tatsache ist einfach und ist maßgeblichen Methodologen seit den Anfängen der modernen klinischen Forschung bewußt. Bereits bei der ersten je durchgeführten und als solcher anerkannten randomisierten Studie – es war die von Austin B. Hill 1945 veranlaßte randomisierte Studie zur Streptomycinbehandlung der Lungentuberkulose [366] – stand die ethische Problematik im Zentrum der Vorüberlegungen. Damals war, kriegsbedingt, in England die besondere Situation eingetreten, daß nur beschränkte Vorräte von Streptomycin verfügbar waren, und daß deshalb ohnehin nicht alle Patienten damit behandelt werden konnten. Austin B. Hill, der aufgrund von Fishers „The Design of Experiments" [156] die rein technischen Möglichkeiten einer randomisierten Studie kannte, sah damit eine lang erwartete Möglichkeit gekommen. In einer autobiographischen Notiz [214] schrieb er 1990 rückblickend: „I had been thinking about controlled trials for all those years and hoping for an opportunity that might arise". Hill wollte den Forschungsstil in der Medizin ändern; er wußte, daß sich diese Gelegenheit nicht nochmals bieten würde („the opportunity would never rise again"). So konnte er gegenüber dem verantwortlichen ärztlichen Leiter der Studie argumentieren, daß in dieser speziellen Situation, in der es einen Mangel des Prüfmedikaments gab, es nicht unmoralisch sein würde, eine randomisierte Studie durchzuführen: „I could argue that in this situation it would not be immoral to make a trial".

Die Sätze machen andererseits aber deutlich, daß Hill die Möglichkeit einräumte, daß die randomisierte Studie in einer anderen, *üblichen* Situation, wenn nämlich die betreffenden Arzneimittel verfügbar sind, unethisch ist. Der Grund: Es darf dem Patienten eine Therapie, die als wirksam oder als überlegen im Vergleich zu einer anderen Behandlung erachtet wird, nicht zu Studienzwecken vorenthalten werden.

Das letztliche Ergebnis jener Hillschen Streptomycinstudie machte das Dilemma sehr deutlich. Zwar hatte man aufgrund der randomisierten Studie nun einen „Beweis" der Wirksamkeit, es starben aber in der unbehandelten Kontrollgruppe 14 von 52 Patienten (= 27 %), im Gegensatz zu nur 4 von 58 Patienten (= 4 %) in der Streptomycingruppe. Da es bereits vor dieser Studie „ermutigende" [366] Behandlungseregebnisse gegeben hatte, war dieses Ergebnis mehr oder weniger absehbar gewesen. In der Tat legitimierte also nur der damalige Engpaß der Arzneimittelversorgung die randomisierte Studie, ansonsten hätte man einen Fall von vorsätzlicher Unterdrückung ärztlicher Hilfeleistung gehabt, der möglicherweise sogar durch das Konstrukt der klinischen Studie nicht strafrechtlich exkulpiert wäre [150].

Provozieren behördliche Forderungen nach randomisierten Studien einen Verfassungskonflikt?

Wie man sieht, belasten oder verhindern positive klinische Vorerfahrungen den Schritt zur randomisierten Studie. Thomas Chalmers schlug deshalb ein „randomization of the first patient" [81] vor: Bereits der erste Patient, der mit einer neuen Methode behandelt wird, solle randomisiert werden! Inwieweit dieser Vorschlag allerdings realistisch ist, sei dahingestellt; sicher ist jedoch, daß bei vielen Therapien, die „allgemein medizinisch verwendet" werden („well-established medicinal use") die Momente der ersten Behandlung um Jahrzehnte zurückliegen und deshalb Chalmers Vorschlag hierfür nicht umgesetzt werden kann.

Allgemein kann man sagen: Der Beginn einer randomisierten Studie erfordert den unentschiedenen Fall („equipoise" [233]). Das heißt, es darf keinen ausreichenden Grund für die Annahme geben, daß die Prüftherapie wirksamer ist als die Kontrolltherapie, ansonsten dürfte den Kontrollpatienten die betreffende Prüfbehandlung nicht vorenthalten werden. Was aber heißt „ausreichender Grund"? – An dieser Stelle verbinden sich Ethik und Methodologie der heutigen klinischen Forschung zu einer paradigmatischen Selbstimmunisierung, um so das System der randomisierten Studien durchgängig zu legitimieren. Es sei an den bereits zitierten Satz eines Vertreters des Medizinischen Dienstes erinnert: „Die Frage, ob ein Mittel wirksam ist oder nicht, läßt sich grundsätzlich nicht durch einzelne Beobachtungen entscheiden... Unverzichtbar sind kontrollierte Doppelblindstudien an hinreichend großen Patientengruppen..." [556]. Zieht man diese scharfe Grenze – nämlich: *ohne* Ergebnis einer randomisierten Studie hat man keine ausreichende Grundlage für die Annahme, daß eine Prüftherapie wirksam oder der Vergleichstherapie überlegen ist, *mit* randomisierter Studie dagegen hat man eine ausreichende Grundlage – dann schafft sich die Methodik der randomisierten Studie ihre eigene und beliebige Legitimation. Unter solchen Voraussetzungen ist sie immer genau dann erlaubt, wenn vorher noch keine randomisierte Studie durchgeführt wurde.

Diese Grenzziehung ist allerdings weder erkenntnistheoretisch noch empirisch haltbar:

In *erkenntnistheoretischer* Hinsicht steht außer Zweifel – s. die hier vorangegangenen Kapitel –, daß die Beurteilung einer therapeutischen Wirksamkeit oft auch außerhalb randomisierter Studien möglich ist. Es gibt vielfältige Möglichkeiten der Wirksamkeitsbestimmung und des Wirksamkeitsvergleichs unabhängig vom Design randomisierter Studien.

In *empirischer* Hinsicht läßt sich zeigen, daß es offenbar *nicht* so ist, daß vor der Durchführung randomisierter Studien gänzlich unentschieden wäre, ob das Prüfmittel gegenüber dem Kontrollmittel überlegen, gleich wirksam oder unterlegen ist. Zwar argumentiert z. B. Pocock in einer Rechtfertigung für randomisierte Studien („The Justification for Randomized Controlled Trials" [420]) daß die ethischen Probleme einer feineren Argumentation bedürften („... the ethics of randomization require a more subtle argument..." [420, S. 63]); Pocock führt auch aus, man würde zwar in erster Linie annehmen, daß der Wunsch nach einer klinischen Prüfung auf der Erwartung basiere, die neue Behandlung sei eine echte Therapieverbesserung, doch diese Annahme sei fraglich. Pocock zitiert als Gegenbeispiel eine Meta-Analyse von Gilbert et al. [172], wonach sich in 49 Studien aus Chirurgie und Anaesthesie das jeweils neue Verfahren ungefähr gleich oft als überlegen oder als unterlegen erwies. Nun sind jedoch bei chirurgischen Verfahren die subjektiven Fähigkeiten des jeweiligen Operateurs maßgeblich für den Erfolg, weswegen gerade bei neuen Therapieverfahren der Chirurg noch nicht routiniert ist und Erfolgsquoten anfangs niedriger ausfallen, so daß der Wert randomisierter Chirurgiestudien problematisch ist [42, 65, 202, 246, 254, 347, 403, 486]. Dasselbe gilt folglich auch für die genannte Gilbertsche Meta-Analyse. – Andererseits aber zeigen andere Meta-

Analysen, daß in einem hohen Prozentsatz klinischer Studien das jeweilige Prüfmittel dem Kontrollmittel überlegen sind: So gab es in einer Meta-Analyse von Juhl et al. [253, 253] bei insgesamt 306 randomisierten gastroenterologischen Studien in 186 Studien ein besseres Ergebnis unter der Prüfmedikation, jedoch nur in 5 Studien unter der Kontrollmedikation. Die Patienten hatten also in den Prüfgruppen eine 61%ige, in den Kontrollgruppen dagegen nur eine 1,6%ige Chance, die überlegene Behandlung zu erhalten.

Man könnte den Einwand erheben, diese Juhlsche Meta-Analyse sei durch ein Publication Bias verfälscht, insofern im allgemeinen mehr Studien mit positiven Ergebnisse veröffentlicht werden. Doch auch bei einer Meta-Analyse von Dickersin et al. [113], in der veröffentlichte *und* unveröffentlichte randomisierte Studien ausgewertet wurden, gab es ähnliche Ergebnisse: Bei 945 Studien war die Prüftherapie in 65%, die Kontrolltherapie nur in 8,7% überlegen. (Wird nur die *signifikante* Überlegenheit (p < 0,05) verglichen, ist das Verhältnis mit 47,3% zu 3,7% sogar noch deutlicher.) Die Daten zeigen also, daß die Patienten in Kontrollgruppen randomisierter Studien mehrheitlich benachteiligt werden. Rückblickend ist deshalb offenkundig, daß bei diesen Studien das jeweilige Vorwissen um die Überlegenheit der jeweiligen Prüftherapie erheblich war; man hätte demnach, individualethisch betrachtet, keine Kontrollgruppen bilden dürfen.

Noch deutlich verschärft wird das Problem, wenn Studien reproduziert werden. Zum Beispiel haben Lau et al. [339] bei einer kumulativen Meta-Analyse den historischen Ablauf der randomisierten Studien zur Herzinfarktbehandlung rekonstruiert und dabei für die Streptokinase-Behandlung festgestellt, daß sich eine statistisch signifikante Reduktion der Todesfälle bereits nach insgesamt 8 abgeschlossenen Studien mit 2432 Patienten ergeben hatte. Dennoch wurden in der Folgezeit 34542 Herzinfarkt-Patienten in weitere 25 Streptokinase-Studien aufgenommen, die kaum zusätzlichen Aufschluß über die Wirksamkeit geben konnten; es wurde lediglich die statistische Signifikanz weiter in die Höhe getrieben. Ein Blick in die Originalpublikationen [176, 238, 339, 505] zeigt, daß mehr als 400 Todesfälle wahrscheinlich allein deshalb zustandekamen, weil Patienten zu Kontrollzwecken keine Streptokinase-Infusion erhielten. Ähnliches, wenn auch vielleicht weniger kraß, zeichnet sich bei Studien zu anderen Herzinfarkt-Behandlungen ab und ist und auch bei sonstigen Therapiestudien zu finden.

Ein Paradoxon am System der randomisierten Studien, die ja primär aus wissenschaftlichen Gründen durchgeführt werden sollen, ist die Tatsache, daß ein Zentralelement wissenschaftlicher Forschung – das Reproduzieren – in diesem System verunmöglicht wird. Der Grund: In Kenntnis eines bereits vorhandenen Wirksamkeits- oder Überlegenheitsergebnisses einer randomisierten Studie ist es für einen Arzt nicht oder schwerlich möglich, gegenüber seinen Patienten den Standpunkt zu vertreten, es bestünde für sie in der Prüf- und Kontrollgruppe einer Wiederholungsstudie eine gleich große Aussicht auf erfolgreiche Behandlung. (Wenn die Praxis klinischer Studien häufig anders gehandhabt wird, so ist dies eben nur unter Hintanstellung des individualethischen Standpunktes möglich.)

Aus diesen Schwierigkeiten bietet auch die Aufklärung der Patienten („Informed Consent") keinen Ausweg. Die Verantwortung läßt sich nicht auf den Patienten übertragen; zumindest votiert die Deklaration des Weltärztebundes in diesem Sinne: „Die Verantwortung für die Versuchsperson trägt stets ein Arzt und nie die Versuchsperson selbst, auch dann nicht, wenn sie ihr Einverständnis gegeben hat" [537].

So gesehen steht die ethische Problematik randomisierter Studien außer Frage und wird auch nicht durch die Auffassung beseitigt, daß nur in randomisierten Studien verläßliche Wirksamkeitserkenntnisse zu gewinnen seien; zumindest besteht dann ein „RCT-Dilemma" (Randomized Controlled Trial Dilemma) [171]. Dennoch erscheint, nach gängiger Auffassung, die Frage der ethischen Legitimation von randomisierten Studien längst positiv entschieden: „The case for randomization has clearly been made" [479]. Es werden auch kaum mehr prinzipielle Kritikpunkte vorgebracht, sondern nur noch Kritik an den Bedingungen und Details: Beispielsweise sei es unethisch, methodisch schlechte Studien durchzuführen [12, 82] oder Placebokontrollen anstelle von vorhandenen Standardtherapien zu verabreichen [443] oder mit experimentellen Studien in die Dritte Welt auszuweichen [356]; zudem könne die ethisch einwandfreie Aufklärung der Patienten in der Pädiatrie und Psychiatrie mit großen Schwierigkeiten belastet sein.

In Wirklichkeit aber ist die ethische Grundsatzproblematik randomisierter Studien längst nicht zu Ende diskutiert. Sicherlich muß es im Rahmen der vertrauensvollen Arzt-Patient-Beziehung möglich sein, randomisierte Therapiestudien durchzuführen, und in *diesem* Sinne ist die Sache der randomisierten Studie in der Tat längst geklärt („The case for randomization has clearly been made"). Doch die entscheidende Frage ist eine völlig andere: In welchem Maße darf das Konzept der randomisierten Studie zu einer „sozialen Institution" erhoben werden, und unter welchen Umständen können behördliche Instanzen legitimiert sein, die Durchführung randomisierter Studien zu fordern oder nahezulegen. Beispielsweise erscheint dies ausgesprochen fraglich bei der Nachzulassung von Arzneimitteln, die bereits jahrelang von Ärzten allgemein medizinisch verwendet werden, weil die anwendenden Ärzte mit ihnen Erfolge haben bzw. von ihrer Wirksamkeit überzeugt sind [276, 277]. Zweifelhaft erscheint ebenfalls, daß die rein geldwertige Fragestellung – Kassenerstattung ja oder nein – von der Durchführung randomisierter Studien abhängig gemacht werden kann [275].

„Wenn eine Behörde", schrieb Gerhard Kienle, „außerhalb der ethisch und gesetzlich geforderten Aufopferungspflicht die Durchführung von ‚Versuchen am Menschen‘ zur Voraussetzung dafür macht, daß bestimmte Arzneimittel dem Arzt zur Erfüllung seines Behandlungsauftrages zur Verfügung stehen, dann übt sie einen Zwang aus, durch den die Versuchsperson Mittel zum Zweck wird. Dieser Vorgang fällt unter Kants Definition der Unmoral" [278, S. 23]. Und weiter: „Wenn Versuche in der geforderten Form z. B. durch Randomisation – bei der immer ein gesamthaftes Patientenkollektiv erfaßt werden muß – zur Folge haben können, daß einer Anzahl von Patienten aus wissenschaftlichen Gründen das Leben gerettet wird, so fordert der Staat zum Totschlag auf; wenn er Versuche fordert oder auch nur indirekt begünstigt, die ein tödliches Risiko mit sich bringen können, so ist dies Anstiftung zur Körperverletzung mit Todesfolge" [278, S. 26].

Die Aussagen scheinen vielleicht hart, jedenfalls solange die randomisierte Studie als das schlechthin einzig verläßliche Instrument zur Wirksamkeitsbeurteilung oder -prüfung erachtet wird. Doch diese Voraussetzung ist eben falsch, wie die hier vorangegangenen Kapitel gezeigt haben; es gibt durchaus andere Methoden der Wirksamkeitsbeurteilung. – „Die ethischen Bedenken sind nicht ein Hindernis für ‚exakte wissenschaftliche Methoden‘, sondern ein Warnsignal, daß diese Methoden selbst in die Irre gehen. Das ethisch Bedenkliche ist auch das sachlich Falsche" [278, S. 169], sagte Gerhard Kienle zu diesem Thema und hielt für die Bundesrepublik Deutschland fest: „Sobald der Wirksamkeitsnachweis rechtsverbindlich mit dem kontrollierten Versuch identifiziert wird, entsteht unvermeidlich ein Verfassungskonflikt" [72].

Methodische Limitierungen randomisierter Studien: die prinzipielle Tendenz zu falsch negativen Ergebnissen

Da die Methodik der randomisierten Studie heute generell als das unumgängliche Instrument des wissenschaftlichen Fortschritts in der Medizin gilt, werden ethische Reklamationen oft als Ausdruck einer wissenschaftsfeindlichen Haltung mißverstanden. Doch die ethische Problematik behördlicher Forderungen nach randomisierten Studien zeigt sich in einem sogar noch gesteigertem Maße, wenn die grundsätzlichen methodischen Limitierungen dieser Studien berücksichtigt werden.

Hier ist nun eine Vorbemerkung nötig: Man kennt heute in der Methodenlehre der randomisierten Studie ein breites Spektrum an Möglichkeiten zur Verzerrung der Ergebnisse, sogenannte Bias: selection bias [15], detection bias [144], reference bias [186], responder bias [408], publication bias [113], interaction bias [89], carry-over bias [91], complacency bias [165], time lag bias [234], language bias [401], susceptibility bias [144], compliance bias [140] usw. Eine umfangreiche Bias-Liste legte 1979 Sackett [445] vor, Spilker beschrieb sogar insgesamt 56 verschiedene Formen von Bias [488]. Angesichts dieser breiten und differenzierten Kenntnis von unterschiedlichen Bias-Möglichkeiten ist es umso erstaunlicher, daß der überhaupt *grundlegende* aller Verfälschungsfaktoren – der *primäre* Bias bei der Durchführung randomisierter Studien – in der konventionellen Methodenlehre klinischer Studien scheinbar nicht erkannt, jedenfalls nie systematisch angeführt und allenfalls sporadisch erwähnt wird: Es ist die schon vom Ansatz her bestehende radikale Asymmetrie in der Erfolgswahrscheinlichkeit von positiven und negativen Ergebnissen; sie führt dazu, daß randomisierte Studien – notwendigerweise – einer systematischen Tendenz zu *falsch negativen* Ergebnissen unterworfen sind.

Es handelt sich um eine allgemeine methodische Problematik, die sämtliche Darstellungen der Existenz irgendwelcher Sachverhalte betrifft. Man ist dabei stets mit einer radikalen Asymmetrie in der Erfolgswahrscheinlichkeit von positiven und negativen Ergebnissen konfrontiert. Folgendes Alltagsbeispiel kann dies verdeutlichen: Will man z. B. die Vorderseite der Notre Dame auf einer Fotografie darstellen, so gibt es auf dieser Welt nur ein beschränktes Areal und dort nur eine einzige Blickrichtung, unter der die Darstellung gelingt. Andererseits aber gibt es in dieser Welt unendlich viele Möglichkeiten des Fotografierens unter anderen Blickwinkeln und an anderen Standpunkten, wo es *nicht* gelingt, die Vorderseite der Notre Dame fotografisch festzuhalten.

Generell erfordert jede positive Darstellung einer Existenz ein spezifisches Darstellungsverfahren mit geringen Varianzmöglichkeiten, wohingegen tausenderlei andere oder fehlerhafte Verfahren zu negativen Darstellungsergebnissen führen. Diese Schwierigkeit ist in der experimentellen Forschung wohlbekannt: „As with most experimental situations, negative results are rarely conclusive, being attributable not only to basic flaws in the hypothesis but also to technical limitations or errors" [211]. In der heutigen Methodendiskussion zur *klinischen* Forschung bleibt diese Problematik aber im allgemeinen ausgespart. Auch hier kann aber bei jedem negativen Darstellungsergebnis argumentiert werden, daß es unter anderen, geeigneteren Bedingungen möglicherweise positiv ausgefallen wäre. Nicht die Therapie, sondern die Studie wäre dann negativ zu beurteilen. In Bezug auf placebokontrollierte Studien zu Antidepressiva sagte Robert Temple: „When you have a trial like that you can learn two things... You can tell wether your drug is better than a placebo, and you can also tell whether the study is a useful study" [501].

Daß diese Problematik so wenig diskutiert wird, dürfte folgende Gründe haben: Erstens gibt es, ideologisch bedingt, einen paralaktischen Blick, der die Schwachstellen im System der randomisierten Studien ausblendet; zweitens glaubt man, man könne sich bemühen, innerhalb der betreffenden Studie die optimalen Behandlungsbedingungen zu schaffen. In der Tat ist nicht zu bezweifeln, daß die Randomisation eine Gleichheit der jeweiligen Verumgruppe und Kontrollgruppe (im Rahmen der Zufallsstreuung) erzeugt, und daß deshalb in einer korrekt durchgeführten randomisierten Doppelblindstudie der Unterschied zwischen Verum- und Kontrollgruppe in den meisten Fällen als kausale Konsequenz des Behandlungsunterschieds zu gelten hat. Deshalb kann bei positivem Ergebnis einer randomisierten placebokontrollierten Doppelblindstudie die Verumbehandlung in den meisten Fällen als wirksam für die betreffende Indikation gelten. Das Problem ist aber: *Der Umkehrschluß gilt nicht.* Ein negatives Ergebnis ist *kein* Beweis für die Unwirksamkeit – auch wenn die Studie formal perfekt durchgeführt wurde.

Wenn das Verum nicht besser abschneidet als das Placebo, so beweist dies nicht die Unwirksamkeit des Verum, sondern kann auch Folge einer verfehlten Studienanlage sein. Es kann durch das konkrete Konstrukt der randomisierten Studie, insbesondere auch bei Doppelblindheit, die Verum-Kontrolle-Differenz kleiner dargestellt sein (als es der tatsächlichen Wirksamkeitsdifferenz entspricht) oder überhaupt nicht dargestellt sein (obwohl eine tatsächliche Wirksamkeitsdifferenz besteht).

Wie solche *falsch negativen Ergebnisse* in vielfältiger Weise provoziert werden können, wird im folgenden dargestellt.

Therapiefehler erzeugen negative Scheinergebnisse

Shipley et al. [472] führten eine placebokontrollierte Doppelblindstudie mit Rhus toxicodendron, einem homöopathischen Arzneimittel, bei Patienten mit Osteoarthritis durch und erhielt ein negatives Ergebnis. Gegenüber diesem Studienergebnis kritisiert allerdings Wayne Jonas (National Institute of Health, Bethesda), daß die Osteoarthritis in der Homöopathie nicht mit einem einzelnen Präparat behandelt werde; Rhus toxicodendron eigne sich nur für jenen Subtyp der Arthritis, dessen Symptome mit dem Arzneimittelbild von Rhus toxicodendron übereinstimmen [249]. Das bedeutet, daß in dieser Shipley-Studie mit ihrem negativen Ergebnis – diese Studie wurde, als formal korrekt durchgeführte placebokontrollierte Doppelblindstudie zur Homöopathie, sogar im Lancet publiziert – falsch behandelt wurde, und daß von daher die definitive Möglichkeit eines falsch negativen Ergebnisses besteht.

Interessant ist, daß Fisher et al. [153] einige Jahre später eine placebokontrollierte randomisierte Doppelblindstudie mit Rhus toxicodendron durchführten, diesmal zur Fibromyalgie. Hierbei wurde nur jener Subtyp der Patienten rekrutiert, dessen Symptombild tatsächlich dem homöopathischen Arzneimittelbild von Rhus toxicodendron entsprach. Nun fiel das Ergebnis positiv und statistisch signifikant aus.

Verkleinerung der Verum-Placebo-Differenz durch Gefälligkeitsauskunft und experimentelle Unterordnung

Für den Arzt sind im allgemeinen freundliche Patienten erfreulich, in Doppelblindstudien können sie aber unter Umständen die Ergebnisse tendenziell verfälschen. Man stelle sich vor, in einer placebokontrollierten Studie seien alle Patienten „freundlich" und wollen dem Prüfer positive Wirksamkeitsantworten übermitteln, während es in Wahrheit nur den verumbehandelten Patienten besser geht, wogegen die placebobehandelten Patienten bloß aus Gefälligkeit eine Besserung angeben. Die Konsequenz wäre eine Kompensation des realen therapeutischen Verumeffekts durch einen vorgetäuschten Placeboeffekt. Folglich wäre im Ergebnis die Arzneimittelwirkung verschleiert, d. h. das Ergebnis wäre falsch negativ.

Auf solche *Gefälligkeitsauskünfte* und ihre problematischen Auswirkungen auf Studienergebnisse haben z. B. schon Lasagna et al. [337] oder Gerhard Kienle [278] hingewiesen, ähnlich auch Roberts [436] oder Sackett [446]. Tatsächlich zeigen Untersuchungen, daß in Doppelblindstudien die Verum-Kontrolle-Differenz im allgemeinen abnimmt, wenn der Anlaß zu Gefälligkeitsauskünften oder zu experimenteller Unterordnung gesteigert wird. Eine Verkleinerung der Verum-Placebo-Differenz gibt es bei gesteigerter Intensität der Wirkungssuggestion [7, 544], stärkerer Sympathie zwischen Arzt und Patient [120], größeren Quoten sogenannter Placebo-Responder [28, 243, 245] und bei positiven Vorerfahrungen mit der Prüfmedikation [431, 433].

Verringerung der Verum-Placebo-Differenz durch Informed Consent

Bergmann et al. [34] führten speziell eine Studie durch, um zu klären, ob die Patientenaufklärung (informed consent) das Ergebnis der Angaben zu analgetischen Effekten bzw. Besserungen durch Naproxen oder Placebo modifiziert. Die Patienten wurden randomisiert ausgewählt und entweder über die erwartete Naproxenwirkung aufgeklärt oder nicht aufgeklärt. Das Ergebnis war im Einklang mit den o. g. Resultaten zur Gefälligkeitsauskunft: Bei Information über die erwartete Naproxenwirkung (was einer Form einer Wirkungssuggestion gleichkommt), wurde ein stärkerer Rückgang der Schmerzen unter Naproxen und Placebo angegeben als ohne entsprechende Information; zugleich war die Verum-Placebo-Differenz verringert.

Nivellierung durch mittelwertige Angaben

Wenn ein Patient in einer klinischen Doppelblindstudie subjektiv erfahrene Wirkungen einstufen soll, mag er sich selbst als Prüfobjekt empfinden und den Eindruck gewinnen, auf dem Prüfstand stünde seine eigene Fähigkeit, die „objektive" Wirkung „korrekt" einzustufen. Um in dieser Situation sehr falsche Einstufungen zu vermeiden, ist für den Patienten in einer placebokontrollierten Studie die beste – eventuell unbewußte – risikovermeidende Strategie, wenn er mittlere Wirksamkeitswerte nennt. Dies würde zur Konsequenz haben, daß die jeweils wirksameren Arzneimittel mit tendentiell zu geringen, und daß die jeweils weniger wirksamen oder unwirksamen Arzneimittel mit tendentiell zu hohen Wirksamkeitswerten versehen werden, und daß so der Wirkungsunterschied von Prüf- und Kontrollmittel nivelliert wird. Auch hier kann eine Tendenz zu falsch negativen Ergebnissen entstehen. Ein gleicher Bias kann sich übrigens auch bei den Beurteilungen durch den Prüfarzt ergeben.

Gruppenangleichung

Eine ähnliche Nivellierung des Verum-Kontrolle-Unterschieds kann in einer Doppelblindstudie auch bei gegenseitigem Kontakt der Patienten von Prüf- und Kontrollgruppe auftreten. Zum Beispiel scheint die Häufigkeit, mit der eine Wirkung unter Placebo genannt wird, von den psychosozialen Beziehungen zwischen Studienteilnehmern abhängig zu sein. Knowles und Lucas [310] fanden in einer Studie mit Schwesternschülerinnen eine hohe Rate an Symptomnennungen unter Placebos in allen untersuchten Gruppen mit Ausnahme einer einzigen. In dieser Gruppe, zu der eine autoritäre Lehrschwester gehörte, gab es überhaupt keine Symptomnennungen. Dies wurde so interpretiert, daß die Gegenwart der autoritären Lehrschwester die Symptomnennungen unterbunden habe. In der Studie bestand außerdem eine auffällige zeitliche Korrelation, mit der gleiche oder ähnliche Symptome genannt wurden. Die Teilnehmerinnen hatten also offensichtlich einen gegenseitigen Einfluß auf ihre Bereitwilligkeit, Symptome zu berichten.

Ähnliche Ergebnisse berichteten Abramson et al. [2] zur Wirkung von LSD: „The responses for other subjects in the group tested together may also influence the responses of the placebo subject". Entsprechendes fanden Cheek und Holstein [83] und Sice et al. [473]. Auch Ergebnisse von Nowlis und Nowlis [402] stehen damit in Einklang: Wenn ein „stimulant" und ein „depressant" Arzneimittel in je wechselnden Kombinationenen an Probandengruppen gegeben wurde, die in engem Kontakt standen, so wurde die psychomotorische Reaktionsweise eines Probanden maßgeblich durch die Wirkung des Arzneimittels mitbestimmt, das die anderen Probanden erhielten. Ähnliche Angleichungsphänomene beobachteten Letemendia und Harris [340] bei der Nennung von Nebenwirkungen. Durch derartige „Gruppenangleichungen" wird die Verum-Kontrolle-Differenz verwischt.

Wegen dieses Phänomens der Gruppengleichung bezweifelt Mans Rosén [440], daß die randomisierte Studie voll geeignet sei, um die Auswirkungen von Lifestyle-Änderungen korrekt zu erfassen. Denn die Lebensgewohnheiten der Probanden beeinflussen auch ihre unmittelbare Umgebung, aus der oft die Kontrollpatienten gewählt werden, wie z.B. in der Oslo-Studie [217]. Ein berühmtes Beispiel ist der Multiple Risk Factor Intervention Trial [391], bei dem 12,866 Männer mit ausgeprägten Risikofaktoren einer Koronaren Herzkrankheit per Randomisation einer Interventionsgruppe und einer Kontrollgruppe zugeteilt wurden. Die Probanden der Interventionsgruppe erhielten diätetische Anweisungen, Raucherberatung und, sofern erforderlich, antihypertensive Behandlung. Nach einer Beobachtungszeit von sieben Jahren waren die Risikofaktoren in der Interventionsgruppe deutlich gesunken, allerdings auch in der Kontrollgruppe, so daß trotz der insgesamt großen Zahl von 12 866 Probanden kein statistisch signifikanter Unterschied zwischen Prüfgruppe und Kontrollgruppe zustandekam. In der Kontrollgruppe hat der durchschnittliche Plasmacholesterinspiegel von 241 auf 233 mg/dl abgenommen, der Prozentsatz der Zigarettenraucher hat sich um 13 % reduziert, und während zu Beginn der Studie nur 19 % der Kontrollpatienten eine antihypertensive Behandlung erhielten, waren es zuletzt 47 %. Aus irgendwelchen Gründen war es also zu einer Gruppenangleichung gekommen, indem sich offenkundig die Kontrollpatienten ähnlichen Maßnahmen unterworfen haben, wie es für die Prüfpatienten vorgeschlagen worden war.

Mangelnde Differenzierungskraft der Erhebungsmethode

Kohnen und Lienert [312] untersuchten die Schlafwirkung von Flurazepam in zwei unmittelbar nacheinander durchgeführten placebokontrollierten Studien, die sich nur in einem einzigen Punkt unterschieden: In der ersten Studie wurden die Wirkungen durch sogenannte *freie Wirkungsbeschreibungen* erhoben, in der zweiten Studie dagegen durch vorstrukturierte *Fragebögen*. Das aus den publizierten Daten zu errechnende Ergebnis zeigt Tabelle 3.

Tabelle 3. Schlafwirkung von Flurazepam. (Nach [312])

Freie Wirkungsbeschreibung:	
63 %	positive Schlafwirkungen unter Flurazepam
17 %	positive Schlafwirkungen unter Placebo
46 %	Differenz
Fragebogenmethode:	
83 %	positive Schlafwirkungen unter Flurazepam
71,5 %	positive Schlafwirkungen unter Placebo
11,5 %	Differenz

Bei freier Wirkungsbeschreibung nannten die Probanden (bezüglich der fünf verschiedenen erhobenen Schlafaspekte) durchschnittlich 63 % positive Schlafwirkungen unter Flurazepam und durchschnittlich 17 % unter Placebo; die Differenz betrug also 46 %. Bei Einsatz der Fragebogenmethode waren die entsprechenden Zahlen 83 % bzw. 71,5 % und deren Differenz 11,5 %.

Offensichtlich war die Erhebung mittels vorstrukturierter Fragebögen suggestiver und erbrachte mehr Wirkungsnennungen. Zugleich aber hatte die Fragebogenmethode gerade hierdurch ihre Differenzierungskraft eingebüßt und erbrachte eine deutlich kleinere Verum-Kontrolle-Differenz: statt 46 % nur 11,5 %.

Konditionierungseffekte

Wann immer Konditionierungseffekte auftreten, besteht die Gefahr, daß Therapiewirkungen verschleiert werden. Ein Lehrbeispiel bietet eine Untersuchung von W. Moertell et al. [388]: 288 Krebspatienten mit chronischen Schmerzen wurden in abwechselnder Folge mit Azetylsalizylsäure und Placebo behandelt, wobei jeder Patient neun oder zehn Einzeldosen erhielt. Hierbei gaben die Patienten unter Azetylsalizylsäure eine ungefähr konstante, unter Placebo dagegen zunehmende Schmerzlinderung an.

Man kann an diesem Beispiel sehen (s. Tabelle 4), wie die Azetylsalizylsäure-Wirkungen (63 %, 60 %, 65 %) als Stimuli gewirkt und die Placebowerte von anfangs 21 % auf zuletzt 46 % emporkonditioniert haben. Da es nach G. S. Kienle [290, 295, 297] fragwürdig ist, daß es sich bei diesen Placebowerten um echte Therapiewirkungen handelt, wurde wahrscheinlich die Bereitschaft der Patienten zu positiven Wirkungsangaben emporkonditioniert. Die Folge ist, daß die zuletzt zustandegekommene 19 %-Verum-Placebo-Differenz nicht den wahren Wert der Verumwirksamkeit angibt, sondern fälschlich zu klein ist.

Untersuchungen von Rickels et al. [431, 433] weisen darauf hin, daß in Doppelblindstudien bei Patienten mit einschlägiger therapeutischer Vorerfahrung geringere Verum-Placebo-Differenzen angegeben werden als bei anderen Patienten. Entsprechende Phänomene kennt man in Crossover-Studien als eine Form der sogenannten Carry-Over-Effekte [90]. Auch diesem Phänomen dürften Konditionierungseffekte zugrundeliegen [5].

Tabelle 4. Abwechselnde Behandlung mit Azetylsalizylsäure oder Placebo. (Aus [388])

Reihenfolge der Verabreichung	Angegebener Response %		
	Azetylsalizylsäure	Placebo	Differenz
erste	63 %	21 %	42 %
zweite bis achte oder neunte	60 %	41 %	19 %
letzte	65 %	46 %	19 %

Verschleierung der Wirksamkeit
durch zusätzliche und kompensatorische Therapien

In einer Meta-Analyse placebokontrollierter Studien zur Cimetidinbehandlung des Magenulcus konnte Moerman [387] feststellen, daß bei einem Teil der Studien die Wirkungsdifferenz von Cimetidin und Placebo statistisch signifikant ausfiel, bei einem anderen Teil der Studien aber nicht. Dieser Unterschied war in erster Linie *nicht* von der Heilungsrate unter Cimetidin, sondern von der Heilungsrate unter Placebo abhängig: War die Heilungsrate unter Placebo niedrig, war Cimetidin im allgemeinen signifikant überlegen, war die Heilungsrate unter Placebo dagegen hoch, dann erschien Cimetidin beim Placebovergleich als unwirksam. Diese Variabilität der Studienergebnisse ist damit zu erklären, daß es beim Magenulcus eine Vielzahl von therapeutischen Kofaktoren gibt (Ausschaltung von Noxen und Stress, Weglassen bestimmter Medikamente, Entspannung, zusätzliche Einnahme von Antacida, Diät, naturheilkundliche Maßnahmen, Krankenhausaufenthalt); wenn nur *wenige* solcher Faktoren zum Tragen kommen, dann sind die Heilungsraten unter Placebo relativ niedrig, und dann kann Cimetidin darüber hinaus seine Wirkung entfalten; kommen aber viele solcher Kofaktoren zur Geltung, dann bleibt wenig Raum für eine darüber hinausgehende Arzneimittelwirksamkeit. Cimetidin erscheint dann als unwirksam, obwohl es das nicht ist.

Ein entsprechendes Beispiel gibt es auch aus der Homöopathie, denn genau diese Art von Wirksamkeitsverschleierung scheint in der randomisierten und placebokontrollierten Studie von DeLange-DeKlerk et al. [108] zur homöopathischen Behandlung kindlicher Atemwegsinfektionen vorzuliegen. In dieser Studie gab es außer der homöopathischen Behandlung auch antibiotische Behandlung, Tonsillektomien und diätetische Versorgung. Von vornherein gab es deshalb wenig Raum, damit sich – *über* die Wirksamkeit dieser anderen Therapiemaßnahmen *hinaus* – die Wirksamkeit der Homöopathie hätte abheben können. Somit ist die Situation gleich wie bei den erwähnten Cimetidinstudien, doch nun kommt noch ein zweiter Verschleierungsfaktor hinzu. Angenommen die homöopathische Behandlung ist wirksam: In diesem Falle ist der Bedarf an Zusatztherapie in der schlechter behandelten Gruppe – ohne homöopathische Behandlung – natürlich größer. Zu erwarten ist also, daß in dieser Gruppe die Zusatztherapien in etwas größerem Ausmaß in Anspruch genommen werden. Wird nun aber dieser größere Bedarf tatsächlich erfüllt, dann kompensiert die relativ intensivere Zusatzbehandlung die primär überlegene Behandlung der Verumgruppe (der Homöopathiegruppe), und dann kommt es zuletzt zu einer Angleichung der Therapieerfolge in beiden Gruppen.

Tatsächlich entspricht der Verlauf der Studie von DeLange-DeKlerk genau diesem Muster: Die Zahl der antibiotischen Behandlungen wurde im Laufe der Studie in der Placebogruppe weniger gesenkt als in der Homöopathiegruppe: von 73 auf 33 unter Homöopathie, aber nur von 69 auf 43 unter Placebo. Andererseits wurden Tonsillektomien unter Placebo (21%) etwas öfter vorgenommen als unter Homöopathie (16%). Beides war zwar nicht statistisch signifikant, dennoch behindert diese intensivere Zusatzbehandlung der Placebogruppe, daß zuletzt ein deutlicher Wirkungsunterschied zwischen Homöopathie und Placebo im Score-Vergleich der Atemwegsinfektionen zustandekommen kann. So ist es nicht verwunderlich, daß der tägliche Symptomenscore unter homöopathischer Behandlung (Score 2,21) zwar günstiger ausfiel als unter Placebo (Score 2,61), daß aber dieser Unterschied eben nicht signifikant war. (Ähnlich wurde auch in Leserbriefen im British Medical Journal argumentiert [154, 523].) Auch bei dieser Studie besteht also die Wahrscheinlichkeit, daß die Überlegenheit der besseren Behandlung im Studienergebnis artifiziell verdeckt ist.

Das Fatale ist, daß die Verschleierung durch Zusatzbehandlungen wie ein *Automatismus* wirken kann. Es entsteht ja in der primär weniger wirksam behandelten Gruppe ein verhältnismäßig größerer Bedarf an zusätzlichen Therapiemaßnahmen. Deshalb ist vor allem für diese Gruppe die Tendenz zu vermehrten Zusatztherapien anzunehmen – mit der *automatischen* Konsequenz, daß der primäre Wirksamkeitsunterschied von Prüf- und Kontrolltherapie verwischt wird.

Ein weiteres Beispiel bietet eine Studie von Koes et al. [311] zur Behandlung von persistierenden Rücken- und Nackenschmerzen. Die Patienten wurden in vier Gruppen randomisiert (mit je 61 bis 66 Patienten): erstens Chiropraxis, zweitens Physiotherapie, drittens unspezifische Allgemeinpraktiker-Behandlung, viertens Placebobehandlung. Nach einer Beobachtungszeit von 6 bzw. 12 Monaten gab es die besten Ergebnisse unter Chiropraxis, die zweitbesten unter Physiotherapie. Zu beachten ist nun, daß die Patienten der vier Gruppen zusätzliche Behandlungen erhielten: unter Chiropraxis 5× Physiotherapie; unter Physiotherapie 6× Chiropraxis, unter Allgemeinpraktiker-Behandlung 12× Physiotherapie plus 6× Chiropraxis, unter Placebo 19× Physiotherapie plus 3× Chiropraxis. Es wurden also desto mehr Zusatztherapien in Anspruch genommen, je weniger wirksam die primäre Studientherapie war – mit der Konsequenz einer Nivellierung der Wirksamkeitsunterschiede.

So gesehen ist nicht verwunderlich, daß z. B. das negative Ergebnis einer placebokontrollierten Studie zur Immunotherapie bei Kindern mit allergischem Asthma [6], bei der auch die Kinder der Placebogruppe eine exzellente Behandlung erhielten (Anleitungen zur Allergenvermeidung, Monitoring und wirksame Medikation) als nicht aussagekräftig kritisiert wurde [334].

Fallstricke bei der Patientenrekrutierung

Einiges Aufsehen erregte vor wenigen Jahren eine randomisierte und placebokontrollierte Studie zur Homöopathie bei chronischen Kopfschmerzen [529]. Die Studie wurde in einer Münchner homöopathischen Privatpraxis durchgeführt. Aus verständlichen – ethischen – Gründen, sah man sich außerstande, eine placebokontrollierte Studie mit dem eigenen Klientel dieser Praxis durchzuführen. Man warb deshalb speziell für die Studie Probanden durch eine Pressekampagne an [529]. Bei der Auswertung der Studie bemerkte man schließlich, daß diese rekrutierten Studienpatienten allerdings eine höchst negative Auswahl darstellten. Die vorangegangene Dauer therapieresistenter chronischer Kopfschmerzen betrug im Median 23 (2 bis 54) Jahre [168]. Im Unterschied hierzu war die Dauer vorangegangener Kopfschmerzen bei den sonstigen Patienten jener Praxis 3–15 Jahre [490].

Die Studie erbrachte ein negatives Ergebnis: Sowohl in der Homöopathie-gruppe wie auch in der Placebogruppe waren, bei einer Behandlungszeit von 12 Wochen, die Besserungen im Durchschnitt allenfalls marginal. Es kann aber dieses Ergebnis nicht als Beweis gegen homöopathische Therapiemöglichkeiten bei Kopfschmerz gewertet werden, denn es ist alles andere als ausgeschlossen, daß bei einem derart negativen, seit jahrzehnten therapieresistenten Patienten-kollektiv ein homöopathischer Behandlungserfolg innerhalb von 12 Wochen ohnehin aussichtslos war. Obwohl es sich also um eine technisch korrekt durch-geführte randomisierte und placebokontrollierte Studie handelt, ist ihre Aussa-gekraft limitiert.

Kognitive Interaktionen werden durch das Doppelblinddesign nicht neutralisiert

Es gibt eine relativ umfangreiche Literatur darüber, wie die *Interpretation* von Arzneimittelwirkungen die Wirkungsangaben der Patienten beeinflussen. In Anlehnung an Schachter und Singer [453, 454] kann man hier von „kognitiver Interaktion" spechen. Auch hierdurch können Arzneimittelwirkungen in Dop-pelblindstudien verschleiert werden.

Wie Kast und Loesch [260] zeigten, können Arzneimittel*neben*wirkungen in Blindstudien dazu führen, daß die subjektiv erfahrene *Haupt*wirkung von den Patienten als vermindert oder gesteigert angeben wird, je nachdem, ob sie die Nebenwirkungen als gefährlich oder als erwünschtes Wirksamkeitsindiz inter-pretieren. Dementsprechend kann die Verum-Kontrolle-Differenz variieren. Ein Beispiel bietet eine Pilotstudie zur Behandlung des Weichteilrheumatismus mit Kytta-Balsam. Die Studie (bisher unveröffentlicht) wurde zur Fallzahlab-schätzung für eine nachfolgend geplante konfirmatorische Studie durchgeführt. Als Verum wurde ein kutan zu applizierender Symphytum-Balsam geprüft, und zwar sowohl mit als auch ohne ein Hyperämikum (Methylnikotinamid). Die kli-nisch-praktisch und theoretisch begründete Erfahrung besagte, daß die Zu-gabe des Hyperämikums die Resorption und damit auch die Wirkung des Sym-phytum-Balsams steigern würde. Insgesamt gab es also vier Studienarme mit je 20 Patienten: Symphytum + Hyperämikum vs. Symphytum vs. Hyperämikum vs. Placebo.

Obwohl es unter dem Hyperämikum zu lokaler Hautrötung und kurzfristi-gem Hautbrennen kommt, wurden die Patienten dieser Studie nicht über das mögliche Auftreten dieser ärztlich bezweckten und erwünschten Neben-erscheinungen der Therapie aufgeklärt, um ihnen keinerlei Identifizierungs-möglichkeiten zu bieten. Damit allerdings war eine negative Bewertung dieser Hautreaktionen vorprogrammiert, und somit auch (entsprechend der o. g. Un-tersuchung von Kast und Loesch) eine Verminderung der Wirkungsnennungen.

Während der Studie kam es bei 25 % der Patienten zu derartigen Hautreak-tionen. Dementsprechend wurde für diese Präparate eine signifikant schlechte-re Verträglichkeit angegeben. Das ausschlaggebende Zielkriterium (für die Fall-zahlabschätzung) war der erkrankungsspezifische Ruheschmerz. Für dieses Zielkriterium war im Ergebnis, wie erwartet, das Kombinationspräparat Sym-phytum + Hyperämikum dem bloßen Hyperämikum überlegen, gleichfalls das

Symphytum dem bloßen Placebo. Es waren jedoch die Ergebnisse für das Kombinationspräparat Symphytum + Hyperämikum schlechter als für das einfache Symphytum, und die Ergebnisse für das bloße Hyperämikum schlechter als für das Placebo. Ja, das Kombinationspräparat Symphytum + Hyperämikum zeigte keine besseren Ergebnisse als das Placebo.

In Hinblick auf die geplante konfirmatorische Studie mußte das Ergebnis interpretiert werden, und da bieten sich zwei Möglichkeiten: Entweder hat die Verabreichung des Hyperämikums tatsächlich die Ruheschmerzen verstärkt, was aber unwahrscheinlich ist, da Schmerzen im allgemeinen antagonistisch wirken. Oder es war die Hyperämie für die Patienten eine negativ erfahrene Nebenwirkung, und es hat diese negative Erfahrung, wie in der erwähnten Studie von Kast und Loesch, die Angaben zum Hauptkriterium gesenkt. Die zweite und wahrscheinlichere Interpretation besagt also, daß das Ergebnis der Studie falsch ist, und daß der Fehler gerade *wegen* der Verblindung zustandegekommen sei.

Hier bestätigt sich, was G. Clauser bereits 1956 sagte: „Arzneimittelprüfungen sollten auf keinen Fall deshalb kritiklos anerkannt werden, weil sie mit der doppelblinden Technik gewonnen wurden. Ihr haften ähnliche Fehlermöglichkeiten an, wie allen übrigen klinischen Prüfungen. Eine Patentlösung zur Ausschaltung psychischer Reaktionen von Arzt und Patient gibt es nicht. Der doppelte Blindversuch ist nur wertvoll in der Hand psychologisch geschulter klinischer Prüfer" [87].

Störung des Arzt-Patienten-Verhältnisses

Die Verblindung einer Studie interferiert mit dem Arzt-Patienten-Verhältnis, was unter Umständen eine negative Auswirkung auf die Qualität der Behandlung haben kann. Diese Situation kann speziell in Doppelblindstudien zur Homöopathie sehr ungünstige Auswirkungen haben. Behandlungen der klassischen Homöopathie sind nach deren Eigenverständnis darauf angewiesen, daß der Arzt das Simile korrekt findet. Hierfür ist ein positives Vertrauensverhältnis zwischen Patient und Therapeut erforderlich. Daß die Rahmenbedingungen einer Doppelblindstudie dieser Vertrauensbildung abträglich sein können, ist nicht unwahrscheinlich. Ist aber die Auffindung des Simile gestört, dann folgt eine minderqualifizierte Behandlung und mithin eine Tendenz zu falsch negativen Ergebnissen.

Fehlattribution

Noch eine zweite besondere Tendenz zu falsch negativen Ergebnissen kann in Doppelblindstudien zur klassischen Homöopathie auftreten. In der täglichen Praxis rechnet ja der Homöopath immer mit der Möglichkeit, ein falsches Arzneimittel ausgewählt zu haben. Falls also keine Besserung eintritt, wird er ein zweites oder drittes Arzneimittel aussuchen. In Doppelblindstudien kann es nun allerdings, wie Walach [528] hervorgehoben hat, zu „Fehlattributionen" kommen: Wenn nämlich in einer placebokontrollierten Studie bei einem Patienten keine Besserung eintritt, so kann der Arzt nicht wissen, woran das liegt: Ist das falsche Arzneimittel ausgewählt, oder handelt es sich um einen Placebopatienten? – Ist letzteres der Fall, so wäre es sinnlos, weitere Arzneimittel auszusuchen und einzusetzen. Wenn also der Arzt fälschlich einen Verumpatienten, der sich nicht bessert, als Placebopatienten einschätzt, so kann es, wie Walach sagt, zu einer „spezifischen Verunsicherung des Arztes" kommen. Es wird seine Motivation beeinträchtigt, nachhaltig „am Ball zu bleiben" und weitere Arzneimittel auszuprobieren. Es besteht also in solchen Studien eine große Chance, daß in der Gruppe der Verumpatienten keine optimale Behandlung realisiert wird.

Darüber hinaus kann es, wie Walach beschreibt, noch weitere Konfusionen geben, z. B. die Reaktionen des Patienten, wenn ihm der Arzt von seiner Vermutung berichtet, daß er zur Placebogruppe gehört. Auch hierbei kommt es zu Konsequenzen, die wiederum die Tendenz zur Nivellierung der Verum-Placebo-Differenz verstärken.

Drop-outs und Non-Compliers

Es gibt unterschiedlichste Gründe, warum Probanden nach Aufnahme in eine Studie wieder herausfallen können (Drop-out). Da das Drop-out in einem kausalen Zusammenhang mit der betreffenden Behandlung stehen kann, sind die Gründe des jeweiligen Drop-outs sorgfältig zu analysieren; es kann sonst zu Verfälschungen im Studienergebnis kommen. Folgende Typen des kausalen Zusammenhangs zwischen der Wirksamkeit der Behandlung und Drop-out sind denkbar:

Erstens mag der Patient die Therapie abbrechen bzw. nicht zur Wiedervorstellung erscheinen, weil aus seiner Sicht die Therapie einen deutlichen Erfolg bereits erbracht hat und ihm die Fortsetzung überflüssig erscheint; zweitens mag er sie auch abbrechen, weil ihm die Behandlung unwirksam und ihre Fortsetzung sinnlos erscheint. Der erste Fall tritt eher in der wirksamer behandelten, der zweite eher in der weniger wirksam behandelten Gruppe auf. In jedem dieser beiden Fällen hat allerdings das Drop-out dieselbe Konsequenz hinsichtlich der durchschnittlichen Verum-Kontrolle-Differenz: sie wird tendenziell nivelliert.

(Es kann auch Gründe für ein Drop-out oder eine mangelnde Compliance der Patienten geben, die in keinem kausalen Zusammenhang mit der Wirksamkeit der Therapie stehen und deshalb auch keine Auswirkungen auf die durchschnittliche Verum-Kontrolle-Differenz haben: unangenehme Nebenwirkungen der Behandlung, Wohnungswechsel, Vergeßlichkeit etc.)

Intention-to-treat

Um die Ergebnisverzerrungen durch Protokollverstöße, z. B. durch Drop-out, zu vermeiden, werden klinische Studien oft nach dem Prinzip des Intention-to-treat ausgewertet [461, 546]. Hiernach vergleicht man die Prüf- und Kontrollgruppe nicht auf der Basis der tatsächlich erfolgten Behandlung, sondern entsprechend der anfänglichen Behandlungs*absicht*, eben des „intention to treat" [461].

Dieses Prinzip des Intention-to-treat kann aber selbst wiederum falsch negative Ergebnisse provozieren, was sich am Beispiel der großen ISIS-3-Studie [239] verdeutlichen läßt, einer randomisierten Studie zur Akutbehandlung des Herzinfarkts: In 22 Ländern wurden in 914 Krankenhäusern insgesamt 41299 Patienten behandelt. Die sechsarmige Studie hatte zwei Fragestellungen. Die erste Frage war, welches von drei thrombolytischen Präparaten (Streptokinase, Anistreplase und Duteplase) das wirksamste sei; die zweite Frage war, ob eine Heparinisierung einen zusätzlichen Vorteil bewirken würde. Für beide Fragestellungen war die 35-Tage-Überlebensrate nach Herzinfarkt das primäre Zielkriterium. Zur ersten Fragestellung lautete das Ergebnis: Streptokinase, Anistreplase und Duteplase erwiesen sich als gleich wirksam. Das zweite Ergebnis war: Die zusätzliche Heparinisierung erbrachte keinen Überlebensvorteil.

Um eine Studie dieser Größe überhaupt durchführen zu können, wurden die Versuchsbedingungen gelockert. Zwar wurden die Patienten per Randomisation den beiden Gruppen zugeordnet (20656 Patienten kamen in die Heparingruppe, 20643 Patienten in die Kontrollgruppe), danach aber war es den Ärzten freigestellt, jegliche Zusatztherapie zu verordnen, die sie für angebracht hielten; sie durften sogar die Heparinisierung abändern oder aufheben, sofern eine „klare" Indikation dafür bestand. Dementsprechend war für die endgültige Auswertung nicht entscheidend, wie tatsächlich behandelt wurde (ob entsprechend der eigentlichen Studienplanung oder anders), sondern in welche Gruppe der Patient randomisiert worden war, also das Intention-to-treat. So kam es dazu, daß in der Heparingruppe 8 % der Patienten entgegen der Studienplanung kein Heparin erhielten, wogegen in der Kontrollgruppe 18 % der Patienten entgegen der Studienplanung heparinisiert wurden.

Es ist also nicht ausgeschlossen, daß die teilnehmenden Ärzte, was ja einer klinischen Vernunft entsprechen würde, bei einer hämorrhagischen Gefährdung der Patienten auf die Heparinisierung verzichteten, und zwar auch wenn der betreffende Patient dafür vorgesehen war, und daß andererseits die Heparinisierung bei einer „klaren" Indikation eingesetzt wurde, auch wenn der Studienplan anders lautete. Durchaus möglich ist also, daß die Studienärzte aufgrund ihrer Kenntnisse imstande waren, die spezifischen Vor- und Nachteile der Heparinisierung abzuwägen, um in den Fällen, in denen es wirklich darauf ankam, die Heparinisierung entsprechend der klinischen Notwendigkeit durchzuführen und das Protokoll nur zu befolgen, wenn nach ihrem Urteil für den konkreten Fall ohnehin kein entscheidender Grund für oder gegen die Heparinisierung sprach. So mag es ihrem therapeutischen Optimierungsbestreben zuletzt gelungen sein, für beide Gruppen die beste Ergebnismöglichkeit zu erzielen – und dieses Ergebnis mußte dann notwendigerweise für beide Gruppen ungefähr gleich sein. Mit dieser Gleichheit suggeriert aber das Gesamtergebnis der gigantischen ISIS-3-Studie eine Wirkungslosigkeit der zusätzlichen Heparinisierung, obwohl das Heparin möglicherweise je nachdem wirksam oder schädlich ist unter Voraussetzungen, welche die Ärzte schon längst weitgehend durchschauen und im Griff haben.

Auch bei dieser randomisierten Studie ist das Ergebnis nicht per se beweisend; im Gegenteil muß man auch in diesem Falle zurückhaltend sein, dem negativen Ergebnis einer randomisierten Studie ohne weiteres eine höhere Aussagekraft zuzugestehen als der ärztlichen Erfahrung, die im Einzelfall differenzierter und fortgeschrittener sein kann als das fehleranfällige Instrument der randomisierten Studie.

Mega-Studien

„Why do we need some large, simple randomized trials?" – Mit diesen Worten propagierten Yusuf et al. [558] 1984 die vermehrte Durchführung sogenannter Mega-Studien. Yusuf et al. waren der Auffassung, daß der therapeutische Fortschritt in der Medizin zumeist nur in sehr kleinen Schritten gewonnen werden könne, und daß in üblichen randomisierten Studien diese kleinen Wirksamkeitsfortschritte nicht erfaßt würden – es sei denn, die Studie umfaßt sehr große Patientenzahlen. (Auch bei zu kleinen Studien kann also die Gefahr falsch negativer Ergebnisse bestehen: „Das Problem falsch negativer nichtsignifikanter Studien besteht darin, daß Studien mit zu kleinen Fallzahlen möglicherweise medizinisch therapeutische Effekte nicht aufdecken und zu erkennen gestatten" [52].)

Nun können aber gerade die Mega-Studien selbst wiederum falsch negative Ergebnisse erzeugen, gerade weil in ihnen die Studienbedingungen meist radikal vereinfacht sein müssen; ansonsten sind solche Studien logistisch kaum durchführbar. Daß dadurch falsch negative Ergebnisse entstehen können, zeigte bereits das oben genannte Beispiel der ISIS-3-Studie.

Woods [554] spricht in dieser Hinsicht von einem „Null Bias". Er erläutert ihn anhand der ISIS-4-Studie [240] (die Nachfolgerstudie von ISIS-3). Diese Studie erstreckte sich auf 58050 Patienten, die in 1086 Krankenhäusern mit Verdacht auf akuten Herzinfarkt behandelt wurden. Die Patienten wurden per Randomisation einem der sechs folgenden Therapiearme zugewiesen: Captopril vs. Placebo, Mononitrat vs. Placebo, intravenöses Magnesiumsulfat vs. Placebo. Als Basistherapie erhielten 94% der Patienten Aggregationshemmer und 70% fibrinolytische Behandlung. Hinsichtlich des Zielkriteriums, der Reduktion der Mortalität nach 5 Wochen, ergab sich nur unter Captopril eine signifikante Überlegenheit gegenüber Placebo, nicht aber unter Mononitrat oder Magnesium.

Nun kann allerdings in dieser Studie, wie Woods darstellt, ein Null-Bias aufgetreten sein, denn 55% aller Studienpatienten erhielten bereits vor Beginn der Studie, und 60% erhielten während der Studie (in Prüf- und Placebogruppen ausbalanciert) eine nicht durch die Studie vorgesehene Nitrattherapie. Dieser große Prozentsatz der Studienpatienten ist also zumindest für die Prüfung der Nitratwirkung (Mononitrat vs. Placebo) ungeeignet. Er ist einem Falsch-Negativ-Fehler unterworfen, denn es wurden ja auch die betreffenden Placebopatienten mit Nitraten behandelt. Darüber hinaus argumentiert Woods zu Recht, daß es wenig hilfreich wäre, die restlichen Patienten (45% bzw. 40%) auszuwerten, denn die Basis für deren Selektion war, daß die Ärzte bei ihnen die Nitratgabe für nicht angezeigt hielten.

In der Tat sind also Mega-Studien für falsch negative Ergebnisse prädestiniert. Daß größere Studien geringere Gruppenunterschiede aufweisen, konnte von Johnson et al. [248] untermauert werden: Bei 200 randomisierten Interventionsstudien zur Modifizierung von gesundheitsgefährdendem Verhalten (Reduzierung von Körpergewicht, Alkohol- und Nikotinkonsum und riskanten Sexualpraktiken) ergab sich eine statistisch signifikante negative Korrelation zwischen gezeigtem Behandlungseffekt und Studiengröße. Dieses Ergebnis mag, wenigstens zum Teil, Folge einer Falsch-Negativ-Tendenz in großen Studien sein.

Zusammenwirken und Verstärkung der verfälschenden Faktoren

Wie die genannten Beispiele zeigen, gibt es eine Vielzahl von Faktoren, die in randomisierten Studien, zumindest tendenziell, falsch negative Ergebnisse provozieren. Die Auflistung dieser Faktoren (s. Tabelle 5) beansprucht keine Vollständigkeit; es gibt wahrscheinlich unendlich viele Fehlermöglichkeiten, die zu falsch negative Ergebnissen führen können.

Besonders heimtückisch ist, daß diese Faktoren auch zusammenwirken und sich gegenseitig verstärken können. Insgesamt resultiert so eine prinzipielle Tendenz zur Verschleierung von potentiellen Therapiewirkungen durch randomisierte klinische Studien. Diese Tendenz ist, wie schon gesagt, *der grundlegende* Bias aller experimentellen klinischen Studien. Als besonders problematisch mag erscheinen, daß dieser generelle Falsch-Negativ-Bias in der gegenwärtigen Methodendiskussion so gut wie nicht artikuliert wird.

Einzelne Aspekte dieses Bias waren schon in den 50er Jahren sporadisch bemerkt worden; es wurde damals davor gewarnt, daß die Doppelblindstudie – gerade wegen der Verblindung – Arzneimittelwirkungen verdunkeln [182] oder verschleiern [509] oder verwässern könne [337]. Seither bezweifelten immer wieder vereinzelte Stimmen, daß in randomisierten Doppelblindstudien die psychogenen Einflußfaktoren (observer bias etc.) neutralisiert seien [24, 220, 224, 270, 272, 273, 278, 301, 303, 345, 387]. Ein allgemeines diesbezügliches Problembewußtsein ist jedoch bis heute nicht entstanden.

Tabelle 5. Auswahl von Faktoren, die in randomisierten Studien die Tendenz zu falsch negativen Ergebnissen fördern können

- Therapiefehler
- Gefälligkeitsauskunft, experimentelle Unterordnung
- Informed Consent
- Tendenz zu mittelwertigen Angaben
- Gruppenangleichung
- Mangelnde Differenzierungskraft der Erhebungsmethode
- Konditionierungseffekte
- Zusätzliche und kompensatorische Behandlung
- Fallstricke bei der Patientenrekrutierung
- Kognitive Interaktionen
- Störung des Arzt-Patienten-Verhältnisses
- Fehlattribution
- Drop-outs und Non-Compliers
- Intention to treat
- Simplifiziertes Studiendesign (Mega-Studien)

Festzuhalten ist, daß eine radikale Asymetrie des Stellenwerts positiver und und negativer Studienergebnisse besteht. Zwar ist ein positives Ergebnis einer vergleichenden Therapiestudie vor allem dann valide und verläßlich, wenn es sich um eine lege artis durchgeführte randomisierte Studie handelt; andererseits kann aber ein negatives Ergebnis einer randomisiserten Studie – wegen der omnipräsenten Möglichkeit falsch negativer Studienergebnisse – niemals als Beweis einer Unwirksamkeit gelten.

Dieser Fundamental-Bias wirft ein nochmals krasseres Licht auf die schon genannte ethische Problematik behördlicher Forderungen nach randomisierten Studien (s. S. 81 ff). Die Legitimation solcher Forderungen ist noch weiter eingeschränkt, wenn trotz formal korrekter Durchführung einer randomisierten Studie ein falsch negatives Ergebnis nicht ausgeschlossen werden kann.

Auswirkungen auf Meta-Analysen

Aus der beschriebenen Tendenz zu falsch negativen Ergebnissen ergibt sich eine schwerwiegende und im allgemeinen nicht bemerkte Problematik bei der Durchführung und Auswertung von Meta-Analysen randomisierter Studien. Es ist ja selbstverständlich, daß der Falsch-Negativ-Bias auch auf Meta-Analysen durchschlägt. Dieses Problem sei, wegen der thematischen Beziehung zwischen komplementärer Methodenlehre und komplementärer Medizin, am Beispiel der Homöopathie und am Beispiel der anthroposophischen Misteltherapie dargestellt:

Zur Homöopathie wurde 1997 im Lancet eine Meta-Analyse von 186 randomisierten Studien publiziert [346]; die Autoren kamen zu dem Schluß, daß die klinischen Effekte der Homöopathie nicht völlig als sogenannte Placeboeffekte eingestuft werden könnten. In einem nachgeschalteten Kommentar zu dieser Meta-Analyse betonte Jan Vandenbroucke, weltweit anerkannter Methodologe und immerhin einer der Teilnehmer an der Potsdamer Konferenz zu Erstellung von Richtlinien für systematische Übersichtsarbeiten („good overview practice") [98], daß diese Meta-Analyse methodisch einwandfrei durchgeführt sei („the meta-analysis is completely state of the art" [521]). Dennoch besteht folgendes Problem: Diese Meta-Analyse enthält unter anderem die oben kritisierten Studien von Shipley et al. (s. S. 86) und DeLange-DeKlerk et al. (s. S. 91). Wie schon gesagt, ist nicht unwahrscheinlich, daß beide Studien falsch negative Ergebnisse enthalten, was aber in der Meta-Analyse trotz deren formal hochstehender Qualität („state of the art") nicht berücksichtigt wurde. Tatsächlich dürfte es auch für die Autoren der Meta-Analyse nicht möglich gewesen sein, dieses Problem zu berücksichtigen, denn es wird in der gegenwärtigen Methodendiskussion nicht explizit diskutiert. Gerade deshalb aber ist es nicht im mindesten ausgeschlossen, daß auch bei anderen in dieser Meta-Analyse einbezogenen randomisierten Homöopathiestudien ähnliche falsch negative Ergebnisse vorlagen. Der Autor der hier vorliegenden Zeilen hat sich nicht der Mühe einer umfassenden Analyse aller Homöopathiestudien unterzogen; die hier genannten Beispiele sind eher Zufallsfunde. Immerhin ist aber bei einer weiteren randomisierten Homöopathiestudie – die oben erwähnte Studie zu chronischen Kopfschmerzen (s. S. 92), die erst nach der Erstellung der Meta-Analyse publiziert wurde – ein falsch negatives Ergebnis ebenfalls nicht unwahrscheinlich.

Da es keine systematische Vorgehensweise und deshalb auch keine Garantie zur Entdeckung jener Faktoren gibt, die im konkreten Fall ein falsch negatives Ergebnis provozieren können, können gerade mit den formalisierten und standardisierten Techniken der Meta-Analysen die Falsch-Negativ-Fehler leicht übersehen werden. Eine formalisierbare Lösung dieser Schwierigkeit ist jedenfalls nicht in Aussicht.

Daß diese Problematik nicht nur vereinzelt auftritt, zeigt ein Blick auf die anthroposophische Misteltherapie. Während die Homöopathie die wohl bekannteste „besondere Therapierichtung" ist, sind die Mistelpräparate zur Krebsbehandlung wohl die bekanntesten spezifischen Arzneimittel der besonderen Therapierichtungen, zumindest im deutschsprachigen Raum. Auch hierzu gibt es eine Meta-Analyse (bzw. eine systematische Übersichtsarbeit); sie wurde 1994 publiziert [304]. Die Autoren kamen zu dem Ergebnis, daß auf der Grundlage der vorliegenden Studien die Wirksamkeit der Misteltherapie nicht positiv belegt sei. Ausschlaggebend für diese negative Aussage war, daß die damals formal am besten durchgeführten Studie – eine randomisierte, placebokontrollierte Studie zum nicht-kleinzelligen Bronchialkarzinom [117] – eine signifikante Überlegenheit der Misteltherapie gegenüber Placebo nur hinsichtlich der Befindlichkeit der Patienten aufwies, wogegen die mediane Überlebenszeit der mistelbehandelten Patienten gegenüber den placebobehandelten Patienten nur tendenziell, nicht aber signifikant überlegen war (9,1 Monate unter Iscador vs. 7,6 Monate unter Placebo).

Auch bei dieser Studie ist aber ein Falsch-Negativ-Fehler wahrscheinlich: In der Gruppe der 101 mistelbehandelten Patienten gab es immerhin 4 komplette Remissionen und 26 weitere Tumorrückbildungen, also insgesamt 30 % Tumorrückbildungen. Ähnlich sind allerdings auch in der Gruppe der 105 placebobehandelten Patienten immerhin 3 komplette Remissionen und 19 weitere Tumorrückbildungen eingetreten.[1] Nun werden zwar Spontanremissionen z. B. beim Primärtumor des malignen Melanoms und bei pulmonalen Metastasen des Nierenzellkarzinoms nicht selten beobachtet, nicht aber beim nicht-kleinzelligen Bronchialkarzinom. Deshalb ist in Anbetracht der hohen Remissionsraten dieser Studie zu vermuten, daß die Patienten *beider* Gruppen wirksame

---

[1] In der Studienpublikation waren die Remissionen nicht nach WHO- bzw. EORTC-Kriterien standardisiert; sie waren wie folgt beschrieben [117]:

a) Fälle mit mindestens zweimaligem negativen Befund am Ort des Primärtumors, gegebenfalls Verschwinden von Fernmetastasen (unter Iscador 4mal, unter Placebo 3mal);

b) Fälle mit einmaligem negativen Befund am Ort des Primärtumors und eventuellem Verschwinden von Fernmetastasen (unter Iscador 3mal, unter Placebo 5mal);

c) Fälle mit ein- oder mehrmals dokumentiertem Rückgang des Primärtumors unabhängig von der Entwicklung von Fernmetastasen, ohne vorherige Zunahme des Primärtumors (unter Iscador 12mal, unter Placebo 4mal);

d) Fälle mit einem Rückgang des Primärtumors nach vorheriger Zunahme und Fälle mit einem dokumentiertem Verschwinden von Fernmetastasen bei vorheriger oder gleichzeitiger Zunahme des Primärtumors (unter Iscador 11mal, unter Placebo 10mal).

Gesamt: Iscador 30mal, Placebo 22mal
Als bildgebende Untersuchungen wurden durchgeführt: Thorax-Röntgen am Beginn und alle vier Wochen; Hilusschichtaufnahmen zu Beginn und alle sechs bis acht Wochen; bei Verdacht Leber-, Skelett- oder Hirnszintigramm/Sonogramm/Computertomographie.

Therapien erhalten haben, und zwar eben auch die Patienten der „Placebo"-Gruppe. Man weiß heute aus Befragungen, daß Krebspatienten in großem Prozentsatz zusätzliche biologische Behandlungen erhalten [23]. Dieser Punkt wurde aber in der Studie nicht systematisch abgeprüft, es wurden aber gerade in dieser Studie die Patienten zum Teil in einem Umfeld behandelt, in dem breit angelegte biologische Therapieverfahren (Thymusbehandlung, Vitaminbehandlungen, Polypeptidbehandlung e.c.) zum Standardprogramm gehörten. Auch außerhalb der Kliniken könnten die Patienten weitere Therapeuten konsultiert haben; es ist nicht einmal ausgeschlossen, daß die Patienten der Placebogruppe *auch* eine Mistelbehandlung erhielten. Da es sich bei 97 % der Karzinome dieser Studie um Plattenepithelkarzinome handelte, die bei anderen Lokalisationen, z.B. Zervixkarzinom und HNO-Tumoren, auf Kombinationen von Immunmodulation und Vitaminen (Interferon + Retinoide) gut ansprechen [z.B. 41, 348 – 350, 484], ist es durchaus plausibel, daß die Placebopatienten jener Studie eine zwar nicht allgemein anerkannte, aber dennoch wirksame Therapie mit immunmodulierenden oder Differenzierungs-induzierenden Präparaten erhalten haben, beispielsweise im Rahmen jener genannten biologischen Therapien. Hierauf könnte die bemerkenswerte Remissionsquote in der Placebogruppe zurückzuführen sein, was aber bedeuten würde, daß die Wirksamkeit der Mistelbehandlung in diesem Falle nivelliert und verschleiert worden wäre und man ein falsch negatives Ergebnis hätte.

Wie bei den o.g. Homöopathiestudien hat dieser nicht unwahrscheinliche Falsch-Negativ-Fehler natürlich die Auswirkung, daß die Aussagekraft der betreffenden Meta-Analyse bzw. Übersichtsarbeit erschüttert wird. Solange aber das hier diskutierte Problem des fundamentalen Falsch-Negativ-Bias keine nachdrückliche Berücksichtigung findet, sind die Versuche, bei widersprüchlichen Studienergebnissen zu einer Klärung der Behandlungswirksamkeit mit Hilfe von Meta-Analysen zu kommen, generell in Frage gestellt. Zwar dürfte eine Berechtigung von Meta-Analysen bestehen, wenn gleichlautende Ergebnisse vorliegen, die in den Einzelstudien keine statistische Signifikanz erreichen; ansonsten jedoch ist, trotz des gegenwärtigen Booms an Meta-Analysen, Alvan Feinsteins skeptische Charakterisierung der Meta-Analysen als „statistischer Alchemie für das 21. Jahrhundert" [143] nicht unzutreffend.

In dieser Hinsicht ist auch die Bemerkung von H.J. Eysenck interessant – seine kritischen Übersichtsarbeiten psychoanalytischer Studien gelten immerhin als Geburtsstunde der Meta-Analyse [232] –, der für Meta-Analysen das Problem des Falsch-Negativ-Bias (die Gefahr des Typ-2-Fehlers) global erkannt [134, 135] und treffend bezeichnet hat: „Orthodoxy always invokes the danger of Type One errors to ensure the occurence of Type Two errors!" [135].

Erkenntnistheoretische Limitierungen der randomisierten Studie

Die Philosophie der „pragmatischen Studien" ist kein Ausweg

Die vorangegangenen Ausführungen zeigten, daß es bei der Durchführung randomisierter Studien einen Fundamental-Bias gibt, der in der heutigen Methodendiskussion kaum diskutiert wird: die Tendenz zu falsch negativen Ergebnissen. Bei diesen hier vorangegangenen Reflexionen wurde jedoch vorausgesetzt, es sei das Ziel der vergleichenden klinischen Studien, den *wirklichen* (objektiven, wahren) statistischen Unterschied der Wirksamkeit von Verumbehandlung und Kontrollbehandlung zu ermitteln – was eben durch diese Studien nicht sicher zu erreichen ist. Nun kann man allerdings argumentieren [548, 550], daß diese Voraussetzung nicht zutreffe und deshalb die oben dargelegte systematische Tendenz zu falsch negativen Ergebnissen nur ein scheinbares, nicht aber ein tatsächliches methodisches Dilemma sei. Das Argument ist, daß die Aufgabe der vergleichenden klinischen Studien nicht darin liege, den wirklichen (objektiven, wahren) Therapieeffekt festzustellen, sondern den sogenannten „pragmatischen Prüfansatz" zu realisieren [550].

Der „pragmatische Ansatz" („pragmatic approach") bei der Durchführung randomisierter Studien – und die Unterscheidung gegenüber dem „explanatorischen Ansatz" („explanatory approach") – geht zurück auf eine Veröffentlichung von Daniel Schwartz und Joseph Lellouch aus dem Jahre 1967. Die Wortwahl „pragmatic" bzw. „explanatory" ist allerdings verwirrend, da der sogenannte *pragmatic approach* nicht pragmatisch ist, und der sogenannte *explanatory approach* keine Erklärungen bietet; nichtsdestoweniger soll nach Schwartz und Lelloch [461] der Unterschied folgender sein:

Der *explanatorische* Ansatz hat einen Erkenntnisanspruch und soll herausfinden, ob die betreffende Prüfbehandlung tatsächlich eine therapeutische Wirkung bzw. eine therapeutische Überlegenheit gegenüber der jeweiligen Kontrollbehandlung hat. Der *pragmatische* Ansatz verzichtet hingegen auf den Anspruch, die Wirkung der Prüfbehandlung aus dem Gesamtkomplex der therapeutischen Situation herauszudestillieren und als solche wahrhaft zu erkennen; stattdessen wird die Frage verfolgt, ob das therapeutische Gesamtsetting, das die betreffende Behandlung umfaßt, besser ist als das jeweilige Kontrollsetting: Es wird die betreffende Behandlung als Teil des Gesamtkontexts aufgefaßt: „It is characteristic to the pragmatic approach that the treatments are flexibly defined and ‚absorb' into themselves the context in which they are administered" [461]. Somit steht beim „pragmatischen Ansatz" die Frage im Vordergrund, welche Behandlungsform *in der jeweiligen* Situation die bessere sei, damit man in entsprechenden künftigen Situationen richtige Therapieentscheidungen treffen könne. Während also der explanatorische Ansatz, laut Schwartz und Lelloch, auf ein *Verstehen* abzielt („aimed at understanding"), soll der pragmatische Ansatz ein *Entscheiden* ermöglichen („aimed at decision") [461].

Essentiell für den pragmatischen Ansatzes ist ein konsequenter Umgang mit Probanden, die ihre Teilnahme an der Studie aus irgendwelchen Gründen abbrechen und als „Dropouts" ein Studienergebnis massiv verfälschen können. Gegen diese Schwierigkeit verfolgt der pragmatische Ansatz eine radikale Strategie: Er faßt das Vorkommen von Dropouts als Teil des jeweiligen Gesamtsettings auf und vergleicht die Prüf- und Kontrollgruppe nicht auf der Basis der tatsächlich erfolgten Behandlung, sondern entsprechend der anfänglichen Behandlungsabsicht, des „intention to treat" [461].

In der Tat scheint dieser „pragmatische" Ansatz die oben diskutierte Problematik der falsch negativen Ergebnisse gänzlich aufzuheben [548], denn es ist ja der jeweilige Kontext, der die verschiedenen Verschleierungen erzeugt. Dieser Kontext geht aber in die „pragmatische" Fragestellung immer mit ein, und somit kann es, aus dieser Sicht, das Problem der falsch negativen Studienergebnisse überhaupt nicht geben [548, 550].

Diese Argumentation ist allerdings nur dann stichhaltig, wenn jeder Anspruch auf Erkenntnis einer wahren (wirklichen, objektiven) therapeutischen Wirkung eines Arzneimittels aufgegeben wird. Tatsächlich wird, konsequenterweise, so argumentiert [550]. Nun kann es jedoch nicht im Interesse der klinischen Forschung liegen, die Wirksamkeit von Therapien zu übersehen, nur weil man sich z.B. durch Gefälligkeitsauskünfte oder mittelwertige Angaben der Probanden oder deren kognitive Interaktionen irreführen läßt, oder weil ein Erhebungsinstrument mit mangelnder Differenzierungskraft eingesetzt wird (s. S. 87, S. 88 und S. 89). Überhaupt ist die Position des sogenannten pragmatischen Ansatzes in erkenntnistheoretischer Hinsicht fatal, gerade *weil* sie die spezielle Behandlung als unablösbaren Teil des jeweiligen Behandlungskontexts auffaßt („the treatments… ‚absorb' into themselves the context in which they are administered"). Es gibt ja, wenn Studien unter dieser Voraussetzung durchgeführt werden, keine rationale Legitimation, die Ergebnisse einer klinischen Studie auf irgendeinen anderen Kontext zu übertragen – und dann wären, unter dieser Voraussetzung, alle klinischen Studien sinnlos.

Dieses Übertragungsproblem, das sich hier auftut, geht noch um eine Dimension über das oben bereits diskutierte abstrakte Problem der Verallgemeinerung hinaus. Man steht nun nicht nur vor dem formalen Problem, daß Patienten niemals eine Zufallsauswahl sind, und daß es deshalb keine Möglichkeit einer statistischen Schlußfolgerung von einem Studienergebnis auf eventuelle künftige Patienten gibt (s. S. 73); es kommt nun das inhaltliche Übertragungsproblem dazu, daß der pragmatische Ansatz das jeweilige Ergebnis nachdrücklich als kontextabhängig auffaßt. Soll es aber auch nur den geringsten Ansatz für das sinnvolle Übertragen eines Studienergebnisses von einer bestimmten Studiensituation auf eine andere Situation geben, muß das Ergebnis kontext*un*abhängig sei. Diese banale Tatsache darf in einer auf empirischer Wirksamkeitsbeurteilung fundierenden Medizin nicht negiert werden, wenn sich die Strategie der klinisch-therapeutischen Forschung nicht selbst ad absurdum führen soll.

Das unlösbare Übertragungsproblem

So fatal die erkenntnismethodischen Folgen der Philosophie der „pragmatischen Studien" sind, so sehr ist andererseits dieser pragmatische Ansatz die konsequente Fortführung der Prämisse der konventionellen Methodenlehre, daß außerhalb randomisierter Studien kein sicheres Erkennen therapeutischer Kausalzusammenhänge möglich sei. Entsprechend dieser Grundvoraussetzung könne man ja nicht wissen, welchen kausalen Einfluß die betreffenden Kontextfaktoren haben, z.B. Alter, Geschlecht und Rasse der Patienten, Begleiterkrankungen, Begleittherapien, geographische Verhältnisse etc. Hieraus ergibt sich aber sogleich folgendes weitere Problem: Es wird in allen klinischen Studie nicht nur die spezifische Indikation und die geprüfte Therapie ausdrücklich festgeschrieben, es werden zusätzlich eine Reihe von Einschlußkriterien und Ausschlußkriterien festgelegt (hinsichtlich Alter, Rasse, Geschlecht, Begleiterkrankungen, Begleittherapien etc.). Diese Ein- und Ausschlußkriterien werden aber oft nicht publiziert und oft auch bei der Umsetzung der Studienergebnisse in den therapeutischen Alltag nicht beachtet. Überhaupt gibt es für die Konstituierung von Ein- und Ausschlußkriterien keine einheitlichen Regelungen. Oft fallen, aber eben unterschiedlich geregelt, Patienten mit schlechtem Allgemeinzustand oder mit Begleiterkrankungen, insbesondere bei Einschränkungen der Leber- oder Nierenfunktion, unter die Ausschlußkriterien der jeweiligen Studie. [30] Ähnliches gilt für Komorbidität [185], für ältere Patienten [198] und für zusätzliche Behandlungen; auch diesbezüglich variieren die Ausschlußkriterien [254]. Oft wird nur ein geringer Prozentsatz (10 % oder weniger [377]) der Patienten, die mit der betreffenden Erkrankung in dem jeweiligen Prüfzentrum behandelt werden, tatsächlich in die Studie aufgenommen; dies wird aber meist nicht publiziert. Bei einer geplanten placebokontrollierten Studie zur postmenopausalen Hormonsubstitution hätten nur 2,5 % der in Frage kommenden Frauen aufgenommen werden können [538]. Eine besondere Schwierigkeit entsteht dadurch, daß zugunsten der genauen Vergleichbarkeit von Prüf- und Kontrollgruppe – der internen Validität – ein möglichst homogenes Patientenkollektiv in klinischen Studien erwünscht ist. Je homogener aber das Kollektiv einer klinischen Studie, desto fraglicher kann die externe Validität gegenüber den heterogenen Patientenkollektiven der wirklichen klinischen Welt sein [254]. Zwar kann man diesem Konflikt durch größere Patientenzahlen begegnen, doch stößt man hierbei rasch an Machbarkeitsgrenzen.

Da es keine einheitlichen Regelungen für Ausschlußkriterien gibt, kommt es nicht nur zu widersprüchlichen Studienergebnissen, sondern eben auch zu ungeklärter Repräsentativität der Ergebnisse [30, 31]. Man steht hier vor ungelösten und zum Teil praktisch unlösbaren Schwierigkeiten. Auch die Methode des „Comprehensive Cohort Design" [406, 407] kann allenfalls klären, ob Outcome-Unterschiede zwischen randomisationswilligen und -unwilligen Patienten zustandekommen, kann aber nicht das Maß der externen Validität gegenüber jenen anderen Patientenkollektiven klären, die andere oder anders ausgeprägte Begleiterkrankungen, andere Zusatztherapien, anderes Alter oder ein anderes soziokulturelles Umfeld haben.

Sogar wenn man von dem oben diskutierten abstrakten Problem der Verallgemeinerung absieht (s. S. 73), dann ist nichtsdestoweniger ein Studienergebnis, streng genommen, nur für solche Patienten gültig (extern valide), die unter *genau* dieselbe Kombination von Ein- und Ausschlußkriterien fallen, wie sie für die Studie gegolten haben. Um also im Sinne der konventionellen Methodenlehre eine wissenschaftlich valide Grundlage für die Anwendung der Therapien zu erhalten, müßte nicht nur für jede potentiell interessante Zuordnung von Therapie und Indikation eine eigene Studie durchgeführt werden (im Vergleich zu Placebo oder Standardtherapie), sondern auch noch für jede dabei eventuell relevante Kombination von Ein- und Ausschlußkriterien. Diese Aufgabe ist aber, aus Gründen der kombinatorischen Mathematik, in quantitativer Hinsicht nicht zu bewältigen; es wäre eine nahezu unendliche, jedenfalls astronomische Anzahl von Studien erforderlich.

So befindet man sich in einem unauflöslichen Dilemma: Wird vorausgesetzt, daß außerhalb randomisierter Studien kein sicheres Erkennen therapeutischer Kausalzusammenhänge möglich sei und daß deshalb der kausale Einfluß der betreffenden Kontextfaktoren nicht beurteilt werden könne, dann muß tatsächlich der Stellenwert randomisierter Studien durch die Philosophie des „pragmatischen Ansatzes" bestimmt werden; dann geht auch, entsprechend diesem Ansatz, der jeweilige Kontext voll in das Studienergebnis mit ein und dann ist in der Tat der oben beschriebene Fundamental-Bias – der Falsch-Negativ-Bias – überhaupt nicht existent. Die Konsequenz ist dann aber, daß die Übertragbarkeit aller Studienergebnisse radikal limitiert und die Gesamtstrategie der klinischen Forschung vor ein unüberwindliches quantitatives Problem gestellt ist.

Möchte man nun andererseits – als Ausweg aus dieser methodologischen Sackgasse – nicht die jeweilige Studie selbst als Grundlage für die Verallgemeinerung nehmen, sondern die inhaltlichen Überlegungen, Einsichten, Theorien, Hypothesen, die zur Durchführung der Studie geführt haben, dann hätte die Studie selbst nur die Funktion einer *exemplarischen* Überprüfung jener Überlegungen (Einsichten, Theorien, Hypothesen) – doch in diesem Falle schlägt jener beschriebene Fundamental-Bias wieder voll durch, daß nämlich nur ein positives Studienergebnis (eine Verifikation), nicht aber ein negatives Ergebnis (eine Falsifikation) eine Beweiskraft hat.

Man entkommt also der Problematik nicht: Entweder besteht, aus erkenntnismethodischen Gründen, bei allen Studien mit negativem Ergebnis eine radikale Ungewißheit hinsichtlich ihrer *internen* Validität, oder es besteht, bei überhaupt allen Studien, eine radikale Limitierung der *externen* Validität. Entweder stößt die Verallgemeinerung eines empirischen Studienergebnisses oder die Falsifikation des zugrundeliegenden theoretischen Konzepts an definitive Grenzen.

Angesichts dieses prinzipiellen Dilemmas ist es naheliegend, den Blick nun wieder über die Methodenlehre der klinisch-therapeutischen Forschung hinaus auf die allgemeine Erkenntnis- und Wissenschaftstheorie zur richten. Immerhin wird dort das Problem der Verallgemeinerung – das Induktionsproblem – seit David Hume intensiv diskutiert. Wie allgemein bekannt, besteht die moderne Antwort auf Hume in Karl Poppers Vorschlag, speziell die *Falsifizierbarkeit* zum Definitionskriterium von Wissenschaftlichkeit zu machen. Angesichts dieses Umstandes soll nun im weiteren dargestellt werden, wie die Methodenlehre der klinischen Forschung mit den heute diskutierten Prinzipien von Wissenschaftlichkeit zusammenhängt.

IV Wirksamkeitsbeurteilung und Wissenschaft

Karl Poppers Wissenschaftstheorie
und die Methodenlehre klinischer Forschung

Zwischen der konventionellen Methodenlehre klinischer Forschung und dem wohl populärsten Wissenschaftskonzept dieses Jahrhunderts, der Wissenschaftstheorie Karl Poppers, bestehen viele Parallelen. So verfolgt die konventionelle Methodenlehre das Ideal einer *Subjekt-entledigten Wissenschaft*, wie Stuart Pocock es klassisch für die randomisierte Studie formulierte: „to guard against any use of judgement" [420, S. 50]. Mit diesem Ideal liegt die klinische Forschung in jenem allgemeinen Trend der heutigen Auffassung von Wissenschaftlichkeit, die am pointiertesten von Karl Popper artikuliert wurde: „Wissenschaftliche Erkenntnis ist nicht Erkenntnis im gewöhnlichen Sinne von ‚Ich erkenne'! Diese Erkenntnis gehört zur Welt des persönlichen Subjekts" [421, S. 125]. „Erkenntnis im objektiven Sinne ist Erkenntnis ohne einen Erkennenden: Es ist Erkenntnis ohne erkennendes Subjekt" [421, S. 126].

Zu der Beziehung zwischen dem Popperschen Wissenschaftskonzept und der klinischen Forschung bzw. klinischen Epidemiologie gab es lebhafte Diskussionen [53–55, 103, 107, 242, 257, 329, 360, 361, 365, 410, 483, 498, 533]: Neben kritischen Stimmen, die Poppers Wissenschaftstheorie in Frage stellen, gibt es Epidemiologen, die Poppers Konzepte direkt in den Prinzipien der klinischen Forschung gespiegelt sehen: „Popper's ideas can be directly translated into epidemiologic terms and concepts" [360].

Poppers Zentralgedanke ist heute allgemein bekannt: daß nämlich ein Naturgesetz nie allgemeingültig verifiziert, sondern allenfalls *falsifiziert* werden könne (sofern man auf widersprechende Beobachtungen stößt). In diesem Sinne, so Popper, sei das Kriterium empirischer Wissenschaftlichkeit die *prinzipielle Falsifizierbarkeit*; sie sei das Unterscheidungskriterium zwischen echter Wissenschaft und Pseudowissenschaft [421–424].

Poppers Sichtweise ist gegenwärtig derart populär, daß z.B. anläßlich einer Änderung des bundesdeutschen Sozialgesetzbuches – es sah die Beurteilung der Besonderen Therapierichtungen nach dem Stand der wissenschaftlichen Erkenntnisse *in der jeweiligen Therapierichtung* vor – von der „Arbeitsgemeinschaft der Wissenschaftlichen Medizinischen Fachgesellschaften" entrüstet das Argument vorgebracht wurde, es würden sich diese Therapierichtungen dadurch der *Falsifizierbarkeit* entziehen [16]. Auch in der Medizin wird also versucht, das Verständnis von Wissenschaftlichkeit auf das Falsifikationsprinzip hin festzuschreiben.

Die Analogien zwischen der konventionellen Methodenlehre der klinischen Forschung und dem Popperschen Falsifikationismus beginnen schon damit, daß beide gleichermaßen auf der Philosophie von David Hume aufbauen, insbesondere auf dessen Auffassung, daß der Mensch nur räumlich-zeitliche Assoziierungen von Ereignissen beobachten könne. Daß diese Auffassung im Hinblick auf Kausalzusammenhänge falsch ist, wurde bereits ausführlich dargestellt (s. S. 17 ff); doch Hume war noch weiter gegangen: Nicht nur kausale, sondern überhaupt alle gesetzmäßigen Beziehungen könnten niemals am Einzelfall erkannt werden, sondern immer nur durch regelmäßige Assoziation. Unter dieser Humeschen Voraussetzung hat ein Gesetz allgemein die Struktur: Immer wenn A, dann auch B (anders gesagt: zu allen A gehört B [422]). Sogleich ist aber klar, daß ein solches Gesetz nicht durch empirische Beobachtungen endgültig bestätigt werden kann. Wenn, um ein bekanntes Beispiel zu benutzen, alle in einem bestimmten Zeitraum beobachteten Schwäne eine weiße Farbe haben (immer wenn Schwan, dann auch weiß), so ist damit selbstverständlich nicht bewiesen, daß auch in Zukunft alle Schwäne ausnahmslos weiß sein müßten. Ein anderes bekanntes Beispiel: Wenn bisher jeden Morgen die Sonne aufging, so besagt dies nicht, daß sie auch weiterhin jeden Morgen aufgehen müsse; unvorhergesehene Ereignisse könnten jederzeit das Weltgeschehen verändern.

Dies aber bedeutet, daß man, von Humes Standpunkt ausgehend, ein Naturgesetz auch durch noch so viele empirische Beobachtungen – und das heißt: „induktiv" – nicht allgemeingültig begründen, nicht *verifizieren* kann. So steht man vor dem Humeschen „Problem der Induktion". Natürlich ist dieses Problem eine eminente Provokation gegenüber dem in der Wissenschaft vertretenen Anspruch auf Wahrheit und Rationalität, und so fühlten sich viele Denker durch Hume herausgefordert, zum Beispiel auch Immanuel Kant, der, wie er selbst sagte, durch Hume aus dem „dogmatischen Schlummer" erweckt wurde [255, Vorrede, 260, S. 6].

Für die heutige Medizin ist vor allem *Karl Poppers* berühmte Antwort auf die „Humesche Herausforderung" [491] wichtig. Popper folgt Hume über weite Strecken; wie Hume, so ist auch Popper überzeugt, daß man ein Naturgesetz oder eine naturwissenschaftliche Theorie nicht empirisch verifizieren könne; man könne aber, so Popper, ein Gesetz oder eine Theorie immerhin empirisch *falsifizieren*; dann nämlich, wenn man das Glück hat, eine Beobachtung zu machen, die zu der Theorie in Widerspruch steht [421]. Somit könnten, meint Popper, wissenschaftliche Irrtümer sukzessive ausgemerzt werden, und so sei mit dieser Methode der schrittweisen Irrtumsausschaltung ein rationaler Erkenntnisfortschritt insgesamt gewährleistet.

Für Popper gibt es also keine positiv begründbare naturwissenschaftliche Wahrheit. Alle naturwissenschaftlichen Theorien seien „Vermutungswissen", seien Hypothesen, bis sie eventuell einmal am Prüfstein der Realität scheitern und falsifiziert werden. Dementsprechend zieht Popper eine strenge Trennung zwischen der *Bildung* einer Hypothese und ihrer *Prüfung*. Popper will das Wissenschaftsprinzip ausschließlich auf Seiten der Hypothesen*prüfung* verankert sehen; jede Erkenntnis*bildung* erachtet er dagegen als nicht rational faßbar und nicht kontrollierbar: „Wir wollen also … die Aufgabe der Erkenntnistheorie oder Erkenntnislogik … derart bestimmen, daß sie lediglich die Methoden der systematischen Überprüfung zu untersuchen hat…" [422, S. 6]. Was demgegenüber das Herausbilden von Erkenntnissen betraf, so meinte Popper: „Jede Entdeckung enthalte ein ‚irrationales Element', sei eine ‚schöpferische Intuition'" [422, S. 7]. Und: „Keine Erkenntnistheorie sollte versuchen zu zeigen, warum Erklärungen gelingen" [421, S. 35].

Die Auffassung, daß das Wissenschaftsprinzip nicht auf seiten der Erkenntnisbildung, sondern der Erkenntnis*prüfung* liege, beherrscht heute auch die Medizin, wie beispielsweise bezeugt wird durch eine Bemerkung des Wissenschaftlichen Beirats der Bundesärztekammer zu den Besonderen Therapierichtungen: „Auf die ‚besonderen Therapierichtungen trifft nicht zu, daß sie biostatistisch nachprüfbar sind und im Doppelblindversuch statistisch zu sichernde Effekte erzielen: Wäre es anders, so würden sie sofort von der wissenschaftlichen Medizin anerkannt, weil sie dann gar nicht mehr als ‚besondere' Behandlungsverfahren zu erkennen wären" [60]. – Es soll hier nicht geklärt werden, ob diese Aussage korrekt ist oder nicht; festzuhalten ist jedoch, daß in der Therapieforschung heute das Wissenschaftskriterium genau im Sinne Poppers gesehen wird: nicht bei der Konzeption der Therapien, sondern bei ihrer *Prüfung*. Und da nur die randomisierte Studie als ein konfirmatives, beweisendes Prüfinstrument erachtet wird, gilt also die Prüfung durch eine *randomisierte Studie* als das Entscheidungskriterium für die Wissenschaftlichkeit einer Therapie.

Mit welchen prinzipiellen Schwierigkeiten allerdings das Falsifizierbarkeitskriterium im Bereich der randomisierten Studien konfrontiert ist, wurde oben bereits ausgeführt (s. S. 85 ff u. S. 101 ff). Da ein negatives Ergebnis einer randomisierten Studie keine Beweiskraft hat, ist mithin auch kein strenges Falsifizieren möglich. Allerdings ist auch ansonsten in der Wissenschaft, entgegen der Meinung des heute vorherrschenden Popperismus, das Prinzip der Falsifizierbarkeit wenig tragfähig, wie nun im weiteren dargestellt wird. Aus solcher kritischen Betrachtung der Popperschen Wissenschaftstheorie lassen sich weitreichende Aufschlüsse auch für die Wissenschaftsdiskussion in der Medizin gewinnen.

Kritik der Popperschen Wissenschaftstheorie

Die wichtigsten Gesichtspunkte der Popperschen Wissenschaftstheorie sind also folgende: Das Kriterium der Wissenschaftlichkeit liegt nicht auf Seiten der Erkenntnisbildung, sondern auf seiten der Erkenntnis*prüfung*, und hierbei sei das Entscheidende nicht die Verifizierbarkeit, sondern die *Falsifizierbarkeit*, und zuletzt solle die dadurch zustandekommende Erkenntnis unabhängig sein vom Subjekt des Wissenschaftlers – eine „Erkenntnis ohne erkennendes Subjekt".

Dieser Glaube, man könne Wissenschaft, zumindest tendenziell, ohne Beurteilung durch das Subjekt des Wissenschaftlers betreiben, ist jedoch eine krasse Fehleinschätzung, sowohl in Poppers allgemeiner Wissenschaftstheorie als auch in der konkreten klinischen Forschung. Insbesondere auch bei randomisierten Studien kann man dem subjektiven Urteilen nicht entrinnen, es werden lediglich die Beurteilungsinstanzen verschoben: Es muß nicht mehr die Behandlung des einzelnen Patienten, sondern die einzelne Studie beurteilt werden, und dabei urteilt nicht der Arzt, sondern der Statistiker und Methodologe. Da allerdings eine randomisierte klinische Studie ein hochkomplexes Unternehmen mit vielfältigen möglichen Schwachpunkten ist [225], ist viel Erfahrung und Scharfsinn erforderlich, um beurteilen zu können, ob das Studienergebnis verläßlich ist. Zwar bemüht man sich um standardisierte, qualitätsgesicherte Durchführung und um standardisierte Bewertung randomisierter Studien, doch erstens muß die Sinnhaftigkeit der Standardisierungskriterien selbst wiederum subjektiv beurteilt werden, und zweitens ist gerade die Hoffnung, man könne mit Hilfe von Normierungen auf eine zusätzliche inhaltliche Beurteilung der Therapiebedingungen innerhalb der Studie verzichten, eine der fatalsten Fehleinschätzungen der klinischen Forschung. Die vorangegangenen Kapitel sollten dies deutlich gemacht haben (s. S. 85 ff). Diese grundsätzliche Fehleinschätzung ist es, die Gerhard Kienle und Rainer Burkhardt im Auge hatten, als sie ihrem Buch „Wirksamkeitsnachweis von Arzneimitteln" den Untertitel „Analyse einer Illusion" beifügten [289].

Auch für die sonstige wissenschaftliche Forschung ist Poppers Annahme einer Subjekt-unabhängigen Erkenntnis eine Illusion, und hier liegt auch der Grund, warum Poppers wissenschaftstheoretisches Konzept letztlich insgesamt wenig tragfähig ist. Es ist die Auffassung nicht weniger Kritiker (einschließlich des Autors der vorliegenden Zeilen), daß Poppers Falsifikationismus weder die reale noch die ideale Wissenschaft zutreffend beschreibt. Vor allem hat Popper übersehen, daß nicht nur das empirische Verifizieren, sondern auch das empirische Falsifizieren, streng genommen, nicht möglich ist. Eine Theorie kann durch bloße Beobachtungen nicht eindeutig widerlegt – falsifiziert – werden. Schon Thomas Kuhn [321], Imre Lakatos [326] und Paul Feyerabend [148] haben diese Tatsache betont. Welche Bedeutung hat es denn für den bekannten Allsatz „Alle Schwäne sind weiß", wenn ein nicht-weißer Schwan entdeckt wird? Man muß zugestehen: nicht die geringste. Denn selbstverständlich würde kein Wissenschaftler, der bei Sinnen ist, ernsthaft den Allsatz „Alle Schwäne sind weiß" aufstellen, wäre er nicht der Überzeugung, daß das Weißsein zum Wesen des Schwanes gehört. Dann aber wäre für ihn ein nicht-weißer Vogel eben kein Schwan, auch wenn er ansonsten einem Schwan gleicht. „Der betreffende Vogel soll eben kein Schwan sein, weil er schwarz ist", sagte bereits Thomas Kuhn mit Blick auf diese Problematik [321]. – Gerade *weil* ein beobachteter Sachverhalt im Widerspruch zu einem Gesetz steht, kann ein Wissenschaftler die Zuständigkeit des Gesetzes für diesen Fall bestreiten und verweigern [268].

Auch für das zweite Paradebeispiel zum Induktionsproblem – „Jeden Morgen geht die Sonne auf" – gilt Entsprechendes. Natürlich ist der Satz nicht schon dann widerlegt, wenn es neblig ist und man den Sonnenaufgang nicht beobachten kann. Aber auch wenn die Sonne explodieren sollte, wäre der Satz nicht falsifiziert; dann nämlich gäbe es keinen Tag-Nacht-Unterschied mehr und somit keinen Nacht-Tag-Übergang und folglich auch keinen „Morgen". Wie man sieht, ist dieser Satz nicht widerlegbar.

Für wissenschaftliche Gesetze im engeren Sinne gilt die Problematik gleichermaßen. Man stelle sich einen Körper vor, der zur Erde fällt. Ein solcher fallender Körper bewegt sich wegen des Luftwiderstands nicht in Übereinstimmung mit dem Fallgesetz, dennoch würde sich kein Wissenschaftler allein wegen einer solchen Beobachtung veranlaßt sehen, das Fallgesetz als widerlegt zu erachten. Vielmehr würde man anerkennen, daß die Abweichung vom Fallgesetz durch einen zusätzlich zur Gravitation wirksamen Faktor, nämlich durch den Luftwiderstand bewirkt ist. Nun aber das Problem: Nicht immer, wenn ein Vorgang vom zugehörigen Naturgesetz abweicht, ist das Vorliegen eines zusätzlichen Faktors so offensichtlich wie die Existenz des Luftwiderstands in dem genannten Beispiel. Und so gibt es bei jedem Widerspruch zwischen einem beobachteten Naturvorgang und dem zugehörigen Naturgesetz zwei gegensätzliche Deutungsmöglichkeiten: Die erste mögliche Deutung ist, daß wegen des Widerspruchs das Gesetz als widerlegt anzusehen sei. Die zweite Deutung ist aber, daß allein wegen des Widerspruchs das Gesetz mitnichten als widerlegt zu betrachten wäre; daß vielmehr irgendein zusätzlicher, nicht näher identifizierbarer Faktor im Spiele sei, und daß es dieser Faktor sei, der die Abweichung bewirkt.

Mit der zweiten Deutungsmöglichkeit steht dem Wissenschaftler stets eine Ausflucht offen, wenn er sich, aus welchen Gründen auch immer, nicht zur Preisgabe des Gesetzes oder der betroffenen Theorie entschließen will. Die Existenz solcher Ausfluchtmöglichkeiten ist allerdings höchst problematisch, bietet sie doch Auswege und Ausreden, um falsche Gesetze und Theorien willkürlich gegenüber Widerlegungen abzuschotten und sie dogmatisch zu konservieren. Es wird dann nicht das Gesetz widerlegt, sondern es wird, wie Imre Lakatos salopp sagte, „die ganze Geschichte in den staubigen Bänden der wissenschaftlichen Annalen begraben, vergessen und nie mehr erwähnt…" [325, S. 16].

Will man die Schwächen von Poppers Falsifikationismus verstehen, muß man vor allem auf Hume zurückblicken, an den Popper unmittelbar anknüpft: Es wurde ja schon gesagt (s. oben): Hume hat nicht bemerkt, daß Kausalzusammenhänge im Prinzip bereits durch wenige Beobachtungen und sogar schon anhand eines einzigen Falles erkannt werden können. Dasselbe gilt auch für Naturgesetze. Beispielsweise hat Isaak Newton das Gravitationsgesetz ($F \sim m_1 \cdot m_2/r^2$) allein aufgrund der Beobachtung ableiten können, daß das Größenverhältnis der Fallbeschleunigung eines Apfels auf der Erde und der erdwärts gerichteten Beschleunigung des Mondes auf seiner Umlaufbahn umgekehrt proportional ist zum Abstand gegenüber dem Erdmittelpunkt [197]. Andererseits konnte Newton dieses Gravitationsgesetz auch aus Keplers Gesetz der Planetenbewegungen ableiten [197]. So kam seine Überzeugung, daß das Gesetz $F \sim m_1 \cdot m_2/r^2$ ein allgemeines Konstitutionsprinzip der Natur beschreibe, *nicht* durch Beobachtungen nach dem Muster von „Immer wenn A, dann auch B" zustande. Das Überzeugende war vielmehr erstens die entdeckte *mathematische Gestalt* (nämlich: $F \sim m_1 \cdot m_2/r^2$), also die „gute Gestalt" des Zusammenhangs (wie die Vertreter der Gestalttheorie sagen würden – s. S. 17 ff), und zweitens die Tatsache, daß diese mathematische Gestalt, dieses Gesetz, auf den besagten *zwei* Wegen hergeleitet werden konnte, wodurch sich beide gegenseitig verifizierten und so die neue Erkenntnis begründeten, daß nämlich Apfel, Erde, Mond und Planeten allesamt demselben Gravitationsgesetz ($F \sim m_1 \cdot m_2/r^2$) unterworfen sind. Gegen die Überzeugungskraft dieser Erkenntnis können alle Beobachtungen und Messungen von Körpern, die auf den ersten Blick nicht mit dem Gravitationsgesetz übereinstimmen, nichts mehr ausrichten. Sie können nicht das Gravitationsgesetz widerlegen, sondern können allenfalls Hinweise sein, daß dieses Gravitationsgesetz in der konkreten Situation durch andere Gesetze überlagert ist (z.B. durch das Gesetz des Luftwiderstands) oder modifiziert ist (z.B. durch Gesetze der Relativitätstheorie). So gesehen ist Poppers explizites Verständnis eines Naturgesetzes als *Allsatz* [422, S. 35] im Sinne von „Immer wenn A, dann auch B" weder richtig noch nützlich, denn weder wird ein Naturgesetz als solches anhand der Regel „Immer wenn, dann" erkannt, noch wird ein Naturgesetz fallen gelassen, wenn beobachtbare Vorgänge ihm nicht genau entsprechen.

Für die Wissenschaftsdiskussion in der Medizin ist nun wichtig zu beachten, daß Poppers Wissenschaftskonzept dieselben Beschränkungen enthält wie die konventionelle Methodenlehre der klinischen Forschung. Erstens wird bei beiden nicht oder kaum beachtet, daß ein negatives Ergebnis wenig Aussagekraft hat: Weder kann allein durch eine widersprechende Beobachtung ein Naturgesetz falsifiziert werden, noch ist das negative Resultat einer randomisierten Studie ein Beleg für fehlende Wirksamkeit der geprüften Therapie. Zweitens wiederholt die Poppersche Wissenschaftstheorie, genauso wie die konventionelle Methodenlehre, die falschen Sichtweisen David Humes: In der Methodenlehre wird nicht bemerkt, daß Kausalzusammenhänge an Einzelfällen erkannt werden können, und Popper hat nicht bemerkt, daß etwas Allgemeines – die allgemeine Form, das Eidos, die Idee, die Gestalt (sei es eine Raumgestalt, Zeitgestalt oder Funktionsgestalt, eine mathematische Gestalt oder sonst ein Gestaltzusammenhang) – am konkreten Einzelfall oder aufgrund einer konkreten Einzelserie erkannt wird und nicht durch Wiederholung. Man mag ja zugestehen, daß es auch gesetzmäßige Zusammenhänge gibt, die nicht aufgrund einer solchen Gestalt, sondern aufgrund einer regelmäßigen Assoziation entdeckt werden („immer wenn, dann"); doch muß man berücksichtigen, daß es sich hierbei um eine andere Art von „Gesetz" handelt als z.B. bei einem Gesetz, das eine mathematische Gestalt hat. Drittens liegt hier bereits der nächste Fehler: So wie in der konventionellen Methodenlehre die randomisierte Studie zum Goldstandard für *alle* Fragen des Kausalerkennens erhoben wird (ohne zu beachten, daß auch völlig andere Goldstandards möglich sind), so hat Popper alle unterschiedlichen Typen wissenschaftlicher Erkenntnis über den vereinheitlichenden Kamm des „Vermutungswissens", der „Hypothesen" geschert (ohne die Unterschiede zwischen verschiedenen Formen und Niveaus der Erkenntnis zu beachten). Daß es unterschiedliche Typen, Formen und Qualitätsebenen der wissenschaftlichen Erkenntnis gibt, läßt sich jedoch nur ersehen, wenn man die Prozesse der Erkenntnis*bildung* verfolgt und nachvollzieht; doch hiermit ist schon die vierte Einseitigkeit berührt: Popper will ja das Wissenschaftsprinzip allein auf seiten der *Prüfung*, nicht aber auf seiten der *Bildung* wissenschaftlicher Gesetze und Theorien festsetzen, gleich wie für die klinische Forschung die Wirksamkeits*prüfung* (mit randomisierten Studien) als das eigentliche Wissenschaftlichkeitskriterium gilt. Wie schon gesagt, lautet Poppers diesbezügliches Motto: „Jede Entdeckung enthalte ein ‚irrationales Element', sei eine ‚schöpferische Intuition'" und „Keine Erkenntnistheorie sollte versuchen zu zeigen, warum Erklärungen gelingen." Nun zeigt aber das o.g. Beispiel des Gravitationsgesetzes, daß Entdeckungen von Gesetzen durchaus rational nachzuvollziehen sind; ähnlich sind auch viele Beispiele des therapeutischen Kausalerkennens am Einzelfall, wie das hier vorliegende Buch zeigt, rational nachvollziehbar. Und so kommt zuletzt noch die fünfte gemeinsame Fehleinschätzung von Popperscher Wissenschaftstheorie und konventioneller Methodologie: Es ist der Glaube an die Möglichkeit einer Subjekt-unabhängigen Objektivität der wissenschaftlichen Erkenntnisse. Hier liegt Poppers zentrale Schwäche und sein entscheidendes Versäumnis, nämlich zu untersuchen, daß und wie das Subjekt (der Wissenschaftler) und das Objekt (der Untersuchungsgegenstand) ein komplementäres Bezugspaar bilden, und daß und wie der Wissenschaftler durch seine subjektive Urteils- und Erkenntniskraft eine objektive Erkenntnis hervorbringen kann. Dasselbe Versäumnis findet sich auch in der heutigen klinischen Forschung, weswegen sie zuletzt blind ist für die grundlegenden Schwächen und Einseitigkeiten des Systems der randomisierten Studien, und weswegen sie die völlig anders gelegenen Forschungsmöglichkeiten der subjektiven Urteilskraft des Arztes im therapeutischen Alltag nicht sieht. Es war Gerhard Kienle, der immer wieder auf diesen Punkt hinwies: „Der theoretischen Medizin fehlt die erkenntnistheoretische Analyse von Erfolg und Mißerfolg der ärztlichen Urteilskraft" [284].

Wissenschaftstheoretischer und methodologischer Pluralismus

Es gibt noch eine weitere Gemeinsamkeit der konventionellen Methodenlehre klinischer Forschung und der Popperschen Wissenschaftstheorie. Beide erhielten ihren maßgeblichen Initialimpuls im Jahre 1935: In diesem Jahr wurden Poppers „Logik der Forschung" [422] und Ronald Fishers „The Design of Experiments" publiziert (s. S. 15 ff). Im selben Jahr erschienen aber auch – eine bemerkenswerte Koinzidenz – die Anfänge der *komplementären* Methodologie in Karl Dunckers „Psychologie des produktiven Denkens" (s. S. 17). Doch damit nicht genug, wurde in diesem offenkundigen Knotenjahr des wissenschaftlichen Denkens auch Ludwik Flecks „Die Entstehung einer wissenschaftlichen Tatsache – Lehre vom Denkstil und vom Denkkollektiv" [158] veröffentlicht. Flecks zentrale Aussage war, daß die Beobachtungen und Reflexionen, die zur Etablierung einer wissenschaftlichen Tatsache führen, nicht sterile und absolute Fakten und Wahrheiten seien, die vom jeweiligen sozialen Kontext abgelöst werden könnten; es handle sich vielmehr um Ergebnisse von vielfältigen wechselseitigen Beeinflussungen innerhalb der Gemeinschaft der Wissenschaftler; es seien Ausflüsse des „Denkstils" des jeweiligen „Denkkollektivs".

Diese wissenschaftssoziologischen Positionen wurden später durch Thomas Kuhn weiterentwickelt und in seine Lehre der wissenschaftlichen Paradigmen aufgenommen, die er 1962 in dem Buch „The Structure of Scientific Revolutions" der damals erstaunten Öffentlichkeit präsentierte.

Als auf diese Weise durch Kuhn, später vor allem auch durch Lakatos [325] und Feyerabend [148, 149], der allumfassende Gültigkeitsanspruch des Popperschen Falsifikationismus erschüttert wurde, rückte die Suche nach einem definitiven Kriterium für die Unterscheidung von echter Wissenschaft und Pseudowissenschaft in den Hintergrund und wich einem Verständnis von Wissenschaft als einer sozial abhängigen, psychologisch beeinflußbaren, in logischer Hinsicht multidimensionalen und insgesamt nicht durchgängig rational faßbaren Betriebsamkeit. So war es nur konsequent, daß die nachfolgenden Debatten über den Charakter der Wissenschaft einen *pluralistischen* Charakter erhielten, nach dem Motto: „Pluralismus als Erkenntnismodell" [489]. Es setzte sich nun die Auffassung durch, es gebe eine *Vielzahl* von Denkkollektiven, Denkstilen, Paradigmen. Insbesondere in der Medizin wurde dieser Pluralismusgedanke nachhaltig aufgegriffen. Sein erster wichtiger Niederschlag war die Anerkennung der sogenannten besonderen Therapierichtungen – Phytotherapie, Homöopathie und anthroposophische Medizin – im Arzneimittelgesetz der Bundesrepublik Deutschland (die in dieser Sache einer Vorreiterrolle übernahm). Es kam daraufhin auch zur speziellen Einrichtung von eigenen Zulassungskommissionen für diese Therapierichtungen.

Wichtige Gesichtspunkte bei der Etablierung dieses medizinischen Pluralismus waren nicht zuletzt die kritischen Argumente gegenüber dem Monopolanspruch der Methodik der kontrollierten klinischen Studie, insbesondere durch die Arbeiten von Gerhard Kienle und Rainer Burkhardt [z. B. 66 – 68, 68 – 71, 71 – 74, 278, 280 – 283, 286 – 289]. Doch trotz der damaligen kritischen Diskussion blieb bis heute der Anspruch bestehen, daß allein die randomisierte, wenn möglich doppelblinde Studie als letztgültiges und erforderliches Beweisinstrument der klinisch-therapeutischen Forschung anzuerkennen sei.

So hat man heute in der Medizin einen *inhaltlichen Pluralismus*, das heißt, man darf schulmedizinisch, homöopathisch oder anthroposophisch denken und konzipieren, und dennoch folgt man weiterhin einem *methodischen Monismus*. Die Methodenlehre ist sakrosankt; ihre Gültigkeit darf nicht in Frage gestellt werden. Kritische Methodendiskussion wird gar als ein Angriff aufgefaßt, der die Wissenschaftlichkeit der Medizin in Gefahr [315] bringt: „Wissenschaftliche Methodik ist keine Verhandlungsmasse und steht nicht zur Disposition" [315].

Ein bloß inhaltlicher Pluralismus aber, der nicht auf die Methodenfrage übergreift, ist nur eine oberflächliche Pluralität der Meinungen, nicht aber eine Anerkennung der möglichen methodischen Vielfalt wissenschaftlicher Erkenntnisansätze. Letztlich erreicht die Medizin einen wirklichen und wissenschaftlichen Pluralismus erst dann, wenn eingesehen wird, daß die randomisierte Studie nicht der einzige Goldstandard der Wirksamkeitsbeurteilung ist, sondern daß es wenigstens noch einen zweiten gibt: den Wirksamkeitsnachweis am Einzelfall (s. S. 71 ff).

Das Wissenschaftskonzept der Medizin

Evidence-based Medicine

„Evidence-based Medicine" ist das neue große Schlagwort der wissenschaftlichen Medizin, das „neue Paradigma" [33]. In diesem Rahmen finden vorerst die Perspektiven des Pluralismus *keine* Fortsetzung. Worum handelt es sich? – David Sackett, einer der geistigen Väter, beginnt sein revolutionäres Büchlein „Evidence-based Medicine: How to Practice und Teach EBM" [444] mit den folgenden Sätzen:

„Evidenz-basierte Medizin, deren philosophische Grundlagen auf das Paris der Mitte des 19. Jahrhunderts und früher zurückreichen, ist der gewissenhafte, ausdrückliche und vernünftige Gebrauch der besten verfügbaren externen wissenschaftlichen Evidenz für Entscheidungen in der medizinischen Versorgung von Patienten. Die Praxis der Evidenz-basierten Medizin bedeutet die Integration individueller klinischer Expertise mit der externen Evidenz aus systematischer Forschung" [444].

Bereits diese ersten Sätze von Sacketts Darstellungen enthalten alle entscheidenden Charakterisierungen der Evidence-based Medicine: ihre philosophischen Grundlagen, ihre Unterscheidung zwischen individueller klinischer Expertise und externer wissenschaftlicher Evidenz und ihre Betonung der sogenannten „besten verfügbaren Evidenz" („best available external clinical evidence").

Zuerst zu den philosophischen Grundlagen: Evidence-based Medicine geht zurück auf die nachdrückliche Implementierung der Statistik in der Medizin in der Mitte des letzten Jahrhunderts, insbesondere durch Pierre-Charles-Alexandre Louis und Jules Gavarret [369]. Sie wiederum knüpften an der probabilistischen Erkenntnislehre von Pierre-Simon de Laplace an und führten darüber hinaus den Empirismus David Humes fort. Evidence-based Medicine gründet somit letztlich auf zwei erkenntnistheoretischen Prämissen: erstens auf der Auffassung Humes, daß es prinzipiell unmöglich sei, im Einzelfall gesetzmäßige oder kausale Zusammenhänge zu erkennen (s. S. 12), und zweitens auf der Überzeugung Laplaces, daß fast alle unsere Erkenntnisse probabilistischer Natur seien (s. S. 6). Beides sind, wie in den hier vorangegangenen Kapiteln ausführlich dargelegt, falsche oder falsch pauschalisierende Grundpositionen.

Indem sich die Evidenz-basierte Medizin auf diese Positionen stützt, ist ihr Verständnis von wissenschaftlicher „Evidenz" bereits zwangsläufig vorgegeben. Denn unter der Voraussetzung, daß es keine gesetzmäßige oder kausale Erkenntis am Einzelfall geben könne, und daß alle Erkenntnisse probabilistischer Natur seien, ist selbstverständlich keine wissenschaftliche Evidenz eines individuellen Arztes angesichts eines individuellen Patienten möglich. Es kann aus dieser Sicht keine individuelle, singularistische Evidenz geben, sondern nur kollektive, statistische Evidenz. Diese Art von (kollektiver) Evidenz ist aber für den einzelnen Arzt nicht im jeweiligen Hier und Jetzt fundierbar, sondern muß zwangsläufig anderswo und zu anderer Zeit und meist auch von anderen Ärzten oder Wissenschaftlern gewonnen worden sein: es ist *externe* Evidenz.

Freilich wäre falsch zu sagen, daß das System der Evidence-based Medicine keine individuelle Erkenntnisbemühungen des Arztes anerkennen würde. Es muß ja die externe wissenschaftliche Evidenz auf den einzelnen Patienten angewendet werden, so daß ein vermittelndes Glied zwischen externer Evidenz und Patient erforderlich ist. Genau für diese Funktion soll der Arzt der Statthalter sein: „Die ärztliche Kompetenz ist gefordert, um festzustellen, ob die identifizierte *external evidence* für den Fall des individuellen Patienten relevant ist" [33].

Sackett selbst beschreibt die ärztliche Kompetenz bzw. Expertise mit sehr respektvollen Worten: „Mit individueller klinischer Expertise meinen wir die Fähigkeit und Urteilskraft, die individuelle Ärzte durch klinische Erfahrung und klinische Praxis erwerben. Die Steigerung dieser Fertigkeiten spiegelt sich in verschiedenster Weise, besonders aber in rasch zutreffender und effizienter Diagnostik und in bedachtsamem Erkennen und in hingebungsvollem Berücksichtigen der jeweiligen Situation, der Rechte und der Vorlieben des individuellen Patienten bei den Entscheidungen hinsichtlich seiner Behandlung" [Ü.d.A., 444].

Doch klar ist, daß diese ärztliche Expertise außerstande sein soll, eine wissenschaftliche Evidenz aufzubauen. Deshalb besteht in der Evidence-based Medicine, trotz Sacketts Hochachtung der ärztlichen Expertise, die grundsätzliche Tendenz, daß nicht der individuelle Arzt das System beherrscht, sondern daß das System den Arzt kontrolliert. Zwar betont Sackett, daß Evidence-based Medicine *keine* „Kochbuch-Medizin" sei [444], und daß sie nicht in einer sklavischen Übernahme der externen Evidenz in die individuelle Patientenversorgung resultieren könne. Externe Evidenz könne informieren, niemals aber die individuelle klinische Expertise ersetzen [444]. Das Gespenst des Arztes als bloßem Erfüllungsgehilfen der Ergebnisse klinischer Studien soll gebannt werden. Gegen diese Gefahr, so Sackett, würden auch die Vertreter der Evidence-based Medicine auf die Barrikaden gehen: „Clinicians who fear top down cookbooks will find the advocates of evidence based medicine joining them at the barricades" [444].

Noch weiter: Sackett betont, daß Evidence-based Medicine nicht auf randomisierte Studien und Meta-Analysen beschränkt sei. Doch auch Sackett schränkt sogleich wieder ein: In Bezug auf Therapiefragen seien nicht-randomisierte Studien zu meiden, da sie routinemäßig zu falsch positiven Einschätzungen der Therapiewirksamkeit führen würden [444]. Und schließlich wird auch Sacketts Beteuerung, daß die Befürworter der Evidence-based Medicine strikt gegen verordnete „top down" Kochbuch-Therapien rebellieren werden, dadurch aufgehoben, daß andere Proponenten der Evidence-based Medicine sich davon eine „Säuberung" [33] versprechen, und daß immerhin schon A. L. Cochrane schrieb, daß die Forschung mit randomisierten Studien zu einer Abnahme der klinischen und administrativen Freiheit führen werde: „...there will be a considerable limitation of this freedom" [93].

So hilfreich Evidence-based Medicine für Arzt und Patient sein kann, so sehr besteht andererseits auch die Gefahr einer Nivellierung der Medizin durch einseitige Wissenschaftskriterien der Evidence-based Medicine; es droht auch die Verdrängung des menschlichen Erkenntnisfaktors. Dieser Gefahr kann nur durch folgendes begegnet werden: Es muß erstens das Potential des ärztlichen Urteils selbst methodologisch analysiert werden, so wie dies in der komplementären Methodenlehre geschieht. Zweitens müssen die dimensionalen Unterschiede beachtet werden, die faktisch bestehen, je nachdem, ob eine wissenschaftliche Evaluationstechnik wie das Instrument der randomisierten Studie lediglich vorhanden und frei einsetzbar ist, oder ob für ein solches Forschungsinstrument ein Methodenmonopol oder das Monopol eines methodischen Goldstandards beansprucht wird, oder ob gar auf der Grundlage eines solchen Methodenmonopols die soziale Gestalt der Medizin geregelt werden soll. Sogar wenn man voraussetzen möchte, daß die randomisierte Studie ein in sich selbst widerspruchsfreies Instrument des therapeutischen Kausalerkennens ist, so folgt, wegen dieser Dimensionssprünge, noch lange nicht, daß die Steuerung der Medizin mit Hilfe der randomisierten Studie ein rationaler oder erstrebenswerter Zustand wäre.

Die Ausweitung des Konzepts der Evidence-based Medicine in eine Regularien- und Gleichförmigkeitsmedizin hat viel berechtigte Kritik erfahren [z.B.

104, 133, 145, 267, 306, 396, 441, 493, 520]. Statt von Evidence-*based* Medicine wurde auch von „Evidence-*biased* Medicine", von Evidenz-verzerrter Medizin gesprochen [133]. Dabei sind die hauptsächlichen Kritikpunkte, daß für viele therapeutische Ansätze keine (randomisierten) klinischen Studien vorhanden seien und auch in absehbarer Zeit nicht erbracht werden könnten, daß außerdem die Studienergebnisse oft nicht zuverlässig und oft nicht auf die konkrete Therapiesituation übertragbar seien, und daß diese Ergebnisse generell nur etwas über Kollektive, nicht aber über Individuen aussagen.

Doch was ist die Alternative? – Solange das Dogma herrscht, daß ärztliches Urteil und ärztliche Erfahrung im Grundsatz denselben Erkenntnisprinzipien folgen wie die randomisierte Studie (nur mit unvergleichlich schlechterer Qualität), wird es zwangsläufig auf allen Ebenen der Medizin – individuelle Patientenversorgung, ärztliche Ausbildung, Arzneimittelzulassung, Kassenerstattung, Gesundheitspolitik – als das rationale Ziel erscheinen müssen, sich am Goldstandard der randomisierten Studie, an ihrer Methodik und an ihren Ergebnissen zu orientieren. Alle Kritik an der fehlenden Praktikabilität von Evidence-based Medicine wird zwangsläufig ins Leere laufen, solange nicht aufgezeigt wird, daß und wie der Arzt urteilsfähig sein kann, und daß die Methodik der ärztlichen Therapiebeurteilung auf weitgehend anderen Prämissen beruht als die randomisierte Studie.

Evidence-based Medicine verfolgt das überaus wichtige Ziel, das diagnostische und therapeutische Potential der Medizin zu verbessern und eine effizientere Gestaltung des Gesundheitswesens zu fördern. Von dieser Evidence-based Medicine geht jedoch auch eine nicht geringe Gefahr aus, bedingt durch die Einseitigkeit dieses Systems und infolge des Mangels an grundlegender erkenntnistheoretischer Klärung und der daraus folgenden Festlegung von „Evidenz" auf bloß *externe* Evidenz, vorzugsweise in Form randomisierter Studien.

Viele praktisch tätige Ärzte opponieren gegenüber dieser Ausrichtung der Medizin. Sie haben eine unterschwellige Kenntnis von dem Potential des individuellen Therapieurteils, das in der alltäglichen Praxis immer wieder in verschiedenster Weise zum Zuge kommt. Diese Kenntnis ist der berechtigte Unterboden für die kritische Stimmung und Argumentation gegenüber Evidence-based Medicine, und diesen Unterboden ins Bewußtsein zu heben und zu professionalisieren, ist eine der Aufgaben der komplementären Methodenlehre.

Die entscheidende und folgenreiche Schwäche des Systems der Evidence-based Medicine ist, daß die Ebene der erkenntnistheoretischen Grundlagenreflexion übersprungen und durch Erkenntnistechnologie ersetzt wird. Dies gilt im übrigen auch für die Beurteilung und Erforschung diagnostischer Verfahren. Auch diese Seite der Evidence-based Medicine sei hier kurz erwähnt, denn sie kann auf die Methodik der Wirksamkeitsbeurteilung zurückschlagen. Auch für die Diagnostik gibt es Methoden der Evidence-based Medicine; es kann die Trefferwahrscheinlichkeit (Spezifität, Sensitivität) diagnostischer Tests und die Änderung der probabilistischen Diagnosesicherheit durch solche Tests (Pretest probability, Post-test probability) quantifiziert werden. Unerreichbar jedoch bleibt für diese Methoden das originäre Erstellen jener diagnostischen Maßstäbe (der sogenannten diagnostischen Goldstandards), anhand derer die Spezifität und Sensitivität der diagnostischen Tests überhaupt erst bestimmt wird. Das Erstellen primärer Diagnosekriterien – nämlich: woran und wie wird eine bestimmte Krankheit als solche erkannt? – läßt sich nicht durch formale, statistische Verfahren leisten, sondern erfordert inhaltliches Denken und Beurteilen und insbesondere auch Kriterien für inhaltliches Erkennen von Kausalzusammenhängen (s. S. 25 ff). Hierfür aber stellt die Evidence-based Medicine das geistige Rüstzeug nicht zur Verfügung, und so liegen nicht nur die Grundlagen der Therapiebeurteilung, sondern auch die wissenschaftlichen Grundlagen des Diagnostizierens jenseits der Evidence-based Medicine. Im übrigen kann gerade in diesen Grundlagen des Diagnostizierens auch wiederum der Eigencharakter der besonderen Therapierichtungen zutagetreten, sofern in diesen Therapierichtungen ein eigenes spezifisches Verständnis von Krankheitsprozessen und deren Erfassung durch diagnostisches Gestalterkennen besteht. Festzuhalten ist deshalb, daß die Frage, ob derartige Sichtweisen wissenschaftlich sind oder nicht, mit dem Instrumentarium der Evidence-based Medicine nicht beurteilt werden kann.

Es sind also, insgesamt gesehen, die diagnostischen und therapeutischen Verfahren in der Evidence-based Medicine in professionelle statistische Berechnungen einbezogen, es beginnt jedoch die diesbezügliche Methodologie erst auf einem nachgeordneten und relativ oberflächlichen Niveau.

Da nun die Gefahr besteht, daß durch dieses System die Medizin ungebremst nivelliert wird, muß David Sacketts Leitwort sehr ernst genommen werden: daß nämlich externe Evidence informieren, nicht aber die individuelle klinische Expertise ersetzen könne [444]. Es ist individuell vor Ort zu entscheiden, ob und inwieweit die Information, die durch Evidence-based Medicine zur Verfügung gestellt wird, anzuwenden ist. So gesehen wäre Evidence-based Medicine ein freilassendes Konzept. Es besteht aber die offenkundige Tendenz, daß Sacketts liberale Vision verlassen und zu einem einseitigen Zerrbild von wissenschaftlicher Medizin deformiert wird. Deshalb ist es nicht zuletzt die Evidence-based Medicine selbst, die das Gegengewicht und die Ergänzung einer durch die komplementäre Methodenlehre konstituierten Medizin – einer *Cognition-based Medicine* – benötigt.

Cognition-based Medicine

Die zentrale Aussage des vorliegenden Buches ist, daß zwei gegenläufige Typen des Wirksamkeitsnachweises existieren: der Wirksamkeitsnachweis am Kollektiv(vergleich) und der Wirksamkeitsnachweis am Einzelfall. Entsprechend gibt es auch zwei Methodologien des Wirksamkeitsnachweises: die *konventionelle* Methodologie, in der die Methodik des (vergleichenden) Wirksamkeitsnachweises am Kollektiv dargelegt ist, und die in dem vorliegenden Buch vorgestellte *komplementäre* Methodenlehre, die den individuellen Wirksamkeitsnachweis expliziert. Dementsprechend gibt es auch zwei Wissenschaftskonzepte der Medizin: Zum einen gibt es das Konzept der auf sogenannter externer Evidenz basierenden Medizin; ihre methodische Grundlage ist die Statistik und ihr Ideal ist die randomisierte Studie. Zum anderen gibt es das Konzept der auf persönlicher, individueller Erkenntnis aufbauenden Medizin; deren methodische Grundlage ist das erkenntnistheoretisch analysierte ärztliche Urteil, und deren Ideal ist die Wirksamkeitsbeurteilung am Einzelfall auf der Grundlage abbildender Korrespondenz (s. S. 22 ff) und auf der Grundlage der Erfassung von funktionellen, pathogenetischen und therapeutischen Kausalgestalten (s. S. 25 ff). In Analogie zu „Evidence-based Medicine" kann hier von einer „Cognition-based Medicine" gesprochen werden.

Während Evidenz-based Medicine sich als der gewissenhafte, ausdrückliche und vernünftige Gebrauch der besten verfügbaren externen wissenschaftlichen Evidenz versteht (s. S. 114), handelt es sich bei der Cognition-based Medicine um das ebenfalls gewissenhafte, ausdrückliche und vernünftige Streben nach *interner* wissenschaftlicher Evidenz; das heißt: erstens nach individueller Beurteilung der therapeutischen Kausalität bzw. Wirksamkeit am einzelnen Patienten, zweitens nach darauf aufbauender ärztlicher Erfahrung, drittens nach individueller Entwicklung einer entsprechenden Urteils- und Erfahrungsfähigkeit.

Die Notwendigkeit zur Ausgestaltung einer solchen Cognition-based Medicine ergibt sich aus den erkenntnistheoretischen Einseitigkeiten bzw. Leerstellen in der Basis der Evidence-based Medicine, insbesondere aus ihrer expliziten oder impliziten Negierung der Möglichkeiten des therapeutischen Wirksamkeitsnachweises am Einzelpatienten (abgesehen von den sogenannten N-of-1-studies – s. S. 45). Diese Negierung beruht auf den philosophischen Grundlagen der Evidence-based Medicine. Sie reichen ihrerseits zurück auf das Paris der Mitte des 19. Jahrhunderts (s. S. 113) und darüber hinaus auf Laplaces probabilistische und Humes sogenannte empiristische Erkenntnistheorie (s. S. 114). Es ist die methodologische Ausgestaltung dieser philosophischen Grundlagen, was zur konventionellen Methodenlehre der klinischen Forschung führt.

Die Cognition-based Medicine hebt sich hiervon definitiv ab: Ihre Grundlagen liegen in erster Linie in der Schule der Gestalttheorie, speziell bei Karl Duncker, und im weiteren in der erkenntniswissenschaftlich begründeten und anhand von klinischen Beispielen belegten Möglichkeit von singulärem Kausalerkennen und individueller Wirksamkeitsbeurteilung. Die betreffende Methodologie wurde in dem vorliegenden Buch als *komplementäre Methodenlehre* bezeichnet und beschrieben: auf den Seiten 22 ff findet sich die erkenntnistheoretische Basis; auf den Seiten 38 ff sind die vielfältigen Kriterien des individuellen Wirksamkeitsnachweises ausgeführt; auf den Seiten 68 ff folgen die allgemeinen Prinzipien der komplementären Methodenlehre.

Das vorliegende Buch beschränkt sich auf die Aspekte der Wirksamkeitsbeurteilung und erstreckt sich nicht auf die Bereiche der Krankheitsbegriffe, der Ätiologie, der Pathogenese und der Diagnostik, obschon diese Bereiche – da in ihnen das Erkennen von inhaltlichen, gestaltorientierten Kausalzusammenhängen weitläufig zum Tragen kommt – als Domäne der komplementären Methodenlehre und der Cognition-based Medicine prädestiniert sind. Diesbezügliche Einzelerkenntnisse gibt es in großer Fülle, systematische Ausarbeitungen sind aber erst noch zu leisten.

Auf ersten Blick mag die Unterscheidung zwischen Evidence-based Medicine und Cognition-based Medicine vielleicht als unbegründet erscheinen. Man könnte meinen, daß es doch keine Evidenz ohne Erkenntnis (Cognition) und keine Erkenntnis ohne Evidenz (Evidence) geben könne. Jedoch: Evidenz und Evidenz (Evidence) sind hier nicht dasselbe. – Was heißt „Evidence" im Zusammenhang mit Evidence-based Medicine? – Laut Sackett sei „Evidence" eine *externe* Evidenz (s. S. 114), die zudem in Fragen der Therapiewirksamkeit vornehmlich auf randomisierte Studie gestützt sein soll (s. S. 115). *Dieser* Begriff der Evidenz umfaßt jedoch *keines* der Beispiele von durchaus evidenter Wirksamkeitsbeurteilung, die in dem hier vorliegenden Buch im Rahmen der komplementären Methodenlehre vorgestellt wurden (s. S. 36 ff). Solche individuellen Wirksamkeitsnachweise können zwar für den betreffenden Arzt evident sein, ihre Evidenz kann auch nachvollziehbar sein und kann sich (durch erkenntnismethodische Analyse) als wissenschaftlich erweisen, und es kann unter Umständen die Augenscheinlichkeit eines solchen Wirksamkeitsnachweises das Evidenzniveau einer randomisierten Studie hinter sich zurücklassen – dennoch ist damit noch nicht gesagt, daß dieser Wirksamkeitsnachweis unter das Evidenzverständnis der Evidence-based Medicine fällt. Jede Art von *interner* Evidenz des einzelnen Arztes oder Therapeuten (oder auch Patienten) gilt *nicht* als Evidenz für die Evidence-based Medicine.

So ist auch zu verstehen, daß die Autoren einer im British Medical Journal publizierten [173] retrospektiven Bewertung von 122 konsekutiven allgemeinärztlichen Konsultationen zu dem Ergebnis kommen, daß 82 der 122 therapeutischen Maßnahmen evidenzbasiert gewesen seien – daß aber nur 31 durch randomisierte Studien abgestützt waren. Die restlichen 51 „evidenzbasierten" Maßnahmen seien auf überzeugende nicht-experimentelle Evidenz („convincing non-experimental evidence") begründet gewesen. Diesbezüglich geben aber die Autoren keinen Hinweis auf sonstige, nicht-randomisierte Studien als Grundlage dieser „überzeugenden" Evidenz, so daß diese Evidenz offenkundig in dem eigenen Urteil, in der eigenen Erfahrung der Autoren beruht. In diesem Sinne handelt es sich also um *interne* Evidenz, die aber, was nachdrücklich zu betonen ist, *nicht* unter den Evidenzbegriff der Evidence-based Medicine fällt. Derartige Maßnahmen gehören, jedenfalls zum Teil, zur Cognition-based Medicine.

Wenn diese fundamental verschiedenen Möglichkeiten der rationalen Begründung therapeutischer Maßnahmen nicht begrifflich und verbal unterschieden werden, so kommt es zwangsläufig zu terminologischer Konfusion. Man muß genau beachten, daß die von jenen Autoren als solche bezeichnete 51malige „Evidenz" *nicht* zur „Evidence"-based Medicine gehört. Deshalb erstaunt es auch nicht, zu lesen, daß jene Autoren, ohne es jedoch so zu benennen, eine Cognition-based Medicine fordern – „an appropriate paradigm of evidence based practice rather than that determined solely by clinical trials" [173]. Im weiteren plädieren sie sogar ausdrücklich für die Entwicklung einer komplementären Methodologie: „We believe that for general practice, and possibly in other settings too, the most important evidence may be found in developing alternative methodologies which complement conclusions from randomized controlled trials" [173].

Diese „alternative methodologies" sind in der komplementären Methodenlehre der klinischen Forschung enthalten, und jenes alternative „appropriate paradigm" für die ärztliche Praxis ist der Inhalt der Cognition-based Medicine. Hier gelten nicht nur die formalisierten Regeln der statistischen Wirksamkeitsbeurteilung, sondern auch inhaltliche Kriterien der therapeutischen Kausalbeurteilung. Im Rahmen der Cognition-based Medicine lassen sich Therapien immer dort entwickeln, wo Kriterien der individuellen Wirksamkeitsbeurteilung zum Tragen kommen können und somit eine interne Evidenz bzw. eine individuelle therapeutische Erkenntnis (Cognition) entstehen kann. Es handelt sich dabei immer um Erkenntnis im Sinne von „Ich erkenne", also anders als bei Popper und seiner Auffassung von Subjekt-unabhängiger wissenschaftlicher Erkenntnis (s. S. 106; diesbezügliche Kritik s. S. 108). Cognition-based Medicine stützt sich, im Unterschied zu Evidence-based Medicine, gerade auf jene Kriterien, die dem einzelnen Wissenschaftler und Arzt ermöglichen, durch eigene klinische Erkenntnisanstrengungen *selbst* zu objektiven und damit wissenschaftlichen Erkenntnissen zu gelangen.

Was für Evidence-based Medicine gilt, gilt auch für Cognition-based Medicine: Beide stellen ein Wissenschaftlichkeitsideal innerhalb der Medizin dar, beide sind in gewissem Maße realisierbar, und für beide gibt es Limitierungen (s. S. 78 und S. 79 ff). Da in den vergangenen Jahrzehnten die Perspektive einer Cognition-based Medicine nicht oder kaum beachtet wurde, kam fast ausschließlich die Evidence-based Medicine zur Entfaltung. In ihren Prinzipien wurde die einzige wissenschaftliche Entwicklungsperspektive der Medizin gesehen. Dies war auch der Grund, warum die zum Teil schwerwiegenden Limitierungen der konventionellen Methodenlehre (s. S. 79 ff) ohne ernstgenommene Beachtung blieben.

Proponenten der Evidence-based Medicine werden nun vielleicht befürchten, es werde im Rahmen einer Cognition-based Medicine einer subjektivistischen Medizin Vorschub geleistet. Das Gegenteil sollte aber der Fall sein, denn es sollen ja wissenschaftlich begründete medizinische Erkenntnisse auch jenseits der Limitierungen der Evidence-based Medicine realisiert werden. Das Ziel ist nicht weniger, sondern *mehr* Wissenschaft für die Medizin. Dabei mögen in Zukunft andere Fragestellungen und neue Forschungsorientierungen in den Vordergrund der medizinischen Forschung treten. Während in den vergangenen 50 Jahren primär Fragestellungen zur wissenschaftlichen Bearbeitung anstanden, die mit dem konventionellen Methodenarsenal zu bewältigen waren, werden im Zusammenhang mit der komplementären Methodenlehre und ihrer Perspektive des singulären Kausalerkennens andere Themen aktuell werden können, besonders solche, die einen engen Bezug zur individuellen Erkenntnisfähigkeit des Arztes bzw. Therapeuten oder zur individuellen Krankheitssituation des Patienten haben.

Eine fruchtbare zukünftige Entwicklung der Cognition-based Medicine ist vor allem in jenen Bereichen der Medizin zu erwarten, die traditionell einen eher großen Widerstand gegen die Anwendung randomisierter Studien kannten, also Chirurgie, Psychotherapie, Physiotherapie und die Besonderen Therapierichtungen. Dabei sind zwei Stoßrichtungen absehbar. Das eine ist ein systematischer Aufbau der Cognition-based Medicine, ähnlich wie er für die Evidence-based Medicine in den vergangenen Jahrzehnten vollzogen wurde. Hierzu gehört die weitere Entwicklung der Einzelfall-Methodologie selbst, insbesondere ihre Spezifizierung und Differenzierung für die unterschiedlichen medizinischen Bereiche: für Pharmakotherapie, Chirurgie, Physiotherapien, Psychotherapien und Kreativtherapien und deren jeweilige Subspezialitäten. Hierzu gehört zweitens auch die Entwicklung spezieller Publikations- und Kommunikationsformen, so wie dies für die Evidence-based Medicine in der jüngsten Vergangenheit in großem Stile erfolgte. Last but not least gehört hierzu auch die Entwicklung eines fruchtbaren Zusammenspiels von Cognition-based Medicine und Evidence-based Medicine, um so zu einem integrierten Gesamtkonzepts der wissenschaftlichen Medizin zu kommen.

Die zweite Stoßrichtung der Cognition-based Medicine betrifft die Urteils- und Erfahrungsfähigkeit des einzelnen Arztes und Therapeuten. Es wurde ja schon ausgeführt, daß der Unterschied zwischen konventioneller und komplementärer Methodenlehre (und zwischen Evidence- und Cognition-based Medicine) unterschiedliche Begriffe der therapeutischen *Erfahrung* impliziert (s. S. 76 ff). Ebenfalls wurde schon dargestellt, daß die potentielle Reichweite individueller Erfahrungsbildung von ontologischen Prämissen abhängig ist und in unterschiedlichen Medizinsystemen unterschiedlich sein kann (s. S. 77 ff). Diese Reichweite ist natürlich auch von erkenntnismethodischen Voraussetzungen abhängig: Es ist ja offenkundig, daß die Dominanz einer Evidence-based Medicine nicht die individuelle Erfahrungsbildung unterstützt und zur Entfaltung bringt. Im Gegenteil; hier werden die Beurteilungsprozesse generell auf Verfahrenstechnologien übertragen, die das individuelle Urteil und die individuelle Therapieerfahrung dezidiert ausschalten und stattdessen eine ent-individualisierte, kollektive, formalisierte Erfahrung erzeugen.

Im diametralen Gegensatz hierzu kann die komplementäre Methodenlehre zu einem geistigen Instrument werden, mit dessen Hilfe sich die Möglichkeiten der individuellen Beobachtung von therapeutischen Kausalzusammenhängen ins Bewußtsein heben lassen, so daß eine professionalisierte und beschleunigte individuelle Erfahrungsbildung der Ärzte und der sonstigen Therapeuten gefördert wird. Derartige Erfahrungsbildung muß nicht die Privatangelegenheit des betreffenden Arztes bleiben; sie kann kommuniziert werden. Der Inhalt der Kommunikation ist jedoch ein anderer als bei der Publikation einer randomisierten Studie. Denn erstens sind Wirksamkeits- und Effektivitätsaussagen, die auf Beurteilungen an Einzelpatienten beruhen, vom individuellen Arzt bzw. Therapeut im Prinzip selbst nachprüfbar (im Gegensatz zum Ergebnis einer randomisierten Studie). Zweitens kann die Kommunikation in einer Cognition-based Medicine überaus lehrreich sein. Während nämlich das positive Ergebnis einer randomisierten Studie lediglich darlegt, *daß* eine Therapie wirksam (bzw. gegenüber der Kontrollbehandlung überlegen) ist, kann ein Wirksamkeitsbeleg aufgrund einer komplex abbildenden Korrespondenz zugleich auch noch besagen, *wie* die Therapie wirksam ist (s. S. 32), und schließlich erfaßt die Wirksamkeitsbeurteilung mittels eines ideellen Einblicks in eine therapeutische Kausalgestalt zusätzlich noch das *Was* der Wirksamkeit, das Wirkprinzip selbst (s. S. 32). Während also die Publikation einer randomisierten Wirksamkeitsprüfung in erster Linie eine äußerliche Information darstellt, enthalten individuelle Wirksamkeitsnachweise als integrale Bestandteile auch die betreffenden Wirkformen und -prinzipien. So können Beschreibungen von individuellen Wirksamkeitsbeurteilungen den „klinischen Blick" [435] von Arzt und Therapeut unterrichten und eventuell verbessern und schärfen. Aus diesem Grunde wird ein zentrales Anliegen einer Cognition-based Medicine in der professionalisierten Ausbildung der individuellen Erfahrung des Arztes liegen, wobei hier die *Erfahrung* nicht als Ergebnis einer bloßen Summierung von Einzelbeobachtungen zu verstehen ist, sondern aufbaut auf verschiedensten individuellen Wirksamkeitsbeurteilungen und einhergeht mit einer Verbesserung des klinischen Blicks, der persönlichen Urteilskraft und der therapeutischen Handlungsfähigkeit – mit „wissendem Können" und „könnendem Wissen" [370].

Die unterschiedlichen Standpunkte von Evidence-based Medicine und Cognition-based Medicine führen zuletzt auch zu unterschiedlichen Wertschätzungen der medizinischen Vergangenheit. Solange man glaubt, daß außerhalb randomisierter Studien keine verläßliche Wirksamkeitsbeurteilung möglich sei, wird man die Wirksamkeit aller vergangenen Medizin abschätzig beurteilen und als Placeboeffekt apostrophieren („Die Geschichte der nichtoperativen Medizin ist … die Geschichte der Placebotherapie" [136]). Es herrscht dann, unter diesen Vorzeichen, die Neigung, bei allen traditionellen oder außerhalb des Rahmens randomisierter Studien entstandenen Therapien primär eine Unwirksamkeit zu unterstellen. Dies wiederum legt das Programm einer Evidence-based Healthcare nahe, die alle derartigen therapeutischen Maßnahmen aus der Zulassung oder zumindest Kassenerstattung heraushalten oder herausnehmen möchte, nach dem Motto: „stop them starting" und „start stopping them" [189].

Hat man dagegen eine Einsicht in die vielfältigen Möglichkeiten der singulären Wirksamkeitsbeurteilung und der darauf aufbauenden therapeutischen Erfahrungsbildung, so ergibt sich kein Grund zu bezweifeln, daß auch bereits vor der zweiten Hälfte dieses Jahrhunderts und auch außerhalb des Rahmens randomisierter Studien (übrigens auch außerhalb der inhaltlichen Konzeptionen einer partikularistisch denkenden Medizin) die Entwicklung von wirksamen Therapien möglich gewesen war und ist.

So eröffnet sich also durch die Konzeption einer Cognition-based Medicine für die wissenschaftliche Medizin nicht nur eine neue Zukunftsperspektive, sondern auch eine achtsamere Haltung gegenüber den tradierten Medizinformen. Dabei wird das mögliche gleichzeitige Bestehen von konventioneller und komplementärer Methodenlehre und somit die Berechtigung des medizinischen *Methodenpluralismus* explizit anerkannt. Ebenfalls explizit anerkannt wird die Berechtigung, ja Notwendikeit einer „experience-based medicine" [559], denn deren wissenschaftliche und professionelle Ausgestaltung mündet ja in die *cognition-based medicine* ein.

Wirksamkeitsbeurteilung und Wirksamkeitsnachweis

Bei der Diskussion um den medizinischen Methodenpluralismus stehen die Begriffe der *Wirksamkeitsbeurteilung* und des *Wirksamkeitsnachweises* in vorderster Reihe. Sie seien deshalb, mit Rückgriff auf die in dem vorliegenden Buch vorangegangenen Ausführungen, kurz erläutert. Je nach Bezugsrahmen – Evidence-based Medicine oder Cognition-based Medicine – haben diese Begriffe einen unterschiedlichen Bedeutungsgehalt.

Im Rahmen von Evidence-based Medicine ist die Wirksamkeit (efficacy) einer Behandlung per definitionem dasjenige, was idealerweise in einer randomisierten Studie erfaßt wird [233]. Auch für nicht-randomisierte vergleichende Studien kann eine Beweiskraft in Anspruch genommen werden kann, aber nur insofern das konkrete Studiendesign dem Ideal der randomisierten Studie nachstrebt [105]. Da die randomisierte Studie gegen das Urteilen schützen soll („to guard against any use of judgment" – s. S. 2), ist in der Evidence-based Medicine die Wirksamkeit einer Therapie nicht Gegenstand der ärztlichen Beurteilung, sondern des Beweises (per randomisierter Studie). In diesem Sinne gibt es im Rahmen der Evidence-based Medicine keine Wirksamkeits*beurteilung*, sondern nur einen Wirksamkeits*beweis*.

Was aber heißt hier „Beweis"? Eine randomisierte Studie (wenn man von den randomisierten N-of-1-Studies absieht) kann nicht beweisen, daß eine therapeutische Maßnahme an einem individuellen Patienten wirksam ist; sie leistet also *keinen individuellen* Beweis. Eine randomisierte Studie liefert auch keine legitimierte Verallgemeinerbarkeit ihres jeweiligen Ergebnisses (s. S. 73 und S. 103); sie leistet also auch *keinen generellen* Beweis. Was eine randomisierte Studie (und eine an ihrem Ideal ausgerichtete nicht-randomisierte Studie) „beweisen" kann, ist die Wirksamkeit der betreffenden Behandlung bzw. die Überlegenheit gegenüber der Kontrollbehandlung allein für die konkrete Kohorte der Studienpatienten.

Sogar für diese eingeschränkte Reichweite hat das Ergebnis einer randomisierten Studie nicht per se eine Beweiskraft, sondern ist in vielfältiger Hinsicht interpretationsbedürftig und muß beurteilt werden. Erforderlich ist erstens die erkenntnistheoretische Beurteilung, daß und wie und mit welchem Exklusivitätsanspruch das Prinzip der randomisierten Studie überhaupt geeignet ist, eine therapeutische Wirksamkeit zu erkennen. (Wie wenig man sich bei dieser Beurteilung auf tradierte Standpunkte verlassen kann, zeigt das vorliegende Buch.) Erforderlich ist weiterhin bei jeder einzelnen Studie in vielfältiger Hinsicht eine methodologische Beurteilung ihrer Validität und Reliabilität. Hierbei sind standardisierte Listen von Qualitätskriterien hilfreich; wie aber das Problem der falsch negativen Ergebnisse zeigt (s. S. 85 ff), sind Standardisierungen keinesfalls ausreichend. Erforderlich ist schließlich auch die medizinische Beurteilung, ob und inwieweit der Kontext einer randomisierten Studie das Ergebnis beeinflußt (s. S. 101 ff), und erforderlich ist schließlich die Möglichkeit einer ärztlichen Beurteilung, ob und wie das Studienergebnis für konkret zu behandelnde Patienten im klinischen Alltag relevant ist (s. S. 101 ff). All dies ist für die sinnvolle Durchführung einer validen und verläßlichen randomisierten Studie unabdingbar. Die randomisierte Studie ist nicht ein automatisch beweiskräftiges Prüfinstrument, das losgelöst werden kann von solchen zusätzlichen Beurteilungen. Kienle und Burckhardt sprachen deshalb von der „Illusion" des Wirksamkeitsbeweises [289].

Anders ist es im Rahmen von *Cognition-based Medicine*: Hier existieren keine primär formalisierten Verfahren, welche die Illusion eines von konkreten Beurteilungen unabhängigen Beweisinstruments nahelegen, vielmehr ist hier offenkundig, daß die Wirksamkeit einer Behandlung stets zu *beurteilen* ist. Eine solche Beurteilung erhält (im Falle einer positiven Wirksamkeit) eine Beweiskraft dadurch, daß sie sich auf ein spezifisches Kriterium der Kausal- bzw. Wirksamkeitserkenntnis stützt (s. S. 17 ff u. S. 36 ff) und reflektierend dieses Kriterium in die Beurteilung mit einbezieht. In diesem Sinne kann also eine Wirksamkeitsbeurteilung, die sich reflexiv ihrer eigenen Kriterien und deren Verläßlichkeit bewußt ist, auch als „Wirksamkeitsbeweis" bezeichnet werden.

Wissenschaft und Medizinpolitik

Die Stellung von Arzt und Patient

Es ist eine Selbstverständlichkeit, daß die soziale Gestaltung der Medizin – Ausbildung, Zulassung von Heil- und Hilfsmitteln, Kassenerstattung, infrastrukturelle Regelungen, Administration etc. – nach rationalen, nachvollziehbaren Gesichtspunkten erfolgen soll. Um derartige Gesichtspunkte entwickeln zu können, ist im Vorfeld jedoch als erstes die Frage zu beantworten, wie eine *Urteilssicherheit* in der Medizin überhaupt möglich ist, und zwar vor allem hinsichtlich der Wirksamkeit der Therapien. Alle anderen Fragen sind demgegenüber nachgeordnet, z.B. die Fragen zur Beurteilung des Nutzen-Risiko-Verhältnisses von Therapien, ihrer Wirtschaftlichkeit, zu den Verfahren der Arzneimittelzulassung, zur Kassenerstattung, zur Ausbildung, zu Entscheidungsfindungen innerhalb der Medizin, etc. Alle diese Fragen sind zwangsläufig davon abhängig, wie jene erste Frage beantwortet wird.

Die Antwort auf jene Wirksamkeitsfrage ist vom jeweiligen methodologischen Standpunkt abhängig. Geht man, aufgrund erkenntnistheoretischer Prämissen, davon aus, daß die Wirksamkeit einer Therapiemaßnahme prinzipiell nicht am Einzelfall, sondern im allgemeinen nur in einer randomisierten Studie sicher beurteilt werden könne (und läßt man zudem die immanenten Schwächen des Systems randomisierter Studien unbeachtet), dann wird zwangsläufig die randomisierte Studie zum Angelpunkt der medizinischen Rationalität. Demgegenüber erscheinen dann der individuelle Arzt und der individuelle Patient, jedenfalls was die geistige Kompetenz zur Beurteilung und Entscheidung betrifft, als eine quantité négligeable. Zwar wird dem Patienten die weitgehende Verfügungsgewalt über den Umgang mit seiner eigenen Krankheit zugestanden (er hat das Recht, eine Behandlung aufzusuchen oder zu verweigern), dennoch ist sein eigenes Urteil darüber, ob eine Behandlung bei ihm wirksam ist oder ihm hilft, unter den Prämissen der konventionellen Methodenlehre irrelevant. Ähnlich der Arzt: Zwar obliegt ihm die maßgebliche Verantwortung für die Behandlung des Patienten, doch soll nach konventioneller Methodenlehre der Arzt *generell* außerstande sein zu beurteilen, ob seine Behandlung dem betreffenden Patienten hilft, nicht hilft oder schadet. Ein Medizinstatistiker bringt diese Auffassung auf den folgenden Punkt: „Unter diesen Umständen plädiere ich dafür, die Frage nach dem therapeutischen Erfolg der Therapie beim einzelnen Patienten – wohlgemerkt, beim einzelnen Patienten – im gnädigen Dunkel des Arzt-Patienten-Paktes ohne letztgültige Antwort zu belassen" [534]. Es kann also unter der Voraussetzung der konventionellen Methodenlehre die ärztliche Erfahrung nicht ernst genommen werden, und es kann in diesem Sinne auch der Begriff der „bewährten Therapien" allenfalls eine illusionäre Verkennung der medizinischen Realität sein; schließlich kann auch so etwas wie *Erfahrungsheilkunde* nur als „autistische Neudefinition" [547], als „begriffliche Falschmünzerei" [39, S. 34] gelten. Es erscheint aus dieser Sicht unmöglich, daß wissenschaftliche Urteilsfähigkeit und eine daraus ableitbare Entscheidungskraft konkret bei dem vor Ort behandelnden Arzt entstehen könne, oder daß gar der einzelne Arzt hinsichtlich der Wirksamkeit der einen oder anderen von ihm eingesetzten Therapie klüger sein könne als das System der Evidence-based Medicine. Zwangsläufige Folgen sind Standardisierung, Kontrolle und Reglementierung der ärztlichen Tätigkeit und wachsende Bürokratisierung.

Gerade in der Administration hat die konventionelle Methodenlehre in den vergangenen Jahrzehnten große Akzeptanz gefunden, so daß die Medizin der westlichen Länder durch eine „Revolution von oben" ging und geht. Das immanente Ziel ist, administrative Strukturen zu etablieren, die der vorausgesetzten geistigen Zweitklassigkeit des Individuums (im Vergleich zum formalisierten Erkenntnisapparat) entsprechen. Zwangsläufig geht damit eine zunehmende geistige Entmündigung des einzelnen Arztes einher. Daß hierbei in den vergangenen Jahren die Fähigkeit zur individuellen ärztlichen Erfahrungsbildung tatsächlich weitgehend eliminiert wurde, ist nicht auszuschließen. Manche Ärztevertreter dürften diese Entwicklung u. a. auch deshalb zugelassen haben, weil sie hoffen konnten, daß dadurch die unliebsamen „alternativen" Therapien hinwegreglementiert werden.

Wird die Medizin auf die Prinzipien der „Evidence-Basiertheit" festgelegt, so entsteht die sonderbare Situation, daß ein bestimmter Teil der rationalen, wissenschaftlichen Kriterien zwar von den Ärzten und Therapeuten bei der Therapiebeurteilung praktiziert wird (wenngleich ohne Methodenreflexion), daß aber gerade diese im Alltag praktizierten Kriterien in der herrschenden Methodenlehre weder berücksichtigt noch zum Großteil überhaupt bekannt sind. Die notwendige Folge ist eine Einseitigkeit, eine Deformierung des Gesamtsystems der wissenschaftlichen Medizin. Für die Zukunft wird es deshalb wichtig sein, neben der Evidence-based Medicine auch die Förderung der Cognition-based Medicine voranzutreiben. Zwar werden Befürworter der Evidence-based Medicine (und Gegner der „Erfahrungsmedizin") vielleicht befürchten und argumentieren, daß die Förderung einer Cognition-based Medicine zu einer subjektivierten Medizin führe, und daß dies wiederum eine Qualitätsminderung der Medizin und eine Kostenausweitung nach sich ziehen würde. Derartige Befürchtungen sind jedoch selbst wiederum subjektiv und nicht wissenschaftlich begründet; so ist zu beobachten, daß das generelle Diskreditieren der ärztlichen Erfahrung immer mit subjektiv ausgewählten Anekdoten, mit sogenannten „Horrorbeispielen" geschieht, während positive Auswirkungen der individuellen ärztlichen Therapieerfahrung nicht angeführt werden. Auch die breite Palette der Fehlleistungen statistisch ausgewerteter Studien wird meist nicht berücksichtigt. Um nochmals Gerhard Kienle zu zitieren: „Es ist absolut blauäugig, auf Irrtümer der ärztlichen Erfahrung hinzuweisen, ohne auf das breite, vielfältig zu begründende Versagen in der Anwendung statistischer Verfahren Rücksicht zu nehmen" [287].

Im übrigen steht eine pauschale Assoziation von Erfahrungsmedizin und Kostenausweitung schon allein deshalb auf schwachen Beinen, weil auf der anderen Seite die Evidence-based Medicine nicht eine Kostensenkung, sondern eher eine Kostensteigerung in der Medizin erwarten läßt. Sackett selbst betont dies: „… to cut the costs of health care … would not only be a misuse of evidence-based medicine but suggests a fundamental misunderstanding of its financial consequences …; this may raise rather than lower the cost of their care" [444, 448]. Demgegenüber wird jede Entwicklung der Medizin, welche die persönliche Urteilskraft des Arztes stärkt, effizienzsteigernd und kostendämpfend sein. In

Hinblick auf die Leistungskraft des ärztliche Urteils sei nochmal auf Gerhard Kienles Argumentation zurückgegriffen: „Wie sieht das im einzelnen aus? Eine Patientin hat attackenweise heftige Leibschmerzen, Durchfall und Obstipation. Der naturwissenschaftlich orientierte Arzt kann jetzt mit Ultraschall, MDP, Endoskopie, und Laboruntersuchungen eine Reihe von Diagnosen ausschließen und anschließend die Patientin zum Psychiater überweisen. Ein anderer, klinisch orientierter Arzt findet schon aus der Vorgeschichte und Beschwerdeschilderung das Krankheitsbild des Colon irritabile heraus und kann mit einem einfachen Mittel die Beschwerden beheben. Der erste Arzt hat viele hochqualitative Handlungen mit sehr exakten Ergebnissen durchgeführt – nach der Gebührenordnung sehr teuer –, der andere hat aber das Problem erfaßt und mit einfachen Maßnahmen gelöst. Nach der Gebührenordnung wäre das nur eine Beratung. ... Die tatsächliche Leistung hat der zweite Arzt vollbracht, bezahlbare Handlungen der erste. Die Leistung des zweiten Arztes beruht nicht nur in der Lösung des Problems, sondern auch in der Vermeidung der – kostenträchtigen – Handlungen, die der erste Arzt durchführt" [285].

Je genauer der Arzt beurteilen kann, wie wirksam die einzelnen Therapien *in seiner eigenen Hand* [286] sind, desto zielgenauer kann er persönlich arbeiten. Natürlich kann hierbei gute externe Evidenz – Evidence-based Medicine – sehr hilfreich sein, doch ist insbesondere auch die Entwicklung der individuellen Erfahrung und Fertigkeit des einzelnen Arztes nötig. Es wäre ein schwerer Fehler der Gesundheitspolitik, würde man nur die Evidence-based Medicine fördern und nicht eine Cognition-based Medicine kultivieren und voranbringen. Therapiefreiheit und medizinischer Pluralismus sind nicht kontra-rationale Luxuserscheinungen der Medizin, sondern sind Gewähr für deren Qualität und menschliche Substanz schlechthin.

Für die künftige Gestaltung der Medizin nach wissenschaftlichen Kriterien müssen zwei Gesichtspunkte nachdrücklich berücksichtigt werden: erstens, daß die randomisierte Studie aus technischen, pragmatischen und sozialen Gründen oft nicht einsetzbar ist, daß sie mit erheblichen ethischen Problemen belastet ist, und daß sie einem fundamentalen Falsch-Negativ-Bias unterworfen ist, weswegen negative Ergebnisse keine Beweiskraft haben (s. S. 79 ff); zweitens, daß der Arzt, entgegen den Dogmen der konventionellen Methodenlehre, in vielen Fällen eine weitreichende Fähigkeit zur Wirksamkeitsbeurteilung am einzelnen Patient hat. Aus diesen beiden Gründen ist für die künftige Gestaltung der Medizin nicht die „distanzierte Rationalität" der randomisierten Studie zum prägenden Zentrum zu erheben, sondern die Beziehung zwischen dem individuellen Arzt und dem individuellen Patienten, der dem betreffenden Arzt den Behandlungsauftrag erteilt. Für diese Beziehung muß man institutionelle Repräsentationen schaffen, so daß sie zum bestimmenden Faktor für die Sozialgestaltung der Medizin werden kann.

Zurück zur Ausgangsfrage:
Was ist „anderes wissenschaftliches Erkenntnismaterial"?

Der Ausgangspunkt des vorliegenden Buches war die Anfrage des Bundesverbandes der Pharmazeutischen Industrie (BPI), was das „andere Erkenntnismaterial" sei, das im deutschen Arzneimittelgesetz erwähnt wird: Handelt es sich hierbei um wissenschaftliches Erkenntnismaterial, das es, in einem rein äußerlichen Sinne, neben der randomisierten klinischen Studie sonst noch gibt und das ihr gegenüber von nachgeordnetem Wert sein soll – oder gibt es noch eine weitere und tiefere Bedeutung von „anderem Erkenntnismaterial"?

Zuerst zum rein äußerlichen Aspekt: Nach Abschnitt 5 der deutschen Arzneimittelprüfrichtlinien [58] wird neben kontrollierten Studien auch folgendes als „Erkenntnismaterial" aufgelistet: nicht kontrollierte Studien; Anwendungsbeobachtungen; Sammlungen von Einzelfallberichten, die eine wissenschaftliche Auswertung ermöglichen; nach wissenschaftlichen Methoden aufbereitetes Erfahrungsmaterial, z. B. in Form von wissenschaftlicher Fachliteratur und von Gutachten von Fachgesellschaften. Da dies alles *neben* der kontrollierten Studie angeführt wird, ist es, formal gesehen, als „anderes" Erkenntnismaterial zu verstehen.

Wie nun allerdings die komplementäre Methodenlehre zeigt, kann „anderes" Erkenntnismaterial auch in einem tieferen Sinne verstanden werden: *Anderes* Erkenntnismaterial wären hiernach alle Unterlagen speziell zur Wirksamkeit von Therapien, die nicht den Paradigmen der konventionellen Methodenlehre (s. S. 10 ff) folgen, sondern die sich im Sinne der komplementären Methodenlehre auf die Wirksamkeitsbeurteilung am einzelnen Patienten oder auf eine Beurteilung eines Patientenkollektivs ohne Vergleichsgruppe (s. S. 36 ff) oder auf eine entsprechend qualifizierte ärztliche Erfahrung (s. S. 76) stützen. Auch hierbei kann es sich, äußerlich gesehen, um Anwendungsbeobachtungen, Einzelfallberichte, wissenschaftliche Fachliteratur, Gutachten von Fachgesellschaften u. ä. handeln.

Freilich waren in der Vergangenheit die Kriterien des therapeutischen Kausalerkennens nicht expliziert und konnten deshalb in solchem Erkenntnismaterial im allgemeinen nicht kenntlich gemacht werden. In dieser Hinsicht besteht ein methodologischer und didaktischer Nachholbedarf. Nichtsdestoweniger gilt auch heute schon, daß ärztliches Urteil und ärztliche Erfahrung, die dem *anderen* Erkenntnismaterial zugrundeliegen, auf *anderen* Erkenntnisformen beruhen als die randomisierte Studie. Zu beachten ist auch, daß diese Erkenntnisformen sich als wissenschaftlich ausweisen lassen und daß es sich hierbei – im Vergleich zu den durch randomisierte Studien repräsentierten Kriterien der Wissenschaftlichkeit – um einen *anderen*, einen *komplementären* Typus der Wissenschaftlichkeit handelt.

Nachzulassung von Arzneimitteln

Die Frage, was „anderes wissenschaftliches Erkenntnismaterial" ist und welche prinzipielle Tragfähigkeit es haben kann, ist von besonderer Relevanz für die Nachzulassung von Arzneimitteln, da dort dieses andere Erkenntnismaterial zur Verwendung kommt.

Die *Nachzulassung* betrifft alle Arzneimittel, die bereits vor 1978 auf dem Markt verfügbar waren und deshalb nach der Verabschiedung des Arzneimittelgesetzes nicht neu zuzulassen waren. Für die wissenschaftliche Diskussion um diese Nachzulassung ergeben sich völlig unterschiedliche Voraussetzungen,

je nachdem, ob man die konventionelle oder die komplementäre Methodenlehre zugrundelegt.

Unter der Voraussetzung, daß außerhalb randomisierter Studien keine verläßliche Wirksamkeitsbeurteilung möglich sei, muß zwangsläufig der Großteil
der nachzuzulassenden Arzneimittel als unwirksam und sogar gefährlich
erscheinen. Bemühungen um eine „Marktbereinigung" sind dann verständlich.

Eine völlig andere Sichtweise ergibt sich allerdings auf der Grundlage der
komplementären Methodenlehre: Hier ist die Fähigkeit des Arztes (und auch
der Patienten) zur therapeutischen Urteils- und Erfahrungsbildung im Grundsatz anzuerkennen, weswegen Schnitte in das bestehende Therapierepertoire
der Ärzte- und Patientenschaft aus dieser Sicht nur mit großer Zurückhaltung
getätigt werden dürfen. Eine Marktbereinigung als Wert an sich kann es hier
nicht geben, im Gegenteil: Je größer das vorhandene Therapiespektrum, desto
besser. Oligokulturen erscheinen unter dieser Voraussetzung im Arneimittel-
bereich genauso wenig sinnvoll wie in der Natur.

Das zu erstrebende Ziel der Nachzulassung ist die öffentliche Verfügbarkeit
sicherer Arzneimittel (oder genauer gesagt: die Verfügbarkeit von Arzneimitteln mit Qualität, Wirksamkeit und Unbedenklichkeit). Orientiert sich nun die
Nachzulassung primär an der konventionellen Methodenlehre und an der
damit oft assoziierten Auffassung, daß alle nicht durch randomisierte Studien
geprüften Arzneimittel eine prinzipielle Gefahrenquelle darstellen, dann wird
aus dieser Überzeugung eine eher enge und konservative Nachzulassungspoli-
tik resultieren. Orientiert sich dagegen die Nachzulassung dagegen an der komplementären Methodenlehre, so wird die Folge eine eher weite und liberale
Nachzulassung sein.

Durch beides allerdings, sowohl durch eine eher liberale wie auch durch eine
eher konservative Nachzulassung können spezifische Beinträchtigungen des zu
erstrebenden Zieles – der öffentlichen Verfügbarkeit sicherer Arzneimittel –
entstehen:

Bei einer allzu liberalen Nachzulassung entsteht die Gefahr, daß Arzneimittel, die für die angegebene Indikation unwirksam sind, weiterhin auf dem Markt
verbleiben. Daß dies nicht unproblematisch ist, betonte bereits der Ausschuß
für Jugend, Familie und Gesundheit zum Arzneimittelgesetz von 1976: „Durch
die Anwendung eines für die vom Hersteller angegebene Indikation unwirksamen Arzneimittels kann nämlich dem Patienten ein anderes angemessen wirksames Arzneimittel vorenthalten und damit eine Heilung verschleppt und
unmöglich gemacht werden" [111]. Dieser Umstand wäre in der Tat untragbar
unter der Voraussetzung, daß Ärzte die Wirksamkeit ihrer Therapien am einzelnen Patienten prinzipiell nicht beurteilen können. Gänzlich anders stellt sich
die Problematik jedoch unter den Vorzeichen der komplementären Methodenlehre dar. Hier hat der Arzt ohnehin zu prüfen, soweit er es eben kann, ob die
eingesetzte Therapie bei dem *konkreten* Patienten wirksam ist und hilft. Dasselbe gilt aber auch für eine Behandlung mit „bewiesener" Wirksamkeit, denn
auch eine durchgeführte randomisierte Studie ist kein Schutz dagegen, daß eine
Behandlung bei dem konkreten Einzelpatienten wirkungslos sein kann. Auch in
diesem Falle kann die Behandlung mit einem anderen, für den betreffenden
Patienten wirksamen Arzneimittel verschleppt werden. Aus Sicht der komplementären Methodenlehre besteht deshalb die größere Gefahr darin, daß die

Ärzteschaft sich das Credo des medizinstatistischen Wirksamkeitsnachweises nachhaltig aneignet – daß nämlich der einzelne Arzt beim einzelnen Patienten generell nicht beurteilen könne, ob die therapeutischen Maßnahmen helfen, nicht helfen oder gar schaden – und daß so der Arzt verleitet wird, die Auswirkungen seiner Behandlungen am einzelnen Patienten nicht nach bester möglicher Urteilsfähigkeit zu überprüfen.

Anders als bei einer allzu liberalen Nachzulassung besteht bei einer allzu konservativen Nachzulassung das umgekehrte Risiko: Hier droht die Gefahr, daß wirksame Arzneimittel vom Markt genommen werden. Diese Gefahr wächst, wenn die formalen Anforderungen der Nachzulassung zu hoch gesteckt und nicht erfüllbar sind. Es wurde schon darauf hingewiesen, daß randomisierte Studien aus einer Vielzahl von technischen, praktischen, sozialen oder auch finanziellen Gründen oft nicht durchgeführt werden können (s. S. 79 ff). Insbesondere die ethische Problematik randomisierter oder sonstiger prospektiv kontrollierter Studien ist zu beachten (s. S. 80 ff), weswegen es übrigens nur in Ausnahmefällen legitim sein dürfte, zum Zwecke der Nachzulassung kontrollierte Studien mit prospektiven Kontrollgruppen zu fordern.

Eine Folge aufwendiger und kostenträchtiger Zulassungshürden (z. B. durch langwierige, voluminöse Arzneimittelprüfungen) würde sein, daß nur noch Arzneimittel mit rentablem Absatzmarkt durch die Zulassung gebracht werden, und daß deshalb für seltenere Erkrankungen keine Therapien zur Verfügung stehen. Eine weitere Gefahr einer restriktiven Nachzulassung ist, daß jene Arzneimittel nicht mehr eingesetzt werden, deren Unbedenklichkeit durch ihren Gebrauch seit Jahrzehnten bekannt ist. Natürlich kann nicht in Frage gestellt werden, daß Kontrollen für die Arzneimittelsicherheit nötig sind, doch eine Überkontrolle kann ebenfalls gefährlich sein. Man darf nicht übersehen, daß das Argument der Contergan-Katastrophe, das in den Siebziger Jahren allgemein zu Forderungen nach Arzneimittelsicherheit führte [504], auch noch jene andere Seite hat, auf die Gerhard Kienle hinwies: „Die Tatsache, daß im gleichen Zeitraum, als das gut geprüfte Contergan schwere Schäden (Phokomelie und Polyneuritis) hervorrief, etwa 6 Millionen Menschen in der BRD kaum geprüfte phytotherapeutische Sedativa und Schlafmittel einnahmen, ohne dadurch Schaden zu erleiden, wurde wenig beachtet. Dennoch ist sie für die gesundheitspolitische Situation von großer Bedeutung: Es läßt sich leicht ausrechnen, wieviel größer der Schaden gewesen wäre, wenn diese 6 Millionen statt Phytotherapeutika „gut geprüfte" Sedativa oder Schlafmittel wie Contergan eingenommen hätten" [278, S. 50].

Um einer solchen Gefahr einer restriktiven Zulassungspolitik vorzubeugen, hat der zuständige Bundestagsausschuß bei der Beschlußfassung zum bundesdeutschen Arzneimittelgesetz festgehalten: „Die Wirksamkeit ist nicht als absoluter Begriff anzusehen, sondern muß an dem konkreten Heilungsanspruch gemessen werden. Sie stellt sich außerdem als ein Kontinuum dar, das von „sehr schwach" bis „sehr deutlich" reicht. Daher werden in der ganz überwiegenden Mehrzahl der Fälle nur – mehr oder minder deutliche – Indizien für die Wirksamkeit eines Arzneimittels sprechen. Ungeachtet eines fehlenden wissenschaftlichen Beweises für die Wirksamkeit eines Arzneimittels müssen gleichwohl schon diese Erfahrungen je nach Lage des Einzelfalles die Basis für eine

Zulassung bilden. Der Wirksamkeitsnachweis ist demnach entscheidungstheoretisch anzugehen" [111].

Diese Aufforderung zu einem entscheidungstheoretischen Umgang scheint allerdings nicht sinnvoll aus Sicht der konventioneller Methodenlehre, nach der eine hinreichend sichere Wirksamkeitsbeurteilung außerhalb kontrollierter Studien weitgehend unmöglich erscheint und deshalb die Wirksamkeit aller nicht in solchen Studien untersuchten Arzneimittel prinzipiell in Abrede steht. Unter dieser Perspektive gilt: „Ein noch so geringes UAW-Risiko [Risiko an unerwünschten Arzneimittelwirkungen] kann … nur akzeptiert werden, wenn zuvor die therapeutische Wirksamkeit des Präparates für eine wohldefinierte Indikation … eindeutig quantitativ belegt ist" [524]. Da jedoch ein noch so geringes Risiko eines Arzneimittels nie auszuschließen ist – schon ein bloß denkbares, bloß hypothetisches Risiko ist ja ein Risiko – scheint aus dieser Sicht der Weg zu jeglicher verantwortbarer Arzneimittelzulassung notwendigerweise über die randomisierte Studie laufen zu müssen. Ein entscheidungstheoretischer Ansatz außerhalb des Systems der randomisierten Studien scheint unsinnig.

Anders unter der Perspektive der komplementären Methodenlehre, die nun, gewissermaßen nachträglich, die prinzipielle methodologische Begründung für die damaligen Ausführungen des Bundestagsausschusses liefert. Da bei Berücksichtigung der komplementären Methodenlehre die Tragfähigkeit von ärztlichem Urteil und ärztlicher Erfahrung im Grundsatz anzuerkennen ist, muß konsequenterweise für die Nachzulassung die allgemeine medizinische Verwendung („well-established medicinal use") eines Arzneimittel berücksichtigt werden. Es gilt deshalb: Je weniger die allgemeine medizinische Verwendung eine Gefährlichkeit oder Häufigkeit von unerwünschten Arzneimittelwirkungen nahelegt, desto geringer müssen die Anforderungen an den sogenannten Wirksamkeits- und Effektivitätsnachweis sein.

Mit seinen o. g. Statements hat der Bundestagsausschuß die politischen Weichen in Richtung eines *methodischen Pluralismus* in der Medizin gestellt; er hat außerdem auch beschlossen, den *inhaltlichen Pluralismus* zu stützen: „Nach einmütiger Auffassung des Ausschusses kann und darf es nicht Aufgabe des Gesetzgebers sein, durch die einseitige Festlegung bestimmter Methoden für den Nachweis der Wirksamkeit eines Arzneimittels eine der miteinander konkurrierenden Therapierichtungen in den Rang eines allgemein verbindlichen „Standes der wissenschaftlichen Erkenntnisse" und damit zum ausschließlichen Maßstab für die Zulassung eines Arzneimittels zu erheben. Der Ausschuß hat sich vielmehr bei der Beschlußfassung über die Zulassungsvorschriften, insbesondere bei der Ausgestaltung der Anforderungen an den Wirksamkeitsnachweis, von der politischen Zielsetzung leiten lassen, daß sich im Zulassungsbereich der in der Arzneimitteltherapie vorhandene Wissenschaftspluralismus deutlich widerspiegeln muß" [111]. Damit bekannte sich der Bundestagsausschuß nachdrücklich dazu, „Sorge zu tragen, daß … auch das teilweise jahrhundertealte Erfahrungswissen der besonderen Heilverfahren (Homöopathie, anthroposophische Medizin und Phytotherapie) für den Wirksamkeitsnachweis anerkannt wird" [111].

Diese damaligen Beschlußfassungen des Deutschen Bundestages – man könnte beinahe sagen: *gegen* die vorherrschenden Positionen der Wissenschaft

– erhalten durch die komplementäre Methodenlehre der klinischen Forschung und durch die Anerkennung der spezifischen Wirksamkeitsbeurteilungen in den besonderen Therapierichtungen (s. S. 60 ff) ihren nachträglichen wissenschaftlichen Rechtfertigungsboden.

Aus Sicht der komplementären Methodenlehre müssen jüngste Bemühungen um eine *Gleichstellung* von nachzuzulassenden und neu zuzulassenden Arzneimitteln kritisiert werden. Es ist zu beachten, daß die nachträglich zuzulassenden Arzneimittel seit 1978 zum bestehenden Arzneimittelrepertoire der Ärzte- und Patientenschaft gehören, und daß deshalb eine *Nach*zulassung im Vergleich zu einer *Neu*zulassung unter genau entgegengesetzten Vorzeichen steht: Während eine Neuzulassung eine *Änderung* im Arzneimittelmarkt bewirkt (indem ein Arzneimittel zum Spektrum der öffentlich zugänglichen Arzneimittel hinzukommt), ergibt sich durch eine Nachzulassung *keine* Änderung (da lediglich ein schon verfügbares Arzneimittel weiterhin auf dem Markt bleibt). Umgekehrt ist es bei der *Versagung* der Zulassung: Wird eine Neuzulassung versagt, kommt es zu keiner Änderung des Arzneimittelmarkts (insofern kein weiteres Arzneimittel auf den Markt kommt), wohingegen die Versagung einer Nachzulassung zu einer *Änderung* des Markts führt (da ein Arzneimittel aus dem Verkehr gezogen wird).

Dieser diametrale Unterschied ist zu berücksichtigen, wenn die Kriterien einer *Neu*zulassung und einer *Nach*zulassung formuliert und gegeneinander abgewogen werden; zumindest dürfen angesichts dieses Unterschieds nicht ohne weiteres bei der Nachzulassung die *gleichen* Kriterien gefordert werden wie bei einer Neuzulassung, damit nicht solche Gleichheitsforderungen – wegen der ungleichen Vorzeichen – in Wirklichkeit eine *Ungleichheit* provozieren. Zu beachten ist vor allem, daß es für die Arzneimittel der Nachzulassung, anders als bei Neuzulassungen, eine über Jahrzehnte begründete Erfahrung gibt. Dieser Umstand mag zwar aus Sicht der konventionellen Methodenlehre irrelevant erscheinen; jedoch ergibt sich aus der Perspektive der komplementären Methodenlehre aus diesem jahrzehntelangen Gebrauch der Arzneimittel, ihrer allgemeinen medizinischen Verwendung („well-established medicinal use") und aus der damit gewonnenen Erfahrung ein nicht unerheblicher Beitrag zur Begründung ihrer Unbedenklichkeit und Wirksamkeit. Deshalb ist, vor dem Hintergrund der komplementären Methodenlehre, nur eine liberale Nachzulassung sinnvoll.

Kassenerstattung

Neben der reinen Marktverfügbarkeit der Arzneimittel – der Zulassungsfrage – gibt es noch einen zweiten großen Bereich, für den das „andere Erkenntnismaterial" von Belang ist: Es ist die Erstattung der Arzneimittel durch den Versicherungsträger – die Kassenfrage.

Die Kassenerstattung steht unter den Vorzeichen des notwendigen haushälterischen Umgangs mit den Versichertengeldern. Eine Folge hiervon ist die Bestrebung, keine unwirksamen Therapiemaßnahmen zu vergüten, was wiederum nur möglich ist, wenn ein Maßstab oder eine Regelung zur Unterscheidung von wirksamen und unwirksamen Therapien zur Hand ist.

Ein erster Ansatz einer solchen Regelung besteht in Positiv- oder Negativlisten. Positivlisten besagen, was zu erstatten sei, Negativlisten dagegen, was *nicht* zu erstatten sei. Sofern hierbei, ähnlich wie beim Arzneiverordnungsreport [460], die Abgrenzung zwischen den erstattungs- und nicht erstattungsfähigen Therapien nach *wissenschaftlichen* Kriterien der Evidence-based Medicine erfolgen soll, entstehen allerdings große, wenn nicht unüberwindliche Schwierigkeiten:

Zum ersten darf der fehlende Beweis einer Wirksamkeit natürlich nicht gleichgesetzt werden mit fehlender Wirksamkeit als solcher, denn selbstverständlich gilt: „Absence of evidence is not evidence of absence" [11]. Dieses Argument wird nochmals gravierender, wenn man bedenkt, daß negative Studienergebnisse im allgemeinen kein Beleg für die Unwirksamkeit einer Therapie sein können (s. S. 85 ff).

Zum zweiten steht man vor der Gesamtheit der ethischen Problematik randomisierter oder sonstiger prospektiv kontrollierter Studien (s. S. 80), und zwar in nochmals gesteigerter Form. Man ist nun mit dieser Problematik wegen einer *bloß geldwertigen* Fragestellung – Kassenerstattung ja oder nein – konfrontiert. Das Problem: Um ein positives Ergebnis einer randomisierten oder sonstigen prospektiv kontrollierten Studie zu erhalten, müssen die Patienten der Kontrollgruppe statistisch signifikant schlechter behandelt werden als die Patienten der Prüfgruppe. Es stellt sich deshalb die Frage nach der diesbezüglichen Legitimation: Darf die Durchführung einer solchen Studie, also die unvermeidliche Schlechterbehandlung eines Teiles der Patienten, aus rein finanziellen Gründen – als Bedingung der Kassenerstattung – überhaupt gefordert werden? Es ist zu bezweifeln, daß dies der Fall sein sollte [275]. Sofern also in Positiv- oder Negativlisten derartige Kriterien zugrundegelegt werden, stellt sich die generelle Frage nach deren ethischer Legitimation.

Berücksichtigt man nun auch noch den Horizont der komplementären Methodenlehre, so zeigt sich, daß das Anliegen einer Unterscheidung zwischen wissenschaftlich gesicherten und wissenschaftlich nicht gesicherten Therapien auf einem höchst einseitigen Fundament ruht. Solange nur ein Teil der Methoden der wissenschaftlichen Wirksamkeitsbeurteilung zur Anrechnung kommt, der andere Teil aber (und zwar jener Teil, der für die Ärzte im therapeutischen Alltag relevant ist) ausgeblendet bleibt, können solche Listenregelungen und ihre Unterscheidung zwischen wissenschaftlich als wirksam erwiesenen und nicht wissenschaftlich als wirksam erwiesenen Therapien zu keinem sinnvollen Erfolg führen.

Der Anspruch, man könne den Arzneimittelmarkt sinnvoll und präzise in einen wissenschaftlich umstrittenen und einen wissenschaftlich unumstrittenen unterteilen, kann allenfalls verteidigt werden, solange die erkenntnistheoretischen Grundlagen der Methodik der Wirksamkeitsbeurteilung ungeklärt bleiben. Nur in diesem ungeklärten Rahmen kann das Monopol der konventionellen Methodenlehre behauptet werden. Da jedoch dieser Monopolanspruch unbegründet ist, ist auch der wissenschaftliche Gültigkeitsanspruch der heutigen, an wissenschaftlichen Kriterien ausgerichteten Positiv- und Negativlisten eine Illusion. Zwar könnte man sich nun angesichts dieser Situation entscheiden, nur die konventionelle Sicht der Methodologie als „wissenschaftlich" zu bezeichnen und als solche anzuerkennen, doch wäre dies eben eine Willkürentscheidung und nicht ein Ergebnis eines wissenschaftlichen Erkenntnisprozesses.

Man mag sich an Gerhard Kienles Aussage zurückerinnern, daß die ethischen Probleme randomisierter Studien ein Warnsignal dafür seien, daß diese Methoden selbst in die Irre gehen (s. S. 85): „Das ethisch Bedenkliche ist auch das sachlich Falsche" [278, S. 169]. Übereinstimmend hiermit scheinen auch die politischen Steuerungsmaßnahmen, die sich an diesen Methoden orientieren, leicht in die Irre zu gehen. Positiv- und Negativlisten können hierfür als Beispiel dienen. Eigentlich sollen sie Kosteneinsparungen im Gesundheitswesen erbringen. Daß sie allerdings diesem Ziel näherführen, scheinen mittlerweile nicht einmal mehr die Befürworter zu erwarten [314]. Der Grund: Es kommt zu Substitutionseffekten, es wird statt eines ausgegrenzten ein eingegrenztes, statt eines „unwissenschaftlichen" ein „wissenschaftliches" Arzneimittel verschrieben. Da nun aber die neueren Arzneimittel – sie vor allem sind es, die ausgiebig in Studien untersucht wurden und deshalb „wissenschaftlich" sind – oft auch teurer sind, kann es sogar zu Kosten*steigerungen* kommen; jedenfalls sind Kosten*einsparungen* nicht zu erwarten. Hinzu kommt, daß die zur Substitution vorgeschlagenen Präparate erhebliche Nebenwirkungspotentiale aufweisen, so daß Anwendungsbeschränkungen und strikt zu beachtende Gegenanzeigen existieren. [362] Zumindest gilt: „Das Einsparpotential bei Substitution sogenannter umstrittener Arzneimittel ist seinerseits ‚umstritten'" [362]. So ist also weder abzusehen, daß diese Listen eine Unterscheidung zwischen wissenschaftlichen und unwissenschaftlichen oder zwischen guten und schlechten Therapien leisten, noch daß sie ihren eigentlichen Zweck einer Kostendämpfung erfüllen können.

Neben dem Versuch einer Listenregelung besteht ein zweiter Ansatz zur Erstattungsregelung in der Eirichtung und Autorisierung eines Bundesausschusses für Ärzte und Krankenkassen, der verbindliche Empfehlungen zur Erstattung von konkreten therapeutischen und diagnostischen Maßnahmen vorgeben kann. Dieser Autorisierung ging eine dynamische Entwicklung auf der Ebene der Rechtsprechung voraus, was zu unterscheidlichen Bestimmungen für die private und die gesetzliche Krankenversicherung führte.

1993 hob der Bundesgerichtshof für die *Privaten Versicherungsträger* die sogenannte „Wissenschaftsklausel" auf [45, 61], was bedeutet, daß weder die Zugehörigkeit zur Schulmedizin noch die randomisierte Studie oder ein sonstiger wissenschaftlicher Nachweis ein erforderliches Kriterium für die Erstattung durch Privatkassen ist.

Anders war die Entwicklung für die *Gesetzliche Krankenversicherung,* insbesondere nachdem 1995 vom Bundessozialgericht betont wurde: „Für die Anwendung noch nicht anerkannter Heilmethoden gelten nach neuem Recht allerdings strengere Anforderungen als bisher … Auf den Erfolg am Einzelfall kann nach neuem Recht indessen nicht mehr abgestellt werden." Die Voraussetzung für die Kassenerstattung ist nach diesem Urteil der „Nachweis der Wirksamkeit in einer statistisch relevanten Zahl von Fällen" [62]. Unverkennbar steht dieses Urteil unter dem Einfluß der konventionellen Methodenlehre, denn nach komplementärer Methodenlehre kann ja der Wirksamkeitsnachweis gegebenenfalls schon an *einem* Patienten gelingen. In einem späteren, 1997 gefällten Urteil [63] hielt zwar das Bundessozialgericht an dem Erfordernis des statistischen Nachweises grundsätzlich fest, betonte aber zugleich, daß Gerichte in wissenschaftlichen Streitfragen nicht Stellung beziehen und auch nicht die Wissenschaftsfrage klären könnten; stattdessen wurden in diesem Urteil die Kriterien der Verbreitung, der Akzeptanz und Resonanz der Therapieverfahren als maßgeblich für die Kassenerstattung hervorgehoben. Zugleich wurde der Bundesausschuß für Ärzte und Krankenkassen nachdrücklich autorisiert, die Erstattungfrage bei neuen und alten Therapie- und Diagnoseverfahren zu klären.

Es haben also die zur Kassenerstattung angerufenen Bundesobergerichte – der Bundesgerichtshof wie auch das Bundessozialgericht – ihre Zuständigkeit für die Beurteilung der Wissenschaftlichkeit einer Therapie verneint bzw. an den Bundesausschuß der Ärzte und Krankenkassen weitergegeben. Ihm obliegt nun die Regelung der gesetzlichen Kassenerstattung. Ende 1997 publizierte er eine Evidenz-Rangfolge zur Bewertung von Therapieunterlagen [59], wobei der randomisierten Studie die oberste Evidenzstufe zugeschrieben wurde. Diese Rangfolge trägt die einseitige Handschrift der konventionellen Methodenlehre. Aus Sicht der komplementären Methodenlehre können ja auch an Einzelpatienten Wirksamkeitsnachweise gelingen, deren Evidenzniveau nicht hinter dem einer randomisierten Studie zurücksteht. Die Evidenz-Rangfolge des Bundesausschusses erscheint deshalb wenig sinnvoll. Zudem stellt sich wieder die Frage der ethischen Legitimation: Ist es vor dem Hintergrund der ethischen Problematik randomisierter Studien (s. S. 80) legitim, mit einer Rangliste – aus rein geldwertigen Motiven – die Durchführung solcher Studien zu provozieren?

Großes Aufsehen hat es erregt, als der Gesetzgeber 1997 – mit Blick auf Kassenerstattung und Bundesausschuß – vorschrieb, es habe die Anerkennung von Nutzen, Notwendigkeit und Wirtschaftlichkeit nach dem jeweiligen Stand der wissenschaftlichen Erkenntnisse „in der jeweiligen Therapierichtung" zu erfolgen. Dieser Passus wurde speziell für die besonderen Therapierichtungen formuliert. Zu beachten ist, daß der Satz eine inhaltliche wie auch eine methodische Seite umschließt: *Inhaltlich* bedeutet dieser Satz, daß bei den Beschlußfindungen des Bundesausschusses die in den jeweiligen Therapierichtungen vorhandenen Erkenntnisse auch tatsächlich zur Kenntnis genommen werden müssen; in *methodischer* Hinsicht bedeutet der Satz, daß die für eine Therapierichtung spezifischen Methoden der Beurteilung von Diagnostik und Therapie (s. S. 60 ff) vom Bundesausschuß zu berücksichtigen sind. Beides zugleich wird sich nicht anders realisieren lassen, als indem Vertreter der betreffenden Therapierichtungen an den Beschlußfindungen maßgebend beteiligt sind.

V Zum Abschluß

Indem in den vorangegangenen Kapiteln die Konsequenzen der komplementären Methodenlehre für die Sozialgestaltung der Medizin – am speziellen Beispiel der Nachzulassung und der Kassenerstattung – skizziert wurden, ist ein weiter Bogen geschlagen. Der Einstieg in das Thema des vorliegenden Buches war die erkenntnistheoretische Analyse des Kausalerkennens; sie machte deutlich, daß die in der heutigen klinischen Forschung vorherrschende Methodenlehre zu eng angelegt ist und große Sektoren aus dem Methodenspektrum des Kausalerkennens und der Wirksamkeitsbeurteilung übersieht. Weiter folgte in dem Buch die Grundlegung der komplementären Methodenlehre und ihre Veranschaulichung anhand einer großen Zahl von Beispielen aus der therapeutischen Praxis. Schließlich ist die entscheidende Aussage des Buches, daß der individuelle Arzt eine Vielfalt von Möglichkeiten zur validen und verläßlichen Wirksamkeitsbeurteilung am einzelnen Patienten hat, und daß es, entgegen der verbreiteten Aussagen herkömmlicher Methodologie, nicht nur einen, sondern mindestens zwei Goldstandards der Wirksamkeitsbeurteilung gibt: nicht nur die (doppelblinde) randomisierte Studie, sondern auch den methodisch strukturierten Wirksamkeitsnachweis am Einzelfall.

Da sich die komplementäre Methodenlehre zu einem umfassenden Erkenntnissystem ausarbeiten läßt, bietet sie eine durchgängige methodologische Alternative zu der konventionellen, statistisch orientierten und an der Randomisation ausgerichteten Methodenlehre. Hieraus ergeben sich drei wichtige Perspektiven: Erstens sollte der Einsatz der komplementären Methodenlehre im konkreten Alltag der Medizin kultiviert und professionalisiert werden, damit der medizinische Erkenntnisfortschritt besser vorangetrieben werden kann als bisher. Zweitens ist der erkenntnistheoretische Ansatz, der hier in dem vorliegenden Buch praktiziert wurde und zu einer neuen Methodenlehre der Therapiebeurteilung führte, auch auf andere Themen der Medizin auszuweiten, auf Krankheitsbegriff, Diagnostik und Therapie*findung*. Dies wird vor allem auch für die inhaltlich-konzeptionelle Auseinandersetzung zwischen der Schulmedizin und den besonderen Therapierichtungen von Belang sein, was an anderer Stelle als „Wissenschaftsstreit am Ende des 20. Jahrhunderts" bezeichnet wurde [274]. Drittens ergibt sich aus der komplementären Methodenlehre eine unmittelbare Aufwertung des individuellen ärztlichen Urteils und der individuellen ärztlichen Erfahrung, eine Tatsache, die es bei allen Fragen der Sozialgestaltung der Medizin nachdrücklich zu beachten gilt. Es sei deshalb zum Abschluß nochmals Gerhard Kienle das Wort gegeben:

„Ein medizinisches System ... kann nur so weit gesund und für die Versorgung von Kranken von Nutzen sein, als jeder Schritt der Formalisierung mit einer Vertiefung der Konkretisierung durch Beobachtung, Erfahrung und Urteilskraft verknüpft wird und Bedingungen für die Entfaltung der freien therapeutischen Phantasie geschaffen werden. Jedes sozial wirksame Modell, das im Widerspruch zur Beobachtung, Erfahrung, Urteilskraft und Kreativität des Arztes steht, muß mit innerer Notwendigkeit zur sozialen und menschlichen Destruktion führen. Fortschritt und Untergang der Medizin entscheiden sich an der mit der Wirklichkeit in Einklang stehenden Beantwortung der weltumspanneneden Schicksalsfrage, wie in der Medizin und im sozialen Raum Erkenntnis – und zwar eine die Individualität des Menschen umfassende Erkenntnis – möglich und wirksam ist" [282].

Anhang:
Placeboeffekt und Wirksamkeitsbeurteilung

Die Methodenlehre der klinischen Forschung wurde in den vergangenen 50 Jahren unter anderem maßgeblich durch das Placeboargument geprägt, das besagt, daß 35 % oder gar 70 % aller Patienten allein durch eine Placebogabe zufriedenstellend behandelt werden könnten. Vorausgesetzt, dieses Argument wäre richtig, so könnte es für den individuellen Arzt kaum möglich sein, die spezifische Wirksamkeit einer Behandlung am individuellen Patienten zu beurteilen. Wenn davon auszugehen ist, daß ein großer Prozentsatz der Patienten allein durch eine Placebogabe erfolgreich behandelt werden kann, dann kann der Arzt prinzipiell nicht wissen, ob ein Therapieerfolg das Ergebnis der spezifischen Therapiebemühungen ist oder nur ein Placeboeffekt.

Dieses Placeboargument wurde in den vergangenen Jahren durch Untersuchungen von Gunver Sophia Kienle in ein anderes Licht gerückt [290, 296, 297]. Beeindruckt von den Literaturangaben über das große Ausmaß möglicher Placeboeffekte, suchte sie nach Hinweisen, ob und wie das Provozieren solcher Placeboeffekte professionalisiert werden könne [291], insbesondere unter Berücksichtigung einer eventuellen Zeitabhängigkeit des Placeboeffekts [290]. Das überraschende Ergebnis ihrer umfangreichen Recherchen – sie umfassen mittlerweile mehr als 1000 Publikationen der Placeboliteratur – war jedoch, daß die dem angegebenen Ausmaß des Placeboeffekts zugrundegelegten Studien, außer vielleicht beim Asthma bronchiale, nicht im geringsten die Schlußfolgerungen rechtfertigen, die aus ihnen gezogen werden [290, 296, 297]. Vielmehr wird der Placeboeffekt vorgetäuscht durch verschiedene Faktoren wie Spontanverlauf der Erkrankung, Regression to the mean, begleitende Therapiemaßnahmen, Gefälligkeitsauskünfte, experimentelle Unterordnung, gravierende methodologische Mängel der Studien, falsches Zitieren usw.; bisweilen auch dadurch, daß das angebliche Placebo nicht wirklich ein Placebo ist, sondern daß ihm eine spezifische Wirkung für die betreffende Indikation eingeräumt werden muß. Ein weiterer Grund für Fehleinschätzungen ist eine begriffliche Unklarheit des Placebokonzepts. Mangelnde Differenzierung gibt es insbesondere auch gegenüber der experimentellen Unterordnung und in Fragen der Konditionierung.

Zusammenfassend läßt sich sagen, daß die verbreiteten Literaturangaben zu Größe und Häufigkeit des Placeboeffekts unbegründet und in hohem Maße übertrieben, wenn nicht gänzlich falsch sind. Es ist sogar die Frage zu stellen, ob nicht die Existenz des sogenannten Placeboeffekts größtenteils, oder gar insgesamt, eine Illusion ist.

Im weiteren folgt nun eine Ausführung zu diesem Thema, die in der Zeitschrift *Forschende Komplementärmedizin* [296] ursprünglich publiziert und dann, auf Nachfrage, wörtlich oder modifiziert auch in anderen Zeitschriften nachgedruckt wurde [292–295, 297, 298].

Placeboeffekt und Placebokonzept – eine kritische methodologische und konzeptionelle Analyse von Angaben zum Ausmaß des Placeboeffekts [1]

G. S. Kienle, H. Kiene

„Die Erforschung des Placebothemas ist der wichtigste Schritt, der in der wissenschaftlichen Therapie vorgenommen werden muß" [97, Übersetzung der Autoren]. Mit diesen Worten wurde vor 50 Jahren (1946) die Wissenschaft vom Placeboeffekt eröffnet. Neun Jahre später, 1955, publizierte H. K. Beecher seinen aufsehenerregenden und bahnbrechenden Artikel „The Powerful Placebo" [26], in dem erstmals das Ausmaß des Placeboeffekts quantitativ dargestellt wurde. Beecher kam anhand von 15 Studien zu dem Ergebnis, daß bei einer Reihe von Erkrankungen durchschnittlich 35 % der Patienten allein durch eine Placebogabe zufriedenstellend therapiert werden konnten, und damit war der therapeutische Placeboeffekt eine wissenschaftliche Tatsache geworden.

Seit jener Zeit ist die Menge der Publikationen zum Placeboeffekt ins nahezu Unüberschaubare gewachsen. Dennoch ist Beechers „The Powerful Placebo" auch heute noch die wichtigste und meistzitierte Placeboreferenzliteratur [40, 387, 436, 512]. Mittlerweile erstrecken sich jedoch die Angaben zu therapeutischen Placeboeffekten auf nahezu alle Krankheitsbereiche. Dabei wird als Ausmaß des Placeboeffekts oft nicht mehr nur 35 % genannt (wie bei Beecher), sondern auch 70 %, ja sogar bis zu 100 %. Solche hohen Placeboraten riefen aber auch Skepsis hervor. Dies war der Anlaß, warum wir eine Vielzahl von Studien, die als Beleg dieser Placeboraten angeführt werden, erneut sorgfältig analysierten. Die Analyse bestätigte jene Skepsis in einem vorher ungeahnten Ausmaß. Über diese Analyse wird im folgenden berichtet.

Das Dilemma des Placebobegriffs

Wer sich mit dem Placebothema beschäftigt, bemerkt sehr unterschiedliche Verwendungen der Worte Placebo und Placeboeffekt. Beecher bezeichnete als Placebos „pharmakologisch inerte Substanzen" [26]. Ähnlich stellt es heute die Brockhaus-Enzyklopädie dar, nämlich als „gezielte Nachbildung eines Medikaments ohne dessen entscheidende Wirkstoffe" [48]. Es gibt aber auch weiter gefasste Begrifflichkeiten. Aus pharmakologischer Sicht kann es pragmatisch erscheinen, zwischen pharmakologischen und nichtpharmakologischen Therapien zu unterscheiden und letztere global als Placebo zu bezeichnen. Dadurch

---

[1] Erstpublikation in Forschende Komplementärmedizin, 1996; 3; 121–138. Abdruck mit freundlicher Genehmigung des Karger Verlags.

wird der Placebobegriff auch auf alle Psychotherapien, Kreativtherapien, ja auf alle gesundenden psychischen Wirkungen ausgedehnt, ebenso auf alle Arzneitherapien ohne anerkannte pharmakologische Grundlage. Diese Konsequenz ist aber überaus problematisch, ja falsch: Erstens wird dabei unterstellt, daß die bloße Gabe von nachgebildeten, wirkstoffleeren Arzneimitteln gleich erfolgreich sein könne wie jene Therapien (was zumindest erst genau zu überprüfen wäre); zweitens zeichnen sich jene Therapien, anders als die Gabe von Scheinmedikamenten, durch Anspruch auf jeweils eigene Wirkprinzipien und durch differenzierte und professionalisierte Zuordnungen von Diagnosen und Behandlungen aus.

Derart weitgespannt wird der Placebobegriff allerdings von den meisten Autoren nicht benutzt. Im allgemeinen wird versucht, die psychisch vermittelbaren Therapiemöglichkeiten in spezifische Psychotherapien und in unspezifische psychische Einflüsse zu unterteilen, um dann zuletzt die unspezifischen Einflüsse als „Placebos" zu bezeichnen. Dieser Versuch, Placebo und Nichtplacebo mit Hilfe des Begriffspaares der Spezifität bzw. Unspezifität streng zu unterscheiden, scheint jedoch gänzlich gescheitert zu sein. Dies jedenfalls ist das Ergebnis einer über Jahrzehnte verlaufenen Diskussion. (Die einzelnen Stationen dieser Diskussion können hier nicht besprochen werden. Der interessierte Leser sei auf die betreffenden Originalquellen verwiesen [26, 43, 49 – 51, 187, 193, 194, 224, 290, 333, 412, 463 – 465, 467 – 469, 471, 552].) Das Resümee wurde abschließend von Gøtzsche formuliert: „Das Placebokonzept kann nicht widerspruchsfrei definiert werden" [187, Ü. d. A.].

Daß der Begriff des Placebos nicht mit Bezug auf den Begriff des Unspezifischen (unspezifische Aktivität, nichtspezifische Wirkung, ohne spezifischen Inhaltsstoff usw.) oder Entsprechendes schlüssig definiert werden kann, hat vor allem drei Gründe:

1. Ein Begriff wird durch weitere Begriffe definiert, diese Begriffe müssen aber selbst erst wiederum durch weitere Begriffe definiert werden und so weiter. Letztlich endet deshalb jede Begriffsdefinition in einem infiniten Regress, einem Zirkelschluß oder in einem willkürlichen Abbruch bei undefinierten Begriffen (entsprechend dem Münchhausen-Trilemma des kritischen Rationalismus [8]).
2. Besondere zusätzliche Schwierigkeiten bietet der Begriff des Unspezifischen. Etwas Unspezifisches (oder Unbestimmtes) kann als solches nicht positiv bestimmt werden, sondern nur negativ durch Ausschluß des jeweils Spezifischen.
3. Um die spezifischen Anteile im Falle einer Therapie ausschließen zu können, muß man alle spezifischen Wirkprinzipien kennen. Ein Wissenschaftler kann aber bestenfalls jene Wirkprinzipien kennen, die bereits erforscht und ihm als solche schon bekannt sind. Folglich gibt es nie eine Sicherheit, daß alle spezifischen Wirkprinzipien ausgeschlossen sind.

Wie schwierig das Ausschließen spezifischer Therapieprinzipien in der Praxis ist, kann eine nähere Betrachtung des situativen Kontexts zeigen, in dem Arzneimittelgaben erfolgen. (Die Wirkung des situativen Kontexts wird oft als unspezifische Wirkung, als Placebowirkung bezeichnet.) In diesem Kontext begegnen sich Arzt und Patient auf verbalen und nonverbalen Ebenen, doch weder die verbale noch die nonverbale Ebene kann durchgängig als unspezifisch gelten. Zum Beispiel kann auf der verbalen Ebene einem Patienten mit mittelgradiger Herzinsuffizienz der Hinweis gegeben werden, er solle eine Flüssigkeits- und Kochsalzrestriktion einhalten und nicht schwimmen gehen. Wird dieser verbale Hinweis befolgt, so führt dies zu Maßnahmen, die spezifisch für den herzinsuffizienten Patienten gesundheits- oder gar lebenserhaltend sind. Ähnlich kann es spezifische Wirkungen auch auf der nonverbalen Ebene geben. Beispielsweise geben randomisierte Doppelblindstudien deutliche Hinweise, daß Aussenstehende durch Beten einen statistisch signifikanten positiven Einfluß auf den Krankheitsverlauf von Patienten ausüben können [76, 119]. Dossey weist nachdrücklich darauf hin, daß es sich hierbei nicht um Placeboeffekte handelt, sondern um Wirkungen, die spezifisch durch das Beten verursacht wurden [119]. Das wird ja auch gerade durch die Tatsache gezeigt, daß die Wirkungen in einer Doppelblindstudie demonstriert wurden. Auch wenn also diese Ergebnisse abenteuerlich erscheinen mögen, so zeigen sie doch die Möglichkeit, daß in der therapeutischen Begegnung eine bestimmte innerliche Haltung des Arztes zu einer Therapiewirkung beim Patienten führen kann, die nichtsdestoweniger, laut Dossey, nicht ein unspezifischer Effekt ist. – Wie dem auch sei; die Beispiele sollten genügen, um deutlich zu machen, daß nur schwerlich in der Begegnung von Arzt und Patient zwischen spezifischen und unspezifischen Therapieanteilen unterschieden werden kann.

Was ein Placebo ist, kann also letztlich nicht definiert werden. Dennoch löste Hornung [226] diesen gordischen Knoten. Er definiert das Placebo als ein Leerpräparat, das wie ein wirksames Arzneimittel erscheint, und ob etwas ein Leerpräparat ist, darüber könne man sich, meint Hornung, im Einzelfall einigen. Dieser pragmatischen Lösung kann zuletzt zugestimmt werden. Für die weitere Darstellung ist jedenfalls zu beachten, daß nur die Imitation einer Therapie als „Placebo" bezeichnet wird, nicht aber jede therapeutische Bemühung, die darauf abzielt, die Selbstheilungskräfte zu mobilisieren. (Ob diese psychotherapeutischen, kreativ-therapeutischen und andere Bemühungen wirksamer sind als bloße Placebogaben, ist eine nachgeordnete Frage, die hier nicht zur Debatte steht.)

**Vortäuschung und falsche Aufblähung des Placeboeffekts
durch verschiedene Faktoren in H. K. Beechers bahnbrechendem
Klassiker der Placeboliteratur**

Während das Problem des Placebobegriffs pragmatisch gelöst werden kann, gibt es zum Thema des Placeboeffekts ein großes quantitatives Problem, dessen Klärung nur durch eingehende Nachforschung möglich ist. Die weitverbreiteten Vorstellungen zum Ausmaß des Placeboeffekts beruhen nämlich größtenteils auf Illusionen. Deren Ursprung ist vor allem H. K. Beechers „The Powerful Placebo" [26]. Als kürzlich jene 15 Originalstudien erneut analysiert wurden, in denen laut Beecher ungefähr 35 % der Patienten allein durch Placebogaben zufriedenstellend therapiert werden konnten, gab es eine große Überraschung: Keine einzige der 15 Studien gab den geringsten Anlaß, irgendeinen Placeboeffekt anzunehmen [290].

Bei jenen Studien handelte es sich um placebokontrollierte Arzneimittel-
untersuchungen zu verschiedenen Erkrankungen und Beschwerden: Grip-
pe, Husten, Kopfschmerz, Angsterscheinungen, Seekrankheit, postoperative
Schmerzen, Angina pectoris und drogenverursachte Verstimmungen. Hierbei
kam es, was ja nicht verwunderlich ist, auch in den Placebogruppen zu Verbesserungen der jeweiligen Erkrankung oder Beschwerden. Diese positiven Verläufe waren es, die Beecher im nachhinein pauschal als Wirkungen, als Effekte
der Placebogaben interpretierte; andere Erklärungsmöglichkeiten zog er nicht
in Betracht. – Die neuerliche Analyse zeigte nun, daß es viele Faktoren gab, die
die Ergebnisse dieser Studien beeinflußten, aber mit großer Plausbilität gab es
keine Placeboeffekte [290].

Einige Beispiele: Beecher interpretierte bei einer gewöhnlichen, milden
Erkältung eine 30 %ige Besserungsrate innerhalb von 6 Tagen als Placeboeffekt,
ohne zu berücksichtigen, daß eine leichte Erkältung natürlich auch von selbst
rasch abklingt. Oder er selektionierte bei fluktuierenden Krankheitsverläufen
die Phasen der Verbesserung, liess die Phasen der Verschlechterung außer acht
und schuf so ein Artefakt von eindrucksvollen Placeboeffekten. Oder die placebobehandelten Patienten bekamen zusätzlich effektive Therapien wie z.B.
Nitroglycerin bei Angina pectoris. Oder Beecher gab, übrigens sehr häufig, die
Daten der Studien falsch wieder. Er gab als Prozentsätze von erfolgreich placebobehandelten Patienten an, was in den Originalpublikationen nicht selten
etwas völlig anderes war: nämlich Prozentsätze von Präparategaben, von Unter-
suchungstagen, von inhaliertem Gasvolumen oder von Husterzahlen. Insgesamt
hat Beecher 10 der 15 Studien falsch zitiert [290].

Die Analyse der Originalstudien von „The Powerful Placebo" und weitere
Analysen klassischer Placeboarbeiten [27, 86, 88, 200, 244, 380, 398, 399, 455]
brachten eine Vielzahl von Faktoren zutage, die Placeboeffekte vortäuschen und
die Illusion der Existenz eines Placeboeffekts erzeugen können [290]. Die Faktoren sind in Tabelle 6 aufgeführt.

Fragestellung und Material

Jene kritisch analysierten Studien, in denen sich, entgegen herkömmlicher
Ansicht, kein Beleg eines Placeboeffekts finden ließ, stammen großenteils aus
den 40er und 50er Jahren. Es stellte sich daher die folgende Frage: Ist das Auftreten therapeutischer Placeboeffekte in der modernen Literatur überzeugend
dokumentiert?

Die medizinische Literatur enthält heute eine nahezu unüberschaubare Fülle
von Publikationen mit Beiträgen zum Placebothema. Wir selbst haben über 800
Arbeiten zum Placebothema analysiert. Da eine detaillierte Darstellung dieser
Analyse jeden Publikationsrahmen sprengen würde, muß eine Auswahl getrof-
fen werden. Dazu bietet sich der Bezug auf Übersichtsartikel an, und zwar aus
folgenden Gründen: Übersichtsartikel zum Placebothema sind meist die in der
breiteren Öffentlichkeit verwendete Referenzliteratur; außerdem darf man von
der Annahme ausgehen, daß die Autoren von Übersichtsartikeln die methodisch besten und im Ergebnis überzeugendsten Untersuchungen zusammen-
stellen.

Tabelle 6. Faktoren, die einen Placeboeffekt vortäuschen können [290]

- **Natürlicher Verlauf der Erkrankung**
  - Spontanheilung
  - Spontanschwankung
  - Regression to the mean
- **Begleitende Therapiemaßnahmen**
- **Beobachter BIAS**
  - Selektionseffekte
  - Skalierungseffekte
- **Irrelevante Prüfkriterien**
- **Patienten BIAS**
  - Gefälligkeitsauskünfte
  - Konditionierte Antworten
  - Neurotische oder psychotische Fehlurteile
- **Fehlende Placebogabe**
  - Psychotherapeutische Effekte
  - Psychosomatische Effekte
  - Beispiele aus der Woodoo-Medizin
- **Unkritischer Umgang mit Anekdoten**
- **Falsches Zitieren**
- **Vortäuschung von Placebonebenwirkungen durch:**
  - Alltagssymptome
  - Zitiereffekte
  - Fortbestehen der Symptome bei unwirksamer Behandlung

Dementsprechend lautet die Fragestellung der vorliegenden Arbeit: Ist das Auftreten therapeutischer Placeboeffekte im Quellenmaterial einer modernen Übersichtsarbeit überzeugend dokumentiert, oder sind auch hier die angegebenen Placeboeffekte nur vorgetäuscht?

Im letzten Jahr wurde je eine amerikanische [512] und eine deutsche [40] Placebo-Übersichtsarbeit publiziert. Beide Arbeiten haben im wesentlichen identischen Inhalt und ähnliches Quellenmaterial. Sie beziehen sich unter anderem auf mehrere der eindrucksvollsten und (scheinbar) methodisch bestgesicherten Berichte und Studien über Placeboeffekte. Von diesen beiden Übersichtsartikeln wählten wir den deutschsprachigen von S. H. Bodem. Sein Titel ist: „Bedeutung der Placebowirkung in der praktischen Arzneitherapie" [40].

Dieser Artikel erstreckt sich auf insgesamt 41 Literaturquellen. 19 dieser Quellen betreffen klinische und experimentelle Studien zum Placeboeffekt, 11 sind ihrerseits wiederum Übersichtsarbeiten und 5 sind spekulativ-philosophische Artikel.

(6 Publikationen stammen aus dem Bereich der Homöopathie. Sie hatten in dem Übersichtsartikel eine sekundäre Funktion, insofern die therapeutischen Erfolge der Homöopathie von Bodem als Placeboeffekte deklariert wurden.) Einzelheiten der thematischen Verteilung zeigt Tabelle 7.

Für unsere obengenannte Fragestellung sind vorrangig die 19 Publikationen über klinische Studien (untersuchen weitgehend die alltägliche klinische Erkrankungssituation) und experimentelle Studien (untersuchen entweder experimentell provozierte Symptome oder krankheitsunabhängige Reaktionen) von

Tabelle 7. Thematische Verteilung des Quellenmaterials aus Bodem: „Bedeutung der Placebo-wirkung in der praktischen Arzneitherapie" [40]

Thema	Originaluntersuchungen		Sekundärliteratur		Weiteres
	Klinische Studien	Experimentelle Studien	Übersichtsartikel	Spekulativ-philosophische Artikel	Homöopathie
Enthusiastischer Arzt	Shapiro et al. [470]		Grevert und Goldstein [192] Oh [405] Peck und Coleman [411] Evans [132] Reiss [429] Wall [530] Wilkins [545] Horvath [229] Turner et al. [512] Shapiro und Shapiro [469] Bourne [44]	Kennedy [266] Pepper [414] Shapiro [464] Habermann [201] Gaddam [164]	Fisher et al. [153] Fisher und Ward [155] Kleijnen et al. [305] Reilly et al. [428] Brigo und Serpelloni [46] Buckman und Lewith [57]
Mortalität	Cor. Drug Group [100]				
Chirurgischer Placeboeffekt	Dimond et al. [116]				
Toxischer Placeboeffekt		Rosenzweig et al. [439]			
Regression to the mean	Whitney und Von Korff [542]				
Endorphine, Wirkmechanismus	Levine und Gordon [341]				
Placebopharmakologie	Lasagna et al. [336] Laska und Sunshine [338]	Buckalew und Coffield [56] Blackwell et al. [38] Jacobs und Nordan [241]			
Schmerzen, Konditionierung	Liberman [344] Lasagna et al. [337]	Voudouris et al. [526] Voudouris et al. [527] Liberman [344]			
Asthma (Psychosomatik)		Luparello et al. [355]			
Placebokontrollen in klinischer Forschung					
Allgemein	**Studienkollektive:** Beecher [26] Roberts et al. [437] Moerman (Ulcus ventr. et duod.) [387]				

Interesse. Diese Publikationen analysierten wir sorgfältig und methodenkritisch. Dabei bezogen wir allerdings das wiederum eigene Quellenmaterial dieser Publikationen nur dann mit ein, wenn es für die Verdeutlichung und Klärung von Problemen bei jenen 19 klinischen und experimentellen Studien erforderlich erschien. Desgleichen verfuhren wir mit den 11 Übersichtsartikeln, die in Bodems Artikel genannt waren, denn eine zugleich eingehende und umfassende Darstellung dieser gesamten Literatur ist nicht möglich, da sie sich auf insgesamt weit über 1000 Arbeiten summiert. (Auf die 5 spekulativ-philosophischen Artikel sowie auf die 6 Publikationen aus dem Bereich der Homöopathie wurde ebenfalls nicht eingegangen, denn sie beinhalten keine Untersuchungen zum Placeboeffekt.)

Methode

Qualität und Aussagefähigkeit klinischer und experimenteller Studien werden häufig nach bestimmten Kriterien beurteilt, z.B. ob eine Kontrollgruppe existiert, ob randomisiert wurde, ob verblindet wurde, ob die Prüfparameter apparativ gemessen wurden usw. Dementsprechend könnte man glauben, die Beweiskraft von Placebostudien könne anhand methodologischer Kriterienkataloge eingestuft werden und außer solchen Auswertungsschemata sei keine weitere inhaltliche Beurteilung erforderlich, ja sogar, das sonstige Urteil des Untersuchers sei nur subjektiv und deshalb zu vermeiden. Diese Auffassung führt aber in die Irre, wie folgendes Beispiel zeigen kann:

In einer randomisierten 5armigen Studie zur Ultraschallbehandlung postoperativer Schwellungen [218] waren die Ergebnisse mit ausgeschaltetem Ultraschallkopf (als Placebo) besser als in einer unbehandelten Kontrollgruppe. Da die Studie ein hochwertiges Design hatte (randomisiert, fünfarmig!), wurde von „substantiellem", „echtem" Placeboeffekt [130] gesprochen. Jedoch: In dieser Studie wurde, wie bei Ultraschallanwendungen üblich, ein feuchtes, kühlendes Gel aufgetragen. Feuchte lokale Kühlungen sind aber effektive Maßnahmen zur Behandlung von Schwellungen. Die verminderte Schwellung kann deshalb statt auf einen Placeboeffekt auch auf die Kühlung zurückzuführen sein. Die Dokumentation des Placeboeffekts ist also in dieser Studie trotz der Fünfarmigkeit alles andere als überzeugend.

Wie man sieht, müssen Placebostudien mit analytischem Verstand und medizinischem Basiswissen beurteilt werden. Als orientierende Hilfe hierfür haben wir ein Beurteilungssystem mit hierarchisch geordneten Kriterien entwickelt (Tabelle 8).

Die Bedeutung dieser Kriterien wird sich für den Leser im einzelnen bei ihrer Anwendung, also in den noch folgenden Ausführungen ergeben. Die Ergebnisse solcher analytischen und medizinischen Auswertungen – das liegt in ihrer Natur – können nicht das Resultat von Abhaken und Quantifizieren, sondern müssen immer inhaltliche Beurteilungen sein. Nichtsdestoweniger haben wir unsere Ergebnisse in Tabelle 9 zusammengefaßt, wenngleich diese nur im Zusammenhang mit den Ausführungen zu verstehen ist.

Wegen der Notwendigkeit inhaltlicher Beurteilungen haben wir die nun folgende Analyse der klinischen und experimentellen Studien (die dem Über-

Tabelle 8. Hierarchische Kriterien zur Beurteilung klinischer und experimenteller Studien hinsichtlich der Frage, ob ein therapiewirksamer Placeboeffekt überzeugend dokumentiert ist

I. Basiskriterien
1. Wurde in der Untersuchung tatsächlich ein *Placebo* gegeben?
2. Erfüllt die Untersuchung *methodische Mindestanforderungen*: Korrekte Datenwiedergabe; nachvollziehbare, schlüssige Darstellung in der Publikation; keine Patientenselektion; sinnvoller Zielparameter; konsequente Patientenbehandlung; e. c.?
3. Wurde in der Untersuchung ein *therapierelevanter Zielparameter* gewählt? (Der Parameter kann experimentell erzeugt sein, muß dann aber einer Erkrankung oder einem krankheitsbedingten Symptom entsprechen.)

II. Wirkungskriterien
4. Zeigt die Untersuchung eine *Änderung des Zielparameters* unter Placebo?
5. Ist diese Änderung des Zielparameters ein *Effekt der Placebogabe* (oder wurde sie vorgetäuscht durch andere Faktoren wie z. B.: natürliche Krankheitsänderung, regression to the mean, gleichzeitige oder vorangegangene Therapie, e. c.)?
6. Ist der Effekt der Placebogabe ein *echter Effekt* (oder handelt es sich nur um einen verbalen Effekt, eine Gefälligkeitsauskunft, eine experimentelle Unterordnung)?

III. Klinisches Kriterium
7. Wurde in der Studie die Heilung einer Erkrankung oder die Besserung einer krankheitsbedingten Symptomatik (keine experimentell erzeugte Symptomatik!) untersucht?

- Wenn eine Studie die Basiskriterien (1–3) alle erfüllt, kann sie zur Frage der Placebowirksamkeit herangezogen werden.
- Wenn eine Studie zusätzlich die Wirkungskriterien (4–6) alle erfüllt, ist ein *echter* Placeboeffekt gezeigt.
- Wenn eine Studie zusätzlich das Klinische Kriterium (7) erfüllt, ist ein echter *therapeutischer* Placeboeffekt gezeigt.

sichtsartikel von Bodem zugrunde gelegt waren) in den Rahmen einer allgemeinen Diskussion des Placebothemas einbezogen. Dabei wird eine differenzierte Darstellungsform gewählt, um die große Heterogenität der Studien und der damit verbundenen Gesichtspunkte berücksichtigen zu können.

Das Problem des Placeboeffekts – eine Darstellung am Leitfaden der Studienanalyse

Der enthusiastische Arzt

Enthusiastische und überzeugte Ärzte, so kann man oft lesen, erzeugen größere Placeboeffekte als gleichgültige und skeptische. Sogar in einer Doppelblindstudie zur Therapie von Angstsymptomen (Meprobamat vs. Phenobarbital vs. Placebo) ergab sich bei einem überzeugten Arzt eine größere Überlegenheit von Meprobamat gegenüber Placebo als bei seinem skeptischen Kollegen [514]. Wie vorsichtig man allerdings gegenüber derartigen Berichten sein muß, zeigten dann die dreifachen Nachprüfungen des Ergebnisses durch dasselbe Forscherteam. Zwar hatte ein weiteres Mal der enthusiastischere Arzt die größeren Therapieerfolge mit Meprobamat, doch ein andermal waren sie gleich wie beim skeptischen Arzt, und ein drittes Mal waren sie sogar schlechter [432, 515]. Das eindrucksvolle ursprüngliche Ergebnis hat sich also zuletzt in Nichts aufgelöst.

Tabelle 9. Beurteilung der klinischen und experimentellen Studien hinsichtlich der Frage, ob ein therapiewirksamer Placeboeffekt überzeugend dokumentiert ist (s. auch Tabelle 8)

	I. Basiskriterien			II. Wirkungskriterien			III. Klinisches Kriterium
	1. Es wurde ein Placebo gegeben*	2. Methodische Mindestanforderungen sind erfüllt*	3. Therapeutischer Zielparameter*	4. Unter Placebo ist eine Veränderung eingetreten*	5. Die Veränderung ist wahrscheinlich Effekt der Placebogabe*	6. Verbale Vortäuschung des Effekts ist unwahrscheinlich*	7. Klinisch-therapeutische Situation*
Klinische Studien							
Dimond et al. [115]	nein				nein		
Whitney und Von Korff [542]	nein	nein			nein	nein	
Shapiro et al. [470]		nein		?	nein		
Levine und Gordon [341]		nein		nein	nein		
Cor. Drug Group [100]					nein		
Lasagna et al. [337]					nein	nein	
Lasagna [336]					nein	nein	
Laska und Sunshine [338]						nein	
Liberman [344]						nein	
Klinische Studienkollektive							
Beecher [26]		nein	teils nein	teils nein	nein	teils nein	teils nein
Moerman [387]					nein		
Roberts et al. [437]					nein	nein	
Experimentelle Studien							
Buckalew und Coffield [56]	nein		nein	nein	nein	entfällt	nein
Jacobs und Nordan [241]	nein		nein	nein	nein	entfällt	nein

Tabelle 9 (Fortsetzung)

	I. Basiskriterien			II. Wirkungskriterien			III. Klinisches Kriterium
	1. Es wurde ein Placebo gegeben*	2. Methodische Mindestanforderungen sind erfüllt*	3. Therapeutischer Zielparameter*	4. Unter Placebo ist eine Veränderung eingetreten*	5. Die Veränderung ist wahrscheinlich Effekt der Placebogabe*	6. Verbale Vortäuschung des Effekts ist unwahrscheinlich*	7. Klinisch-therapeutische Situation*
Experimentelle Studien							
Blackwell et al. [38]	?		nein		?	nein	nein
Rosenzweig et al. [439]			entfällt		nein		nein
Liberman [344]						nein	nein
Voudouris et al. [526]						nein	nein
Voudouris et al. [527]						nein	nein
Luparello et al. [355]	?		?				nein

- Wenn eine Studie die Basiskriterien (1–3) alle erfüllt, kann sie zur Frage der Placebowirksamkeit herangezogen werden.
- Wenn eine Studie zusätzlich die Wirkungskriterien (4–6) alle erfüllt, ist ein *echter* Placeboeffekt gezeigt.
- Wenn eine Studie zusätzlich das Klinische Kriterium (7) erfüllt, ist ein echter *therapeutischer* Placeboeffekt gezeigt.

* Genaue Ausführung s. Tabelle 8.

Auch Bodem [40] schreibt, es sei „experimentell in klinischen Prüfungen gezeigt" worden, daß das Ausmaß der therapeutischen Wirkung nicht nur bei Placebogaben, sondern auch bei „objektiv wirksamen Medikamenten" vom Enthusiasmus des behandelnden Arztes abhänge. Bodem führt als Beleg eine „placebo-kontrollierte doppelblinde Studie" [40] zur blutdrucksenkenden Wirkung von Veratrum an: In der ersten Hälfte der Studie hätten die Ärzte mit viel Enthusiasmus behandelt, in der zweiten Hälfte sei dagegen der Enthusiasmus verlorengegangen. Dies sei der Grund gewesen, warum in dieser Studie die blutdrucksenkende Wirkung des Veratrums und des Placebos zunächst gut, später jedoch sehr viel schlechter gewesen sei.

Die Fakten der Originalpublikation [470] sind nun allerdings folgende: Die Studie umfaßte lediglich 4 Patienten mit Bluthochdruck, die nach einleitender Veratrumtherapie wochenweise per Randomisation einer Veratrum- oder Placebobehandlung zugeordnet wurden. Nach zirka 7 Wochen wurde die Studie, und damit zum Teil auch die Behandlung, unterbrochen: Der Arzt fuhr 6

Wochen in Urlaub, heiratete und bekam eine Einberufung zur Air Force, und damit erlosch sein Interesse für die Studie. In den letzten 2 Studienmonaten lag der Blutdruck der 4 Patienten etwas höher als in der ersten Phase der Studie. Und genau dieser Blutdruckunterschied, so meinten die Autoren, sei auf die veränderte Haltung des Prüfarztes zurückzuführen.

Diese Schlußfolgerung ist aber ohne Fundament: Erstens war der Blutdruck der 4 Patienten während der gesamten Studiendauer sehr schlecht eingestellt und zeigte große Schwankungen. Zweitens ist aus der Publikation ersichtlich, daß die Patienten in der zweiten Studienhälfte die Medikamente nicht regelmäßig einnahmen. (So bezweifelten die Autoren bei einem der 4 Patienten die regelmäßige Arzneimitteleinnahme; darüber hinaus ist aus einer Grafik ersichtlich, daß auch noch 2 weitere Patienten phasenweise keine Medikation eingenommen haben.) Offensichtlich gab es in der zweiten Studienhälfte erhebliche Probleme mit der Compliance. Dies ist nicht verwunderlich, immerhin hat Veratrum starke Nebenwirkungen. Wenn dazu noch der behandelnde Arzt mehrere Wochen abwesend ist und danach kein Interesse mehr an der sorgfältigen Behandlung hat, ist eine schlechtere Einstellung des Blutdrucks nur eine zwangsläufige Folge.

Zusammenfassend kann gesagt werden: Diese Studie erfüllt nicht methodische Mindestanforderungen. Was daraus allenfalls entnommen werden kann, ist die Selbstverständlichkeit, daß nachhaltige Bemühungen des Arztes zu einer besseren Patientenversorgung führen. Es kann aber aus dieser Studie nicht im geringsten abgelesen werden, daß sich, wie Bodem sagte, das „„Feuer' für eine Behandlung durch den Behandler auf den Patienten im Sinne der erwarteten Wirkung überträgt und diese verstärkt" [40].

Können Placebos das Leben verlängern?

Bodem [40] führt des weiteren eine placebokontrollierte Lipidsenker-Studie an, die Hinweise enthalte, daß bei folgsamer Placeboeinnahme die 5-Jahres-Mortalität deutlich niedriger sei als bei unzuverlässiger Einnahme.

In der Originalstudie hatte sich insgesamt eine gleiche Mortalität unter Clofibrat und unter Placebo gezeigt. Eine nachträgliche Analyse brachte jedoch zutage, daß die Patienten der Placebogruppe, die weniger als 80 % der Kapseln eingenommen hatten, eine 57 % höhere 5-Jahres-Mortalität aufwiesen als die Patienten, die mehr als 80 % der Kapseln eingenommen hatten [100]. (Ähnlich waren auch die Ergebnisse in der Clofibratgruppe.) Bodem meint hierzu: „Man kann spekulieren, ob die Zuverlässigkeit der Einnahme sich tatsächlich auf die Mortalität auswirkt…".

Ausgerechnet mit der Publikation dieses Beispiels wollten jedoch die Autoren der Originalstudie demonstrieren, in welche Fallen man gerät, wenn man Studien im nachhinein analysiert. Mit solchen nachträglichen Analysen könne man beinahe jede beliebige Schlußfolgerung rechtfertigen: „Therefore, one can justify almost any conclusion, depending on the analysis chosen." Es lassen sich aus diesen Zahlen keine zuverlässigen Schlüsse ziehen („It is doubtful that any valid conclusions can be drawn from such analyses…") und man könne nicht wissen, warum sich diese Untergruppen so gebildet hatten.

Weitere ähnliche Untersuchungen folgten. So zeigte sich in einer Herzinfarkt-studie eine niedrigere 1-Jahres-Mortalität bei regelmäßiger Medikamentenein-nahme sowohl in der Beta-Blocker-Gruppe als auch in der Placebogruppe [230]. Als Ursache diskutierten die Autoren ein besseres Gesundheitsverhalten dieser sorgsamen Patienten, sie rauchten z. B. deutlich weniger. Eine weitere Studie zur Antibiotikaprophylaxe bei Chemotherapie-induzierter Granulozytopenie bei Tumorpatienten zeigte eine geringere Infektionsrate, wenn der Medikamenten-plan strikt eingehalten wurde, und zwar sowohl in der Antibiotika- als auch in der Placebogruppe [419]. Auch hier wurde als Ursache wieder ein sorgsameres Gesundheitsverhalten diskutiert, das sich nicht nur in der regelmaßigen Medi-kamenteneinnahme, sondern z. B. auch in einer sorgfältigeren Hygiene nieder-schlagen kann. Das aber kann nicht als Placeboeffekt interpretiert werden.

Placeboeffekte in der Chirurgie?

Placeboeffekte werden auch aus der Chirurgie berichtet. Bodem [40] führt hier-zu ein Beispiel an, das kürzlich von Johnson [247] in einer speziellen Über-sichtsarbeit zum Thema „Surgery as a placebo" als ein gut dokumentiertes Beispiel („well documented") hervorgehoben wurde. Es ist die beidseitige Unterbindung der Arteriae mammariae internae, mit der in den 50er Jahren eine chirurgische Behandlung der Angina pectoris versucht wurde [25, 152]. Die ursprüngliche Theorie besagte, daß dadurch der Blutzufluß zum Herzen ge-steigert werde und daß infolgedessen die pektanginösen Beschwerden beho-ben werden könnten [302]. Adams [3] und Dimond et al. [115, 116] demonstrier-ten allerdings ein erstaunliches Phänomen: Bei einigen Patienten verschwanden die subjektiven Beschwerden, nachdem die betreffenden Arterien lediglich frei-präpariert, aber nicht unterbunden worden waren (was die Patienten nicht wussten). Dimond et al. sprachen deshalb von der „Kraft der chirurgischen Psychotherapie" („strong psychotherapy of surgery"). Ähnliche, wenngleich schwächere Ergebnisse erzielten Cobb et al. [92].

Bis heute gelten diese Beobachtungen als Beleg eines chirurgischen Placebo-effekts. Wieder aber ist Zurückhaltung angezeigt, hatte doch bereits Dimond selbst darauf hingewiesen, daß andere Momente mitgespielt haben können: Die Patienten waren das erste Mal über ihre Erkrankung aufgeklärt und beruhigt worden; hinzu kamen Bettruhe, Sedierung, Anästhesie und verschiedene Ände-rungen der Lebensführung [116].

Ein weiterer interessanter Punkt klingt in der erwähnten Übersichtsarbeit von Johnson [247] an: Bei einer chirurgischen Schein-(Placebo-)Operation läßt sich nie ganz ausschließen, daß mit den durchgeführten Maßnahmen nicht doch ein spezifischer Effekt ausgeübt wurde. Genau diese Möglichkeit muß bei der Ligation der Arteriae mammariae internae berücksichtigt werden. Die Operation wird ja durch eine parasternale Lokalanästhesie eingeleitet; sol-che parasternalen Injektionen von Lokalanästhetika sind nun aber bei der soge-nannten Neuraltherapie die „Grundbehandlung aller Herzerkrankungen" [118]. Aus Sicht der Neuraltherapie wurde hier also nicht ein Placeboverfahren, son-dern eine spezifische Therapie eingesetzt. Freilich kann hier kein Urteil über die Wirksamkeit der Neuraltherapie gefällt werden. Ehe aber eine bestimmte

Behandlung eine „Placebotherapie" genannt wird, muß das Vorliegen spezifischer Wirkprinzipien ausgeschlossen sein. (Darin sind sich alle Versuche einer Placebodefinition einig.) Dabei müssen auch solche Wirkprinzipien ausgeschlossen sein, die gegenwärtig nur von einer einzigen Therapierichtung als spezifische Wirkprinzipien (an)erkannt sind und deren wissenschaftlicher Nachweis und allgemeine Anerkennung möglicherweise erst die Zukunft bringen wird.

Gibt es toxische Placeboeffekte?

Nicht nur, daß ein Placebo therapeutisch wirksam sein kann, sondern auch, daß es Nebenwirkungen, ja toxische Erscheinungen hervorrufen könne, wird allgemein behauptet [z. B.: 26, 40, 44, 200, 266, 380, 399, 511, 512, 553]. Wie bereits an anderer Stelle ausführlich dargestellt [290], ist die eigentliche Grundlage dieser Berichte von dreierlei Art:

1. Toxische Placeboeffekte werden verschiedentlich durch falsches Zitieren vorgetäuscht.
2. Bestimmte Beschwerden werden mit Placebos behandelt, und dann werden eben diese Beschwerden als Nebenwirkung der Placebobehandlung bezeichnet. So wird als Nebenwirkung der Placebos deklariert, was wahrscheinlich eine simple Folge ihrer Wirkungslosigkeit war. Beispielsweise sprechen Kasich et al. [259] beim Reizkolon von Übelkeit und Durchfall als „side-effects" der Placebogaben (obwohl dies Symptome des Reizkolons sind). Ähnlich deuten Long et al. [351] bei einer Placebobehandlung chronischer Schmerzen die gelegentlich aufgetretene Schmerzzunahme nicht als Hinweis auf eine Wirkungslosigkeit der Placebos, sondern als einen toxischen Placeboeffekt.
3. Wie Green [190] und Reidenberg und Lowenthal [427] zeigten, gibt es viele alltägliche Symptome wie Schwindel, Kopfschmerz, Übelkeit, Hautjucken usw.; im Alltag bleiben sie oft unbeachtet, aber im Rahmen einer Studie werden sie dokumentiert und dann als Placebo-Nebenwirkungen fehlgedeutet. In diesem Sinne sind auch die Ergebnisse einer Studie von Rosenzweig et al. [439] zu verstehen (die von Bodem angeführt wird). Sie besagen, daß unerwünschte Nebenwirkungen („adverse effects") der Placebos bei älteren Probanden häufiger auftreten als bei jungen und daß vor allem bei jungen Probanden die Anzahl dieser „Wirkungen" bei wiederholter Placebogabe größer sei. – Wenn man die Häufigkeit von Alltagssymptomen bedenkt, erweisen sich diese Ergebnisse als trivial. Natürlich sind derartige Alltagssymptome bei älteren Menschen häufiger; außerdem läßt sich bei längerer Beobachtungsdauer eine größere Anzahl beobachten. Beides ist sozusagen eine Selbstverständlichkeit. Für toxische Placebowirkungen gibt es hier keinen Anhalt.

Regression to the Mean

„Sick people often get better" [343]. – Diese Tatsache wird in der Placeboliteratur häufig übersehen. Dabei ist klar: Bei akuten Erkrankungen ist mit natürlicher Ausheilung und bei chronischen Krankheiten mit natürlichen Schwankungen der Beschwerden zu rechnen. Diese natürlichen Besserungen und Schwankungen einer Erkrankung sind nicht Wirkungen irgendeiner Therapie. Sie treten auch ohne therapeutische Intervention auf. Dennoch werden sie oft „Placeboeffekt" genannt [290].

Patienten suchen den Arzt oft auf einem Gipfelpunkt ihrer Beschwerden auf. Zu diesem Zeitpunkt besteht bei vielen Erkrankungen eine große Wahrscheinlichkeit, daß im weiteren Krankheitsverlauf vorerst ohnehin eine Besserung eintritt. Werden die Patienten zu diesem Zeitpunkt in eine Studie aufgenommen, so stellen sie eine selektierte Gruppe mit besonders großer Tendenz zur Besserung, d.h. zur Normalisierung dar. Dieses „Regression to the mean" ist desto größer, je ausgeprägter die momentanen Beschwerden zu Studienbeginn sind. Nach einer Darstellung von Whitney und Von Korff [542], auf die sich auch Bodem bezieht, seien besonders chronische Schmerzen wegen ihres zyklischen Verlaufs für solch ein Regression to the mean prädestiniert. (Da die Darstellung von Whitney und Mitarb. methodische Schwächen enthält und auch nicht direkt den Placeboeffekt als solchen betrifft, wird hier nicht weiter darauf eingegangen.)

Das statistische Phänomen des Regression to the mean wurde in anderem Zusammenhang erstmals 1885 von F. Galton [166] und seither in der Medizin von vielen Autoren beschrieben [106, 128, 167, 418]. Daß die sogenannten „Placeboeffekte" großenteils durch solche statistischen Artefakte vorgetäuscht sein könnten, wurde von McDonald et al. [372] diskutiert.

Der „Wirkungsmechanismus" der Placebos

Im Jahre 1978 publizierten Levine et al. eine Arbeit mit dem Titel „The Mechanism of Placebo Analgesia" [341]. Die Autoren kamen zu dem Schluß, daß die Placebowirkung bei Schmerzen durch Endorphine vermittelt sei. Seither scheint also sogar der „Mechanismus" der Placebowirkung einer Erforschung zugänglich. An der Existenz des Placeboeffekts als solchem kann deshalb seither kein Zweifel mehr bestehen; so jedenfalls scheint es.

Jene Arbeit von Levine et al. hat weitere Forschung zum Placebo-Endorphin-Thema angestossen und insgesamt viel Beachtung gefunden. Auch Bodem erwähnt sie in ihrer Übersichtsarbeit [40], allerdings durchaus zurückhaltend. Tatsächlich läßt sich aus der Arbeit von Levine et al. nichts hinsichtlich eines Placeboeffekts ableiten. – Im wesentlichen wurde folgendes untersucht [341]:

Bei 23 Patienten wurde jeweils ein Weisheitszahn extrahiert. Nach 2–3 h wurde ein Placebo zur Analgesie gegeben. Hierunter nahmen im Durchschnitt aller Patienten die Schmerzen leicht zu. Im nachhinein jedoch selektionierten Levine et al. die Patienten in zwei Gruppen: Patienten, bei denen nach der Placebogabe die Intensität der postoperativen Schmerzen gleich blieb oder abnahm, nannten sie Responder. Die anderen dagegen, bei denen die postoperativen Schmerzen anstiegen, wurden Nonresponder genannt. Als dann später die Patienten Naloxon erhielten, einen Endorphinantagonisten, nahm bei den „Placebo-Respondern" der Schmerz signifikant stärker zu als bei den „Nonrespondern". Die Untersucher folgerten hieraus, daß der Endorphinantagonist den analgetischen Placeboeffekt aufgehoben hätte und daß folglich die These berechtigt sei, daß der Placeboeffekt durch Endorphine vermittelt werde.

Diese Schlußfolgerung ist aber nicht zu halten: Im Durchschnitt aller Patienten war während des gesamten Studienzeitraums der Schmerzverlauf tendenziell ansteigend [341]. Der Schmerzverlauf einzelner Patienten muß hierbei als fluktuierend angenommen werden [530, 542]. Deshalb ist es eine Selbstverständlichkeit, daß zu einem Zeitpunkt, der 2 – 3 h nach Extraktion lag, bei manchen Patienten die Schmerzen momentan zunahmen, bei anderen dagegen gleich blieben und bei wieder anderen vorübergehend abnahmen. Solches momentane Zunehmen, Gleichbleiben oder vorübergehende Abnehmen besagt aber nicht das geringste über Response oder Nonresponse, sondern ist eine Selbstverständlichkeit. Ebenso selbstverständlich, daß bei jenen Patienten mit den momentan abnehmenden oder gleichbleibenden Schmerzen – die vorschnell Placeboresponder genannt wurden –, im weiteren Verlauf ein wiederum stärkerer Schmerzanstieg zustande kommen mußte als in der anderen Gruppe. Aus diesen Selbstverständlichkeiten kann man nicht ablesen, daß der Endorphinantagonist irgendeine Wirkung gehabt habe.

Die Arbeit von Levine et al., die den Anstoß zur Placebo-Endorphin-Forschung gab, erfuhr vielfältige Kritik [183, 192, 313, 530]. Berücksichtigen muß man auch, daß der Endorphinantagonist Naloxon wahrscheinlich bestehende Schmerzen verstärken kann [530]. Außerdem wurde zur Narkose N_2O verwendet, dessen analgetische Wirkung durch Naloxon im Tierversuch aufgehoben werden kann [183]. Zusammenfassend folgerten deshalb bereits Goldstein und Grevert [183]: „Nothing can be inferred about the mechanism of placebo analgesia from these data".

In den Folgejahren kam es zu weiteren Untersuchungen zum Endorphin-Placebo-Thema. Insgesamt aber erzielten die Experimente widersprüchliche Ergebnisse. Sie sind, wie auch Bodem hervorhob, umstritten. Wall [530] schrieb mit Bezug auf vier der wichtigsten dieser Experimente (nämlich Levine et al. [341], Grevert et al. [191], Gracely et al. [188], Mihic und Binkert [385]): „I believe the most generous reading of these four experiments is that the question remains open".

Zeit-Wirkungs-Kurven der Placebos?

„Es gibt heute alles, was das Herz begehrt, als Placeboeffekt beschrieben: Tumoren gehen zurück, Dosis-Wirkungs-Beziehungen werden beobachtet, ja sogar kumulative und Carry-over-Effekte" [519]. – Derart spektakuläre Placebowirkungen werden immer wieder genannt, z. B. auch in dem Übersichtsartikel von Bodem. Sie bezieht sich dabei auf eine ältere Publikation von Lasagna et al. [336].

Lasagna et al. [336] beobachteten den zeitlichen Verlauf des Schmerzrückgangs bei postpartalen Schmerzen unter Aspirin und unter Placebo. Die Schmerzrückbildung war signifikant stärker unter Aspirin als unter Placebo, doch die beiden Verlaufskurven hatten eine ähnliche zeitliche Form, und deswegen sprachen Lasagna et al. von einer „Zeit-Wirkungs-Kurve" des Placeboeffekts. Doch diese Ähnlichkeit der Zeitkurve des Schmerzrückgangs unter Placebo, verglichen mit der Aspirinkurve, belegt nicht das geringste. Es ist ja eine Tatsache, daß postpartale Schmerzen (Nachwehen, Dammschmerzen, anfängliche schmerzhafte Stillprobleme) episodisch verlaufen; sie sind lage- und stillabhängig und außerdem selbstlimitiert. Man muß sogar, wenn sie nicht spontan abklingen, eine postpartale Komplikation vermuten. Meist verlangen die Patienten am jeweiligen Höhepunkt der Schmerzen nach Analgetika (s. das obige Kapitel über Regression to the mean). Deshalb ergibt sich im Zeitraum nach der Pillengabe (sei es eine Aspirin- oder eine Placebogabe) oft ohnehin eine Schmerzrückbildung. Die Form dieser Schmerzrückbildung ist in beiden Gruppen natürlich gleich. Unter Aspirin kommt es lediglich zu einer deutlicheren Schmerzrückbildung, nämlich wegen der analgetischen Eigenwirkung des Aspirin. Deshalb ist die Ähnlichkeit der Schmerzkurven am ehesten Ausdruck des spontanen Abklingens der postpartalen Schmerzen.

Man hat hier keinen Beleg eines Placeboeffekts, geschweige einer Zeit-Wirkungs-Kurve. Interessanterweise hatten bereits Lasagna et al. selbst in der Diskussion ihrer Arbeit darauf verwiesen: „It is evident that these studies give no proof that the results described were caused by the placebos, and would not have occurred in the absence of their administration" [336].

Kumulation und Carry-over von Placeboeffekten?

Placebos haben „auch kumulative Wirkungen. Ausgeprägtere Wirkungen nach wiederholter Dosierung oder Übertragungseffekte (Carry-over-Effekte) nach Beenden der Therapie sind beschrieben worden". – Mit diesem Satz bezieht sich Bodem [40] ebenfalls auf jene Publikation von Lasagna et al. [336] aus dem Jahre 1958. Es waren Placebos an Tuberkulosepatienten gegeben worden mit der Auskunft, sie würden den „Pep" und den Appetit erhöhen. Danach sei tatsächlich, jedenfalls nach Auskunft der Patienten, Pep und Appetit über mehrere Tage kontinuierlich angestiegen, wenngleich in sehr geringem Ausmaß: Es sei also eine geringe Kumulation der Placebowirkung eingetreten.

Auch dieses Untersuchungsergebnis wird in der Literatur oft zitiert. Berücksichtigen muß man aber, daß bereits Lasagna et al. Hinweise hatten, daß die Patienten den Prüfärzten gefällig sein wollten. Lasagna et al. schrieben, daß die Patienten Auskünfte gaben, wie sie von den Ärzten gerne gehört wurden: „The desire not to ‚disappoint' a doctor who is presumably eager for the patient to show improvement may increase progressively with the passage of time, as may the degree of reinforcement for a patient who feels that a ‚correct' answer (i. e. improvement) will result in the doctor taking greater interest in him" [336]. – Wieder also hat man keinen Beleg für einen Placeboeffekt.

Auf die (angebliche) Kumulation folgte noch ein weiteres Phänomen. Es blieben, bei einer gleichen Untersuchung, die gering erhöhten Pep- und Appetit-Werte auch nach Absetzen der Placebos einige Tage erhöht. Es war also zu einem Carry-over-Phänomen gekommen. Doch selbstverständlich gilt hier dieselbe Frage: Waren Pep und Appetit tatsächlich angestiegen, oder spiegeln die dokumentierten Werte nur die Freundlichkeit der Patienten gegenüber den Ärzten wider?

Placeboeffekte der Verpackungen, Formen, Farben und Größen der Placebos?
Oftmals kann man lesen, daß Verpackungen, Formen, Farben und Größen
der Placebos eine je eigene Wirkung, d. h. einen Placeboeffekt bewirken würden. Entsprechende Angaben finden sich auch in der Übersichtsarbeit von
Bodem [40]. Hier heißt es:

- „Die Applikationsform wirkt sich dahingehend aus, daß eine Injektion eine
  größere Wirkung als Tabletten hat". – Verwiesen wird dabei auf eine Publikation von Blackwell et al. [38], hier findet man aber zu diesem Sachverhalt kein
  Wort.

- „Tatsächlich scheint das mit dem ‚Bayer-Kreuz' aufgemachte Aspirin ... stärker zu wirken als ein als Generikum gekennzeichnetes Acetylsalizylsäure-
  Präparat". – Mit dieser sowie mit einer weiteren Aussage, die eine unterschiedliche Arzneimittelwirkung je nach Arzneimittelfarbe postuliert, bezieht sich Bodem auf eine Publikation von Evans [132]. Evans beruft sich
  wiederum auf Shapiro [465], doch Shapiro erwähnt in der betreffenden
  Publikation diese Themen überhaupt nicht.

- „Gelbe Kapseln wirken eher zentral; ihnen wird eine stimulierende und
  antidepressive Wirkung zugesprochen. Dagegen werden weiße Kapseln
  scheinbar mit einer analgetischen oder narkotischen, wenn nicht mit einer
  neutralen Wirkung in Zusammenhang gebracht. Rote oder pinkfarbene Sti-
  mulation sind blauen überlegen. Blau selbst wird mit Tranquilizern in Verbindung gebracht" [40]. – Als Quelle für diese Aussagen werden Publikationen von Jacobs und Nordan [241] und Buckalew und Coffield [56] genannt.
  Allerdings wurden in diesen Originaluntersuchungen die Placebos nicht eingenommen. Die Probanden betrachteten lediglich die verschiedenfarbigen
  Pillen und versuchten aufgrund ihrer eigenen Empfindungen zu raten, welche Wirkungen damit verbunden sein könnten.

Ein derartig betrachtend-empfindender Ansatz kann für die Erforschung von
Farben durchaus aufschlußreiche Ergebnisse erbringen. Bereits Goethe hatte
solche Forschungen über die „sinnlich-sittliche" Wirkung der Farben angestellt
[181]. Und tatsächlich gibt es, von Goethe bis zur Placeboforschung, einen
einheitlichen Zug. Sowohl Goethe als auch die Probanden der sinnlichen
Placebobetrachtungen erachteten rötliche Farben als erregend (stimulierend),
dagegen bläuliche als beruhigend (sedierend). Hiermit in Einklang steht
schliesslich auch das Ergebnis einer Doppelblindstudie von Blackwell et al.
[38] (die von Bodem erwähnt wird): Medizinstudenten erhielten rosa oder
blaue Kapseln, und zwar teils mit der Suggestion, es handle sich um sedierende,
teils mit der Suggestion, es handle sich um stimulierende Mittel. Sodann
folgte eine Unterrichtsstunde, und danach sagten 72 % der Studenten, die blaue
Kapseln, aber nur 37 % der Studenten, die rosa Kapseln eingenommen hatten,
daß sie ein bißchen schläfrig (drowsy) seien. Freilich ist bekannt, daß Vorlesungen oft müde machen, nun aber wurde eine leichte Schläfrigkeit häufiger nach blauen Kapseln angegeben. (Andere Parameter zeigten geringere
Unterschiede.)
Folgendes ist jedoch zu berücksichtigen: Ausgehend von Goethes Farben-
theorie hat sich eine Kunst- und Farbtherapie entwickelt, bei der die „sinnlich-
sittlichen" Wirkungen der Farben als spezifische Wirkprinzipien eingesetzt

werden. Deshalb können die genannten Untersuchungen – gerade weil die Studenten ihre Reaktionen in Einklang mit jener sinnlich-sittlichen Wirkung der Pillenfarben angaben – allenfalls als Hinweis auf spezifische Farbeffekte gelten, nicht aber als Hinweis auf einen unspezifischen Effekt, d. h. einen Placeboeffekt.

Darüber hinaus stellt sich wieder die Frage, in welcher Form sich denn die Farbempfindung rosafarbene und blauer Kapseln eigentlich niedergeschlagen hat. Immerhin ist ein solcher Test für die Studenten zugleich auch eine Art Prüfung. Viele Studenten werden bestrebt sein, die richtige Antwort zu geben. So ist gut nachvollziehbar, daß die Studenten eine „blaue Wirkung" (d. h. ein bißchen mehr Schläfrigkeit) nach dem Einnehmen eben einer solchen blauen Kapsel öfter angaben als nach dem Einnehmen der roten Kapseln. Denn die meisten dürften ja – eben wegen der „sinnlich-sittlichen Wirkung" der Farbe – empfunden haben, daß die blaue Kapsel das Sedativum ist. Folglich war es für sie nicht allzu schwierig, „richtig" zu antworten.

Dieselbe Schwierigkeit ergibt sich auch für ein zweites Ergebnis der soeben erwähnten Blackwell-Studie [38], das ebenfalls in der Referenz-Übersichtsarbeit erwähnt wurde: Die Studenten hatten teils eine und teils zwei rosa oder blaue Kapseln erhalten, und nach dem Erhalt von zwei Kapseln wurden signifikant stärkere Wirkungen angegeben als nach nur einer Kapsel. Dieselbe Frage stellt sich auch für die von Bodem ebenfalls erwähnte Studie von Laska und Sunshine [338]: Hier hatten Schmerzpatienten zuerst wirksame Analgetika unterschiedlicher Dosierung erhalten und danach Placebos. Dabei korrelierte der angegebene Schmerzrückgang unter Placebos mit der Dosierung des vorangegangenen Analgetikums. Offensichtlich spiegelt sich also die Erwartung der Patienten in ihren Angaben. Die Frage ist allerdings wieder, ob unter Placebo eine echte (in diesem Falle: schmerzreduzierende) Wirkung aufgetreten ist oder ob es nur eine Gefälligkeitsauskunft oder eine experimentelle Unterordnung der Patienten war. – Diese Möglichkeit ist nun noch eingehender darzustellen.

Gefälligkeitsauskunft und experimentelle Unterordnung

Wie schon Lasagna et al. schrieben (s. oben), wollen Patienten oft dem Arzt gefällig sein. Auf solche Gefälligkeitsauskünfte [290] hat auch Roberts [436] hingewiesen. „The word ‚placebo' means ‚to please' but this applies to both the patient and the doctor. For example, patients may report positive outcomes to their physicians out of a need to ‚be polite' to them". Gefälligkeitsauskünfte wurden ebenfalls von Sackett [446] beschrieben: „Finally, when the patient is grateful for clinician's time and effort in trying to help them, this gratitude (plus simple good manners) often is reflected in an exaggeration of the benefits of the latest prescription when they are asked ‚Did that medicine help you?'".

Darüber hinaus muß man beachten, daß Patienten vom Arzt abhängig sind; sie brauchen seine Hilfe. Der Arzt, auf der anderen Seite, ist häufig autoritär oder sogar arrogant. Die Patienten möchten den Arzt nicht enttäuschen und ihm nicht sagen, daß er leider bisher erfolglos war. Sie wollen gute Patienten sein, damit der Doktor ihnen noch weiter hilft.

Auch in experimentellen Untersuchungen kann Ähnliches auftreten. Bereits auf dem überhaupt ersten Placebo-Symposion – der Cornell-Conference von 1946 zum Thema „The Use of Placebos in Therapy" – wurde von Placeboexperimenten mit einer Probandin berichtet, die sich mit ihren Auskünften danach richtete, was man von ihr erwartete, und nicht nach dem, was sie tatsächlich erlebte [97]. Tedeschi et al. [503] nennen ein solches Verhalten cognitive dissonance; Kiene [270] nennt es experimentelle Unterordnung. Damit ist gemeint, daß ein Proband bei einer Untersuchung sagt, was von ihm seiner Meinung nach erwartet wird, ohne daß er sorgfältig beachtet, ob seine Aussage eine tatsächliche Erlebnis- oder Wahrnehmungsgrundlage hat. Eine solche experimentelle Unterordnung wird begünstigt, wenn der Patient aus der Untersuchung irgendwelche Vorteile hat, z.B. Bezahlung [344]. Genauere Untersuchungen zu Gefälligkeitsauskünften und experimenteller Unterordnung gibt es zu Schmerzmessungen [85, 160] und zu Hypnose [21].

Derartige Gefälligkeitsauskünfte oder experimentelle Unterordnungen verfälschen, wenn sie auftreten, systematisch die jeweiligen Meßergebnisse. Diese Ergebnisse sind dann aber nicht Ausdruck eines Effekts auf die Erkrankung, sondern auf die zwischenmenschliche Kommunikation. Daß der sensible Kommunikationsbereich durch Placebogaben leichter zu beeinflußen ist als der Bereich der realen Symptome und Krankheiten, ist evident. Es kommt sehr viel leichter zu solchen verbalen [270] als zu echten, therapiewirksamen Placeboeffekten.

Solche falschen Ergebnisse – die keine therapeutischen Placeboeffekte sind! – können sich nicht nur im verbalen Bereich, sondern auch in Reaktionen und Verhaltensweisen niederschlagen. Dies zeigt unseres Erachtens die experimentelle Schmerzstudie von Liberman [344], auf die sich Bodem bezieht. Hierbei wurde Patienten eine Blutdruckmanschette mit anfänglichen 250 mm Hg angelegt. Sie sollten dann mit dem betreffenden Arm Wasser durch einen Apparat pumpen, bis die ischämische Schmerzgrenze erreicht war. Das Pumpvolumen wurde als Maß festgehalten. Sodann erhielten die Patientinnen in einer zweiten Sitzung eine Kapsel (ein Placebo) zusammen mit sehr bemerkenswerter Information: Diese Kapsel könne zwischen gesunden und kranken Blutgefäßen unterscheiden, und bei gesunden Blutgefäßen würde sie die Durchblutung steigern und dadurch das Eintreten der ischämischen Schmerzen verzögern. Tatsächlich erhöhte sich daraufhin beim neuerlichen Versuch das Pumpvolumen. Es schien also in der Tat die Schmerzgrenze nach oben verschoben und erst später erreicht worden zu sein. Dagegen war bei einer Kontrollgruppe, die kein Placebo erhielt, in der zweiten Sitzung das Pumpvolumen sogar abgesunken, also die Schmerzschwelle scheinbar rascher erreicht. Der Unterschied zwischen beiden Gruppen war statistisch signifikant.

Was kann den Unterschied bewirkt haben? – Die Patienten der Kontrollgruppe mögen vor der Schmerzgrenze (unbewußt?) zurückgescheut und deshalb etwas weniger gepumpt haben. Die Patienten der Placebogruppe können dagegen beeinflußt gewesen sein durch den Wunsch, gesunde Blutgefäße zu haben und dies bestätigt zu sehen. Es ist einleuchtend, daß die Patienten mit solchem Wunsch etwas näher an die Schmerzgrenze heranpumpen. – Aus diesem Grunde ist das Experiment von Liberman kein Beleg für eine tatsächliche analgetische Placebowirkung. (Entsprechendes gilt auch für die beiden anderen

Untersuchungen aus jener Publikation von Liberman [344].) Die Existenz falscher Placeboeffekte – Gefälligkeitsauskünfte, experimentelle Unterordnungen u. ä. – ist ein zentrales Problem jeglicher Placeboforschung.

Kann man zwischen verbalen und echten Placeboeffekten unterscheiden?

Bodem [40] zitiert zwei eindrucksvolle Placebostudien von Voudouris et al. aus den Jahren 1989 [526] und 1990 [527]. Auf den ersten Blick scheinen diese Studien zwar zu beweisen, daß analgetische Placeboeffekte konditionierbar seien, doch eine bloße experimentelle Unterordnung der Patienten schließen sie ebenfalls nicht aus. Diese Studien haben aber eine Besonderheit: Ihr Aufbau würde in der Tat eine experimentelle Unterscheidung zwischen echten und bloss verbalen Placeboeffekten erlauben. Eine dieser beiden Studien [527] sei nun auszugsweise (Gruppe 1 der Originalpublikation) näher beschrieben. In dieser Studie sollte unter anderem untersucht werden, ob und wie Placeboeffekte suggeriert und konditioniert werden können. Zu diesem Zweck wurde bei freiwilligen Probanden iontophoretischer Schmerz experimentell erzeugt. Die Schmerzintensität wurde mit individuell geeichten Skalen (visuelle 100-mm-Analogskalen) gemessen. In anfänglichen Trainingssitzungen lernten die Probanden die Stärke der Iontophorese zuverlässig zu unterscheiden und bei gleichen Stärken die betreffende Schmerzintensität auf den Skalen gleich anzukreuzen.

Zum Konditionieren erhielten die Probanden Schmerzreize mit individuell zugemessener Intensität von 50 mm. Sodann gab es, nach Auftragen einer „analgetischen" Placebocreme, wiederholt Schmerzreize mit einer individuell zugemessenen Intensität von 25 mm. Die Probanden waren jedoch in dem Glauben, es seien weiterhin dieselben 50-mm-Schmerzreize. Somit wurden diese Probanden (Gruppe 1 der Originalpublikation) unter suggestiven Bedingungen darauf konditioniert, daß die Schmerzreduzierung eine Folge der analgetischen Creme sei.

Am nächsten Tag kamen die Abschlußmessungen mit Schmerzreizen, die wieder die ursprüngliche Intensität von 50 mm hatten. Sie wurden mit und ohne die Placebocreme appliziert. Die Ergebnisse waren: Ohne Creme markierten die Probanden die Schmerzintensität ungefähr bei 55 mm, mit Creme allerdings bei einer geringfügig, aber immerhin statistisch signifikant niedrigeren Position (nämlich zirka 48 mm). – Es scheint also, jedenfalls auf den ersten Blick, als habe es einen konditionierten Placeboeffekt gegeben.

Die Frage ist aber, ob nicht eine experimentelle Unterordnung stattgefunden hat. Diese Frage – und hier liegt das Besondere des Experiments von Voudouris et al. – hätte tatsächlich genauer beleuchtet werden können. Es gab ja jene konditionierenden Schmerzreize, die mit einer subjektiven Intensität von 25 mm appliziert, aber als unveränderte 50-mm-Schmerzreize angekündigt worden waren. In dieser Situation hätten die Probanden eigentlich in der Lage sein müssen, korrekt bei ungefähr 25 mm anzukreuzen, denn sie waren ja nach den einführenden Sitzungen dazu fähig. Leider wurden aber die betreffenden Daten nicht publiziert. Es wäre jedoch überaus interessant, die Daten dieser Situation zu kennen: In dieser Situation hätte nämlich ein analgetischer Placeboeffekt dazu führen müssen, daß die Schmerzreize sogar noch unterhalb der 25-mm-Skalenposition eingestuft werden. Dagegen wäre ein überwiegendes Ankreuzen oberhalb der 25-mm-Skalenposition (aber unterhalb der 50-mm-Position) ein Beleg dafür, daß es in dieser Situation nicht einen echten Placeboeffekt, sondern eine experimentelle Unterordnung gegeben hat. Wenn es aber bereits in dieser Situation nur eine experimentelle Unterordnung gegeben hätte, so müsste man das Entsprechende auch für das sonstige Gesamtergebnis der Studie annehmen; das heißt, es wäre statt eines echten nur ein verbaler Placeboeffekt konditioniert worden.

Da es für die Debatte um den Placeboeffekt von entschiedender Wichtigkeit ist, zu wissen, welches der beiden Phänomene unter solchen Bedingungen auftritt – ein echter oder verbaler Placeboeffekt –, haben wir bei N. Voudouris (Melbourne, Australien) nach den betreffenden Daten gefragt. Die Antwort lautete: Die Probanden hatten jene konditionierenden Schmerzreize bei durchschnittlich 46,26 mm angekreuzt. Man hat also nachträglich einen eindrucksvollen Hinweis dafür, daß in dem Experiment lediglich eine verbale Unterordnung, nicht aber ein echter schmerzlindernder Placeboeffekt eingetreten war.

Können Placeboeffekte konditioniert werden?

Ein Zusammenhang zwischen Placeboeffekt und Konditionierung wird in zahlreichen Schriften postuliert [4, 177, 323, 429, 526, 527, 530, 551]. Wickramasekera [543] meint sogar, daß jede Heilung im Zusammenhang mit dem Konditionierungsphänomen zu sehen sei und daß so der Placeboeffekt funktionieren würde.

Tatsache ist, daß seit Pawlow unzählige Konditionierungsexperimente an Tieren durchgeführt und daß in vielen dieser Experimente auch Medikamente als unkonditionierte Stimuli eingesetzt wurden [157, 195, 216, 331, 418, 425, 474–478, 555]. Diese Experimente erlauben aber nicht automatisch den Schluß, daß therapeutische Arzneimittelwirkungen gleichermaßen konditionierbar sind. Zum Beispiel kann zwar bei Krebspatienten bei wiederholter Chemotherapie Übelkeit und Erbrechen konditioniert werden, doch daraus folgt nicht, daß auch die Tumorrückbildung konditionierbar wäre. Es ist leider gerade umgekehrt: Während das konditionierte Erbrechen von Therapiezyklus zu Therapiezyklus immer mehr zunehmen kann, spricht die Tumorerkrankung immer weniger auf die Chemotherapie an.

Auch wenn heute die klinische Erfahrung wissenschaftlich gering geschätzt wird, so spricht sie nichtsdestoweniger dagegen, daß Heilungseffekte konditioniert werden können: Rezidivierende oder chronische Erkrankungen (rezidivierende Infektionen, Tumorrezidive, rezidivierende Ulzera, chronische Osteomyelitis usw.) sind schwerer zu therapieren als das jeweils erste Auftreten der betreffenden Erkrankung, und zwar auch dann, wenn die Erstmanifestation erfolgreich behandelt worden war. Das Paradigma des klassischen Konditionierens würde das Umgekehrte erwarten lassen. Außerdem gibt es viele Symptome, die durch regelmäßig wiederholte Medikation wirksam behandelt werden können. Wenn eine therapeutische Arzneimittelwirkung konditionierbar wäre, so wären hier zweifellos die Bedingungen dafür gegeben. Die klinische Praxis zeigt jedoch, daß solche regelmäßigen Medikationen nicht unterbrochen und durch Placebos ersetzt werden dürfen, da sonst die Erkrankung entgleist. (Bei einem herzinsuffizienten Patienten darf nicht anstelle der laufenden Furosemidtherapie ein Placebo gegeben werden, und der Typ-1-Diabetiker entgleist, wenn man anstelle der genau berechneten Insulindosen Placebos injiziert.)

Nichtsdestoweniger kann der Konditionierung bei Placebogaben eine große Rolle zukommen, aber unter völlig anderen Vorzeichen, nämlich im Zusammenhang von Gefälligkeitsauskünften, verbalen Placeboeffekten und experimenteller Unterordnung (s. oben). Die Antworten und Auskünfte der Patienten dürften es sein, die sich primär konditionieren lassen, genauso wie es möglich ist, Gehorsam, Verhalten und Reflexe zu konditionieren.

In diesem Sinne läßt sich auch die Studie von Lasagna et al. [337] verstehen, auf die sich auch Bodem bezieht. In dieser Studie wurden entweder alternierend Analgetika und Placebos gegeben oder Analgetika-Serien durch intermittierende Placebogaben unterbrochen. Hierbei sank das Ausmaß des „Placeboeffekts" bei wiederholter Placebogabe. Für dieses Phänomen gibt es eine einfache Erklärung mit Blick auf Pawlows klassische Konditionierungsexperimente: So wie nämlich die Speichelsekretion versiegt, wenn wiederholt die Glocke ohne nachfolgendes Füttern geläutet wird, so verschwinden eben auch die positiven Auskünfte der Patienten, wenn wiederholt eine Pille ohne nachfolgende Schmerzlinderung verabreicht wird. Das bedeutet aber, daß der anfängliche „Placeboeffekt" nicht ein echter, sondern nur ein verbaler Placeboeffekt war.

Asthma bronchiale

Scheinbar überzeugend dokumentierte Placeboeffekte gibt es beim Asthma bronchiale. Diese Erkrankung ist durch eine pathologisch gesteigerte Reagibilität des Bronchialsystems definiert [373, 374, 535]. Auslöser der asthmatischen Beschwerden können Allergene, Medikamente, optische Eindrücke, Temperaturreize, kalte oder trockene Luft, Hyperventilation, körperliche Belastung und auch emotionaler, insbesondere ängstigender Stress sein [110, 236, 373, 374]. Emotionale Komponenten können mit den anderweitig verursachten asthmatischen Beschwerden interagieren und sie verschlimmern [228, 236, 373, 374].

Bereits im vergangenen Jahrhundert war berichtet worden, daß Asthmaanfälle durch bloße optische Eindrücke, z.B. den Anblick einer Rose, provoziert werden könnten [25]. Dekker und Groen [110] lösten derartige Asthmaanfälle wiederholt aus, indem sie besonders vorgeprägten Patienten z.B. einen Goldfisch in einem Aquarium oder Staub in einem verschlossenen Glasbehälter zeigten. Bei bestimmten Asthmapatienten kann sogar die bloße Suggestion, daß spezifische Verursacher präsent seien, die Beschwerden akut provozieren. Hierfür ist wahrscheinlich die Ängstigung der Patienten großenteils verantwortlich. So ließen Luparello et al. [354] Patienten mit allergischem Asthma ein Aerosol inhalieren, mit der Suggestion, dieses Aerosol enthalte das für sie spezifische Allergen, während es sich aber in Wirklichkeit um bloße Kochsalzaerosole handelte. Das Ergebnis war, daß von 40 Asthmatikern 12 mit einem Asthmaanfall reagierten. Sobald der Asthmaanfall eingetreten war, erhielten die Patienten Kochsalzinhalationen, die als Isuprel ausgegeben wurden, und daraufhin ließen die Bronchospasmen wieder nach.

Bei zirka 20% der Asthmapatienten, sogenannten „Reaktoren" [236], kann durch solch gezielte Suggestion eine meßbare Zunahme der Atemwegswiderstände herbeigeführt werden. Dies wurde von Luparello et al. [355] (erwähnt bei Bodem) und, mit teils ähnlichen Ergebnissen, von weiteren Wissenschaftlern demonstriert [75, 179, 228, 237, 342, 375, 397, 487, 494, 536].

Da also die Asthmaerkrankung sich dadurch auszeichnet, daß bei manchen Patienten (den Reaktoren) die Beschwerden durch gezielte Suggestion akut provoziert werden können, ist es nicht verwunderlich, daß auch das Umgekehrte möglich ist: Die akut hervorgerufenen Beschwerden können durch verschiedene Formen der psychischen, insbesondere entängstigenden Beeinflußung gemildert oder aufgehoben werden. Und da für diese Entängstigung im Experiment auch Placebos als Vehikel dienen können, ist es verständlich, daß bei dieser speziellen Situation des Asthma bronchiale experimentell ein Placeboeffekt gezeigt werden konnte. Ob allerdings dieser „Placeboeffekt" tatsächlich ein Placeboeffekt im Sinne eines unspezifischen Effekts ist [49, 51, 436, 437, 468], darf bezweifelt werden. Wahrscheinlich handelt es sich hier um suggestive Interventionen, die spezifisch in die Stresskomponenten der Pathogenese akuter asthmatischer Beschwerden eingreifen.

Man darf bei alledem aber nicht übersehen: Nicht selten handelte es sich in den genannten Untersuchungen um experimentelle Artefakte. Zum Beispiel kann die Inhalation von Kochsalzaerosolen als solche bereits zu einer Bronchokonstriktion führen [236, 237]. Auch der Kältereiz von Aerosolen bei Zimmertemperatur kann bronchokonstriktiv wirken [342]. Experimentelle Unterordnung seitens der Probanden, ein Beobachterbias seitens der nicht verblindeten Experimentatoren und Anordnungseffekte können die Ergebnisse ebenfalls mitbestimmt haben [342]. Zuletzt verbleiben nur kleine, aber überzeugend demonstrierte Effekte [237].

Shapiro, der wohl renommierteste Autor auf dem Gebiet der Placebothematik, betonte jedoch, daß experimentell erzeugte Placeboeffekte (sofern man sie denn tatsächlich gezeigt hat) nicht ohne weiteres auf die originäre klinische Situation übertragbar sind [466, 469]:

„A test of suggestibility is usually administered in an experimental laboratory setting while the placebo is given in a treatment situation. Potent psychological factors, such as the clinical state of the patient, are minimized or absent in the experimental setting. A test of suggestibility involves an experimenter rather than a therapist, a subject rather than a patient, and a laboratory rather than a clinical or treating setting ... Generalizing from one type of study to the other is hazardous and unwarranted unless empirical support can be provided for the hypothesized relationship. Needless to say such empirical data have not appeared in the literature" [466].

Es ist also offen, ob auch bei nicht experimentell provoziertem Asthma bronchiale eine Placebobehandlung klinisch wirksam eingesetzt werden kann.

Psychosomatische Effekte

Daß seelische Affekte zu körperlichen Wirkungen führen können, ist nicht zu bezweifeln. Jedes Weinen bei Trauer und jedes Herzklopfen bei Aufregung, jedes

Lachen beweisen dies. Durch gezielte seelische Beeinflussung können sogar Verschlechterungen oder Verbesserungen von Krankheitssymptomen erreicht werden. Derartige psychosomatische Effekte werden in der Placeboliteratur oft angeführt, um die mögliche therapeutische Kraftentfaltung von Placebos zu demonstrieren. Doch diese Effekte sind keine Placeboeffekte. Es fehlt das Entscheidende: die Placebogabe.

Eines von vielen Beispielen dieser Art hat bereits Wolf [552] angeführt. Um die Reaktionsfähigkeit von Organismen auf Placebos darzustellen, berichtet er von einer Patientin, die an Magengeschwüren litt. Sie hatte die schockierende Entdeckung gemacht, daß ihr geliebter Ehemann ihre Tochter aus früherer Ehe sexuell belästigte. Bei dieser Frau war mehrmals versucht worden, medikamentös die Magensäuresekretion zu stimulieren, jedoch jedesmal ohne Erfolg. Als sie dann aber während eines solchen Versuchs auf ihren Ehemann angesprochen wurde, kam es zu einem deutlichen Anstieg der Magensäuresekretion. Dieses Beispiel, so glaubte Wolf, könne die Wirkweise von Placebos erklären. Hier aber irrt Wolf. Im Gegenteil wird an diesem Beispiel deutlich, daß zwischen allgemeiner Psychosomatik und spezieller Placebobehandlung streng unterschieden werden muß. Hätte man dieser Patientin zugleich mit dem Gespräch über den Ehemann auch noch ein Placebo gegeben, dann hätte diese Placebogabe scheinbar eine deutliche Magensäuresekretion hervorgerufen, und es wäre die Illusion eines Placeboeffekts entstanden. Tatsache ist aber, daß bei dieser Patientin sogar die Gabe wirksamer Medikamente die Säuresekretion nicht stimulieren konnte. Offenkundig hat also die Medikamentengabe (geschweige denn die Gabe einer Zuckerpille) nicht die gleiche Wirkung wie die Entdeckung, daß der Ehemann die eigene Tochter sexuell belästigt.

In diesem Zusammenhang sei noch eine andere Studie erwähnt, die an Ulkuspatienten und Gesunden durchgeführt wurde [147]: Es wurde untersucht, ob durch Gabe von Placebos, die als wirksames Medikament deklariert waren, die Magensäuresekretion gehemmt werden könne. Beim Vergleich mit unbehandelten Patienten zeigten die Placebogaben keinerlei Wirkung. Obwohl also Seelisches einen großen Einfluß auf Magensäuresekretion und auf Ulkusentstehung hat, kann man daraus offensichtlich nicht den Schluß ziehen, daß Placebos bei Magensäuresekretion und Ulkuserkrankung ebenfalls wirksam seien.

Die Psychosomatik ist also das Gebiet, in dem eindrucksvoll die seelische Beeinflussung des Körperlichen gezeigt wird. Demgegenüber sind, soweit bisher dargestellt, die Placeboeffekte alles andere als eindrucksvoll. Deshalb werden, wenn man psychosomatische Vorgänge pauschal als „Placeboeffekte" bezeichnet, beide in ein falsches Licht gerückt: Der Placeboeffekt wird fälschlich aufgewertet, und die Psychosomatik wird fälschlich diskreditiert.

90 % Placeboeffekt?

Abschließend sei nochmals die Frage betrachtet, in welchem Ausmaß und bei wieviel Prozent der Patienten ein Placeboeffekt zu erwarten ist.

Beecher hatte in seinem Placeboklassiker „The Powerful Placebo" von 35 % geschrieben. Bereits diese Aussage hat sich als unhaltbar erwiesen (s. oben). Doch nun geht Bodem in ihrer Übersichtsarbeit sogar noch darüber hinaus: „Es trifft nicht zu, daß etwa ein Drittel aller Patienten eine Placeboantwort in jedweder klinischer Prüfung zeigen. Vielmehr kann die Erfolgsrate auch höher liegen und hängt von der Art der behandelten Erkrankung ab" [40].

Tatsächlich hatte Moerman, auf den Bodem sich bezieht, bei einer Metaanalyse von placebokontrollierten Cimetidinstudien zum Magen- und Duodenalulkus von einer Placebowirksamkeit („Placebo effectiveness") bis zu 90 % gesprochen [387]. Der Grund: In den Placebogruppen der Studien hatten sich zwischen 10 % und 90 % der Patienten gebessert. Jedoch gibt es viele Gründe für die Abheilung gastroduodenaler Ulzera: große Selbstheilungstendenz (wie auch von Autoren der von Moerman zusammengefassten Originalstudien betont [z. B. 36, 210, 415]), Ausschaltung von Noxen und Stress, Weglassen bestimmter Medikamente, Ruhe, Erholung und Diät. Zudem durften Patienten dieser Studien zusätzlich Antacida nehmen. Insgesamt gibt es also sehr viele Erklärungen für den positiven Verlauf in den Placebogruppen. Dagegen kann ein Beleg für einen Placeboeffekt, geschweige denn einen 90 %igen, aus der Moermanschen Arbeit nicht entnommen werden.

Dennoch ist Moermans Arbeit interessant. In den analysierten Studien war die Signifikanz oder Nicht-Signifikanz der Überlegenheit von Cimetidin gegenüber Placebo in erster Linie von den Besserungswerten in der Placebogruppe abhängig. Die Cimetidinbehandlung war meist signifikant überlegen, wenn die Besserungswerte in der Placebogruppe niedrig waren, nicht aber, wenn die Besserungswerte unter Placebo hoch waren (z. B. aus oben genannten Gründen). Offenkundig können die Ergebnisse einer guten Grundversorgung durch Cimetidin nicht gesteigert werden, so daß unter solchen Umständen das Cimetidin in der placebokontrollierten Studie als unwirksam erscheint – obwohl es das nicht ist.

Moermans Ergebnisse zeigen, worauf auch schon andere Autoren hingewiesen haben [224, 272, 276, 301, 303, 345, 482]: daß nämlich die Wirksamkeit von Arzneimitteln in Doppelblindstudien unter Umständen verschleiert werden kann. Deshalb ist es wichtig, die betreffenden Verschleierungsfaktoren – nämlich die Faktoren, die den angeblichen Placeboeffekt ausmachen – genau zu kennen.

70 % Placeboeffekt?

Hohe Placeboquoten fand Bodem auch in einer Publikation von Roberts et al. [437]. Dort seien bei 70 % von insgesamt 6931 Patienten Placeboeffekte („nonspecific effects") aufgetreten.

Grundlage dieser Aussage ist die Analyse der Ergebnisse von Therapieformen, die einstmals als wirksam eingeschätzt worden waren, dann aber in placebokontrollierten Studien keine Wirksamkeit zeigten. Unter diesen Therapieformen waren früher bis zu 70 % gute Verläufe berichtet worden. Roberts schloß deshalb, dies seien Placeboeffekte gewesen.

Dieser Schluß ist aber nicht berechtigt. Wieder sind jene Faktoren nicht ausgeschlossen, die einen Placeboeffekt vortäuschen: Selbstheilungsquoten, Regression to the mean, Effekte von Zusatzbehandlungen, Beobachterbias, Gefälligkeitsauskünfte usw. (Tabelle 1). Außerdem war nicht wirklich gesichert, daß

die betreffenden Therapieformen vor Durchführung der placebokontrollierten
Studien als allgemein wirksam galten und sich in den kontrollierten Studien als
durchgängig unwirksam erwiesen. (So gab es z. B. bei der von Roberts et al. [437]
berücksichtigten photodynamischen Inaktivierung von Herpes-simplex-Infek-
tionen eine Skepsis gegenüber der Therapiewirksamkeit bereits auf der Basis
nichtkontrollierter Untersuchungen [264]; sodann gab es in einer placebokontrollierten Studie ein positives Wirksamkeitsergebnis [146], dem dann allerdings vier kontrollierte Studien mit negativem Ausgang entgegenstanden [263,
393, 438, 502].) Insgesamt bietet deshalb Roberts' Arbeit keine Grundlage für die
Schlußfolgerung, es habe bei den betreffenden Therapien irgendeinen (noch so
kleinen und noch so seltenen) therapeutischen Placeboeffekt gegeben, geschweige denn bei 70 % der Patienten.

Interessanterweise war sich Roberts selbst der Tatsache bewußt, daß unter
dem Namen „Placeboeffekt" („nonspecific effects") eine Vielzahl von Faktoren
zusammengefasst sind, denen keine echte Therapiewirkung entspricht. Roberts
sah und formulierte dies sehr klar in einer jüngsten Publikation. Er schrieb, daß
der sogenannte Placeboeffekt ein Mythos sei, geboren aus fehlerhaften Wahrnehmungen, Mißverständnissen, Mystik und Hoffnung: „… the so-called placebo effect is a myth born of misperception, misunderstanding, mystery, and
hope" [436].

Fazit

In den voranstehenden Ausführungen wurden Schwierigkeiten untersucht und
diskutiert, die mit dem Begriff des Placebos und bei der Einschätzung des Aus-
maßes des Placeboeffekts bestehen. Leitfaden der Darstellung war die Analyse
der in einem jüngeren Übersichtsartikel [40] zusammengestellten klinischen
und experimentellen Placebostudien. Um ein Selektionsbias zu vermeiden,
wurde jede einzelne dieser Studien berücksichtigt.

Die vorliegende Arbeit ist ein exemplarischer Teil einer von den Autoren
durchgeführten umfassenden und eingehenden Durchsicht von bislang mehr
als 800 Veröffentlichungen mit Bezug zum Placebothema. Die Arbeit schließt
an eine frühere Publikation [290] an, in der klassische Placeboliteratur [27, 200,
398, 399, 455] analysiert wurde. Wie schon bei der vorangegangenen Publikation [290], so läßt sich auch diesmal eine Vielzahl von Faktoren demonstrieren,
die Placeboeffekte vortäuschen und Illusionen zur Existenz von Placeboeffekten erzeugen können. Zudem bestand in mehreren Fällen eine Situation, die
kürzlich auch an anderer Stelle diskutiert wurde [184]: Bei dem vermeintlichen
„Placebo" war eine spezifische Wirksamkeit für die betreffende Indikation
nicht ausgeschlossen, d.h., es war nicht sichergestellt, daß das eingesetzte Placebo auch tatsächlich ein solches war.

Entgegen der verbreiteten Auffassung, daß Placeboeffekte in der Pharmakotherapie allgegenwärtig und wissenschaftlich belegt seien, konnte erneut in
keiner der analysierten Studien ein therapeutischer Placeboeffekt glaubhaft
gezeigt werden. Eine gewisse Sondersituation gab es beim Asthma bronchiale;
hier waren unter experimentellen Bedingungen Suggestionseffekte dokumentiert worden. Ob hieraus allerdings gefolgert werden kann, daß unter klini-

schen Bedingungen eine Placebobehandlung asthmatischer Beschwerden möglich ist, ist offen.

Vielleicht wird nun mancher Leser statt auf weitere wissenschaftliche Studien lieber auf eine der vielen Anekdoten zurückgreifen wollen, die es zum Placeboeffekt gibt. Doch auch hier ist kritische Haltung erforderlich. Auch bei den Anekdoten kommen dieselben Täuschungsfaktoren zum Tragen wie bei den klinischen und experimentellen Studien.

Wir selbst sind nach der durchgeführten Analyse erneut zu dem Ergebnis gekommen, daß die verbreiteten Literaturangaben zu Größe und Häufigkeit des Placeboeffekts in hohem Maße übertrieben, wenn nicht gänzlich falsch sind. Sie sind Ausdruck einer irrationalen Placeboeuphorie, die bereits L. Hollister [222] in seinem Aufsatz „Placebology: Sense and Nonsense" hervorkehrte: Man sei zwar im allgemeinen gegenüber Berichten von Arzneimittelwirkungen sehr kritisch, doch Berichte angeblicher Placeboeffekte fänden immer große Begeisterung und kritiklose Aufnahmebereitschaft [222]. Unseres Erachtens muß man sich die Frage stellen, ob nicht die Existenz des sogenannten Placeboeffekts – der heilenden Lüge, der Therapie durch Vortäuschung: „the lie that heals" [50] – größtenteils, wenn nicht sogar insgesamt, eine Illusion ist.

Der Grund für vielfältige bisherige Fehleinschätzungen liegt außer in dokumentarischen und methodologischen Nachlässigkeiten auch in einer mangelnden begrifflichen Differenzierung. Der Begriff des Placebos, der sein großes medizinhistorisches Gewicht vor allem in den 40er und 50er Jahren des 20. Jahrhunderts mit Bezug auf Pharmakotherapie erhielt [26, 97, 414], bedeutete dabei primär die Imitation einer Therapie. Alsbald wurde aber der Begriff ausgeweitet, so daß auch psychotherapeutische, kreativtherapeutische, ja alle psychischen Beeinflussungen von Körperlichem unter dem Begriff des Placebos subsumiert wurden. Wenn nun durch unsere Analysen Zweifel an der Existenz des Placeboeffekts im engeren Sinne – d. h. an echten therapeutischen Effekten durch bloße Imitation einer Therapie – entstehen können, so besagt dies natürlich keineswegs, daß die Selbstheilungskräfte der Patienten nicht durch unterschiedlichste nichtpharmakologische Ansätze beeinflußt werden könnten. Besonders zurückhaltend sollte man mit geringschätzigen Urteilen über therapeutische Verfahren anderer Kulturen sein. Wenn solche Therapieansätze a priori „Placebos" genannt werden, kann allzuleicht unsere Unkenntnis und Verständnislosigkeit verschleiert werden, wo eigentlich Forschung und Verständnisbemühung angesagt wären. Bereits Borcovic hat dies vor zehn Jahren betont: „In some circumstances and in the absence of existing theories, we certainly may choose to look up from our bewildered mental state and say the effect was due to ‚placebo'. But we probably would benefit from avoiding a feeling of satisfaction from so doing. Our real task is to continue exploring effects that we do not understand" [43].

Postscriptum

Seit der Erstpublikation des voranstehend wiedergegebenen Textes im Jahr 1996 sind weitere Publikationen zum Placebothema erschienen, die allerdings alle keinen Anlaß geben, von den oben genannten Einschätzungen hinsichtlich der

Stellung des Placeboeffekts abzuweichen. Die interessanteste Veröffentlichung betrifft eine experimentelle Untersuchung von Benedetti et al. [32] zur pharmakologischen Steigerung und Hemmung des Placeboeffekts bei künstlich induziertem Schmerz. Diese Untersuchung sei deshalb kurz erwähnt:

Ausgangspunkt der Studie war die Hypothese, daß Placeboeffekte durch Endorphine vermittelt seien und deshalb durch einen Endorphinantagonisten (Naloxon) gehemmt und durch Endorphinpotenzierung (Proglumide) gesteigert werden könnten. Diese Hypothese scheint in einer Untersuchung von Benedetti et al. [32] durch ein methodisch stringentes und aufwendiges Studiendesign bestätigt worden zu sein. Nichtsdestoweniger bleibt aber auch nach dieser Studie offen, ob tatsächlich ein schmerzreduzierender Effekt oder lediglich die Hemmung oder Steigerung der experimentellen Unterordnung (s. S. 87) gezeigt wurde. Zu beachten ist, daß Endorphine als Opiate hypnogene Wirkungen haben. Es stellt sich deshalb die Frage, ob die Probanden der Studie eine verminderte Wirkung (unter Naloxon) und eine gesteigerte Wirkung (unter Probglumide) außer bei einer vorgeblichen schmerzstillenden (Placebo-) Behandlung auch z. B. bei einer vorgeblichen, suggerierten Erwärmung des Untersuchungsraumes oder bei ähnlicher sonstiger Suggestion angegeben hätten. Wäre dies der Fall, müßte man annehmen, daß die Untersuchung von Benedetti et al. eventuell nicht einen schmerzstillenden Placeboeffekt, sondern nur das allgemeine Phänomen einer vermehrten oder verminderten – hypnogenen – experimentellen Unterordnung gezeigt hat. Solange derartige Kontrolluntersuchungen nicht durchgeführt sind, ist die Studie von Benedetti kein Beleg für die Existenz eines therapierelevanten Placeboeffekts.

Vergleiche von placebobehandelten und nicht behandelten Kohorten

Im Kontext unserer eigenen Placeborecherchen haben wir Studien gesammelt, die sowohl eine placebobehandelte als auch eine unbehandelte Gruppe umfaßten. Es sind 31 Studien, in denen teilweise den Probanden der Placebogruppe eine definitive Wirksamkeit der Therapie suggeriert wurde, während in anderen dieser Studien die Probanden wußten, daß sie an placebokontrollierten Studien teilnahmen und eventuell auch ein Placebo erhalten könnten. Es handelte sich also, im Sinne von Hornung [226], teils um Placebos der Deklarationsform A und teils um Placebos der Form B.

Bei 11 dieser Studien existierten Ergebnisunterschiede zugunsten der Placebobehandlung; jedoch ließen sich diese Unterschiede jeweils leicht durch andere Faktoren erklären: Bei einer Studie [392] zum Bluthochdruck verschwand die Überlegenheit der Placebobehandlung, als der Blutdruck statt mit Manchette intraarteriell gemessen wurde, was für einen Beobachterbias anstelle eines therapeutischen Placeboeffekts spricht; in zwei Studien gab es einen Selektionsbias [102]; in vier Studien [17, 206, 218, 492] ist mit großer Wahrscheinlichkeit davon auszugehen, daß nicht eine Placebobehandlung, sondern eine *spezifische* Behandlung vorgenommen wurde; in zwei Studien [209] handelte es sich wahrscheinlich um eine experimentelle Unterordnung (s. S. 87), in zwei weiteren Studien [344] war sie nicht ausgeschlossen. Diese 11 Untersuchungen sprechen also *nicht* für die Existenz eines Placeboeffekts.

Bei den restlichen 20 jener 32 Studien gab es *keinen* Unterschied in den Ergebnissen der placebobehandelten und der nicht behandelten Gruppen. Die Studien betrafen Seekrankheit [169, 513], Astma bronchiale [84, 390, 500], Bluthochdruck [430], postoperative Schmerzen [481], perioperative Übelkeit und Erbrechen [125], Raucherentwöhnung [359], Patientenzufriedenheit [506, 507], Psychose und Neurose [151], Depression [307], Panikattacken [308], Brustschmerzen und Milchfluß nach Abort [14], Prostatahyperplasie [235], Magensäuresekretion [147], gastrointestinale Blutungen [358], Malaria [37| und Haustierallergie [518]. – Diese Studien sprechen also *gegen* die Existenz eines therapeutischen Placeboeffekts.

Warum wurde 1946 und 1955 die Placebodiskussion eingeleitet?

Aufschlußreich für die gesamte Placebodiskussion ist es, wenn man die Motive – die *Hidden Agenda* – zur Kenntnis nimmt, die der Propagierung des Placeboeffekts, historisch gesehen, überhaupt zugrundelagen.

Es waren zwei Ereignisse, die maßgeblich das Placebophänomen ins Bewußtsein der Öffentlichkeit brachten: die Cornell Conference von 1946 („The Use of Placebos in Therapy" [99]) und Henry K. Beechers Publikation „The Powerful Placebo" [26]. Folgende Motivationen waren dabei maßgebend:

Die Cornell Conference on Therapy von 1946 wurde damals von dem Vorsitzenden E. F. DuBois mit den Worten eröffnet, daß die Placeboforschung der wichtigste Schritt in der wissenschaftlichen Medizin sei: „As a matter of fact, I think we can show that the study of the placebo ist the most important step to be taken in scientific therapy" [99]. – Im Protokoll der Konferenz [99] läßt sich nachlesen, wie diese Überzeugung zustandegekommen war, nämlich angesichts der Therapieerfolge der Homöopathie: „The enormous sucess of homeopathy, where drugs are given in great dilution, is a good example. Its success and therapeutic results are probably better than those in the case of some of the regular drugs that are given in huge doses by the rival practitioners. At least, it has demonstrated very clearly what can be done by placebos" [99]. Weiter wird in dem Protokoll berichtet, welche Art von Wirkungen Placebos haben könnten, beispielsweise gegen Schlafbeschwerden, Magenbeschwerden, Schlaflosigkeit. Sodann werden verschiedene solcher Placebos genannt, z.B. Gentiana oder Baldrian. Dies aber sind naturheilkundliche Mittel mit spezifischer Wirksamkeit gegen eben jene genannten Beschwerden! So ist also im Protokoll der Cornell Conference von 1946 nachzulesen, daß die Placebodiskussion 1946 eingeleitet wurde, weil orthodoxe Ärzte in ihrer ärztlichen Praxis Erfolge von Homöopathika und Phytotherapeutika beobachteten, dann aber diese Erfolge nicht in ihr theoretisches Konzept der Wirklichkeit und der Medizin einfügen konnten und nicht bereit waren, zu akzeptieren, daß es sich um spezifische Therapieeffekte handeln könne. Es sollten also mit dem Placeboargument jene beobachteten Erfolge hinwegrationalisiert werden.

Anders lag die Motivation bei dem zweiten maßgeblichen Ereignis, als Henry K. Beecher „The Powerful Placebo" [26] publizierte:

In einem kürzlichen im Lancet publizierten medizinhistorischen Artikel schrieb Ted Kaptchuk über die Anfänge der randomisierten Studien in den

50er Jahren. Es sollte damals die Öffentlichkeit von der Notwendigkeit dieses Studientyps überzeugt werden. Kaptchuk schrieb – mit Bezug auf G. S. Kienles vernichtende Analyse von Beechers Arbeit – daß damals das Placeboargument die Eintrittskarte in die Epoche der verblindeten randomisierten Studien (RCT) war: „The ,new' placebo became both the raison d'être for, and the sacrificial victim of, the masked RCT" [256]. Je größer der Placeboeffekt, desto nötiger die doppelblinde randomisierte Studie: „The greater the placebo's power the more the necessity there was for the masked RCT itself" [256]. Deshalb war weniger wichtig, den Placeboeffekt korrekt darzustellen als ihn vielmehr als eine Bedrohung der wissenschaftlichen Wirksamkeitsbeurteilung zu beschwören: „Accurate portrayal of the placebo effect was of less importance than invoking it as a threat to scientific evaluation ..." [256]. Es ging ja immerhin darum, die medizinische Profession zu überreden, die placebokontrollierte randomisierte Studie zu akzeptieren: „... ,the powerful placebo effect' became a major argument used to persuade the medical profession to accept the placebo-controlled RCT" [256]. Das Bedürfnis, einen starken Placeboeffekt zu demonstrieren, war von daher verständlich: „A need to show the placebo's power was understandable" [256].

So waren es zwei Motive, die Pate standen beim Einstieg in die Placebodiskussion: erstens das Bedürfnis, die Erfolge der Homöopathie und Phytotherapie erklären zu können, ohne den Allumfassungsanspruch der konventionellen wissenschaftlichen Konzeptionen in Frage stellen zu müssen; zweitens der Wunsch, die Methodik der verblindeten randomisierten Studie generell durchzusetzen. Es war der Schatten dieser beiden Motivationen, innerhalb dessen es sodann zu den jahrzehntelang herrschenden Auffassungen kam, daß das bewußte oder unbewußte Vortäuschen therapeutischer Kompetenz – die Irreführung des Patienten: „the lie that heals" [50] – ein machtvoller Heilfaktor sei. Im Rückblick erweist sich diese Auffassung aber als eventuell nichts anderes als eine bloße Illusion.

Literatur

1. Abel U (1999) Die Wirksamkeit der aktiven Fiebertherapie des Krebses mit Bakterientoxinen. Z Onkol/J of Oncol 31: 47–55
2. Abramson HA (1955) Lysergic acid diethylamide: XV. The effects produced by substitution of tap water placebo. J Psychol 40: 367–367
3. Adams R (1958) Internal-mammary-artery ligation for coronary insufficiency: an evaluation. N Engl J Med 258: 113–115
4. Ader R (1985) Conditioned immunopharmacological effects in animals: implications for a conditioning model of pharmacotherapy. In: White L, Tursky B, Schwartz GE (eds) Placebo – Theory, Research, and Mechanisms. Guilford Press, New York, London, pp 306–323
5. Ader R (1989) Conditioning effects in pharmacotherapy and the incompleteness of the double-blind, crossover design. Integr Psychiatry 6: 165–170
6. Adkinson NF, Eggleston PA, Eney D, Goldstein EO, Schuberth KC, Bacon JR, Hamilton RG, Weiss MEeal (1997) A controlled trial of immunotherapy for asthma in allergic children. N Engl J Med 336: 324–331
7. Affleck C, Eaton M, Mansfield E (1966) The action of a medication and the physicians expectation. Nebraska SMJ 331–334
8. Albert H (1991) Traktat über die kritische Vernunft. Mohr, Tübingen
9. Aldridge D (1996) Music Therapy Research and Practice in Medicine. From Out of the Silence. Jessica Kingsley, London, Bristol
10. Aldridge D (1993) Single case research designs. In: Lewith GT, Aldridge D (eds) Clinical research methodology for complementary therapies. Hodder und Stoughton, London Sydney Auckland, pp 136–168
11. Altman DG, Bland JM (1995) Absence of evidence is not evidence of absence. Br Med J 311: 485–485
12. Altman DG, Doré CJ (1990) Randomisation and baseline comparison in clinical trials. Lancet 335: 149–153
13. AMG (1976) Gesetz über den Verkehr mit Arzneimitteln (AMG) in der Fassung des Gesetzes zur Neuordnung des Arzneimittelrechts, vom 24. August 1976
14. Andersen AN, Damm P, Tabor A, Pedersen IM, Harring M (1990) Prevention of breast pain and milk secretion with bromocriptine after second-trimester abortion. Acta Obstet Gynecol Scand 69: 235–238
15. Antman K, Amato D, Wood W, Corson J, Suit H, Proppe K, Carey R, Greenberger J, Wilson R, Frei E (1985) Selection bias in clinical trials. J Clin Oncol 3: 1142–1147
16. Arbeitsgemeinschaft der Wissenschaftlichen Medizinischen Fachgesellschaften (1997) Resolution zur Drucksache des Deutschen Bundestages Nr. 13/7264 vom 19.03.97 – Änderung des SGB (V). Düsseldorf
17. Archer TP, Leier CV (1992) Placebo treatment in congestive heart failure. Cardiology 81: 125–133
18. Bacher H, Mischinger H-J, Werkgartner G, Cerwenka H, El-Shabrawi A, Pfeifer J, Schweiger W (1997) Local nitroglycerin for treatment of anal fissure: An alternative to lateral sphincterotomy? Dis Colon Rectum 40: 840–845
19. Bacon F (1990) Neues Organon. [Erstausgabe 1620]. Felix Meiner, Hamburg

20. Bakker HD, Scholte HR, Luyt-Houwen IEM, van Gennip AH, Abeling NGGM, Lam J (1991) Neonatal cardiomyopathy and lactic acidosis responsive to thiamine. J Inher Metab Dis 14: 75–79
21. Barber TX (1963) The effects of „hypnosis" on pain. Psychosom Med 25: 303–333
22. Barlow DH, Hersen M (1973) Single-case experimental design. Uses in applied clinical research. Arch Gen Psychiat 29: 319–325
23. Bartsch HH, Kirste T, Leiberich P, Mehrer S (1994) Häufig verordnete unkonventionelle Therapien in der Onkologie. State of the Art in der Tumortherapie. Tumorzentrum Freiburg, Freiburg i. Brsg. (unveröffentlicht)
24. Batterman RC, Grossman AJ (1955) Effectiveness of salicylamide as analgesic and antirheumatic agent: Evaluation of double blind technique for studying analgesic drugs. JAMA 159: 1619–1622
25. Battezzatti M, Tagliaferro A, Cattaneo DD (1959) Clinical evaluation of bilateral internal mammary artery ligation as treatment of coronary heart disease. Am J Cardiol 4: 180–183
26. Beecher HK (1955) The Powerful Placebo. JAMA 17: 1602–1606
27. Beecher HK (1984) Die Placebowirkung als unspezifischer Wirkungsfaktor im Bereich der Krankheit und der Krankenbehandlung. In: Gross F, Beecher HK (eds) Placebo – das universelle Medikament? Eggebrecht-Presse, Mainz, pp 25–41
28. Beecher HK, Keats AS, Mosteller F, Lasagna L (1953) The effectiveness of oral analgesics (morphine, codeine, acetylsalicylic acid) and the problem of placebo „reactors" and „non-reactors". J Pharmacol Exper Therap 109: 393–400
29. Begg C, Cho M, Eastwood S, Horton R, Moher D, Olkin I, Pitkin R, Rennie D, et al. (1996) Improving the quality of reporting of randomized controlled trials. The Consort Statement. JAMA 276: 637–639
30. Begg CB, Engstrom PF (1987) Eligibility and extrapolation in cancer clinical trials. J Clin Oncol 5: 962–968
31. Begg CB, Pocock SJ, Freedman L, Zelen M (1987) State of the art in comparative cancer clinical trials. Cancer 60: 2811–2815
32. Benedetti F (1996) The opposite effects of the opiate antagonist naloxone and the cholecystokinin antagonist proglumide on placebo analgesia. Pain 64: 535–543
33. Berger M, Richter B, Mühlhauser J (1997) Evidence-based Medicine. Eine Medizin auf rationaler Grundlage. Internist 38: 344–351
34. Bergmann JF, Chassany O, Gandiol J, Deblois P, Kanis JA, Segrestaa JM, Caulin C, Dahan R (1994) A randomised clinical trial of the effect of informed consent on the analgesic activity of placebo and naproxen in cancer pain. Clin Trials Meta-Analysis 29: 41–47
35. Bécherel PA, Bussel A, Chosidow O, Rabian C, Piette JC, Francès C (1998) Extracorporeal photochemotherapy for chronic erosive lichen planus. Lancet 351: 805–805
36. Binder HJ (1978) Cimetidine in the treatment of duodenal ulcer. Gastroenterology 74: 380–388
37. Björkman A, Brohult J, Pehrson PO, Willcox M, Rombo L, Hedman P, Kollie E, Alestig K, et al. (1986) Monthly antimalarial chemotherapy to children in a holoendemic area in Liberia. Ann Trop Med Parasitol 80: 155–167
38. Blackwell B, Bloomfield SS, Buncher CR (1972) Demonstration to medical students of placebo responses and non-drug factors. Lancet 1: 1279–1282
39. Bock KD (1993) Wissenschaftliche und alternative Medizin. Paradigmen-Praxis-Perspektiven. Springer, Berlin Heidelberg New York Tokio
40. Bodem SH (1994) Bedeutung der Placebowirkung in der praktischen Arzneitherapie. Pharm Z 139: 9–19
41. Bollag W, Holdener E (1992) Retinoids in cancer prevention and therapy. Ann Oncol 3: 513–526
42. Bonchek LI (1979) Are randomized clinical trials appropriate for evaluating new operations? N Engl J Med 301: 44–45
43. Borkovec TD (1985) Placebo: Defining the unknown. In: White L, Tursky B, Schwartz GE (eds) Placebo – Theory, Research, and Mechanisms. Guilford Press, New York London, pp 59–64
44. Bourne HR (1978) Rational use of placebo. In: Melmon XL, Morrelli HF (eds) Clinical pharmacology: Basic principles in therapeutics. Macmillan, New York, pp 1052–1062
45. Brandner HE, Nirk R, Stackelberg C (1993) Unwirksamkeit der Wissenschaftsklausel. NJW 37: 2369–2371

46. Brigo B, Serpelloni G (1991) Homeopathic treatment of migraines: A randomized double-blind controlled study of sixty cases. Berlin J Res Homeopathy 1: 98–106
47. Brisinda G, Maria G, Bentivoglio AR, Cassetta E, Gui D, Albanese A (1999) A comparison of injections of botulinum toxin and topical nitroclycerin ointment for the treatment of chronic anal fissure. N Engl J Med 341: 65–69
48. Brockhaus-Enzyklopädie in 24 Bd. (1992) 18. Aufl. Bd. 17: Pes.-Rac. Brockhaus, Mannheim
49. Brody H (1980) Placebos and the philosophy of medicine. University of Chicago Press, Chicago London
50. Brody H (1982) The lie that heals: The ethics of giving placebos. Ann Intern Med 97: 112–118
51. Brody H (1985) Placebo effect: an examination of Grünbaum's definition. In: White L, Tursky B, Schwartz GE (eds) Placebo – Theory, Research, and Mechanisms. Guilford Press, New York London, pp 37–58
52. Brosteanu O, Löffler M (1998) Methoden kontrollierter klinischer Studien. Internist 39: 909–916
53. Buck C (1975) Popper's philosophy for epidemiologists. Int J Epidemiol 4: 159–168
54. Buck C (1976) Popper's philosophy for epidemiologists [Letters to the editor]. Int J Epidemiol 5: 97–98
55. Buck C (1989) Problems with the Popperian approach: A response to Pearce and Crawford-Brown. J Clin Epidemiol 42: 185–187
56. Buckalew LW, Coffield KE (1982) An investigation of drug expectancy as a function of capsule color and size and preparation form. J Clin Psychopharmacol 2: 245–248
57. Buckman R, Lewith G (1994) What does homoeopathy do – and how? Br Med J 309: 103–106
58. Bundesanzeiger Nr.244. Allgemeine Verwaltungsvorschrift zur Änderung der Allgemeinen Verwaltungsvorschrit zur Änderung von Arzneimittelprüfrichtlinien. 22-12-1994
59. Bundesausschuß der Ärzte und Krankenkassen (1997) Richtlinien des Bundesausschusses der Ärzte und Krankenkassen über die Einführung neuer Untersuchungs- und Behandlungsmethoden und über die Überprüfung erbrachter vertragsärztlicher Leistungen gemäß § 135 Abs.1 in Verbindung mit § 92 Abs.1 Satz 2 Nr.5 Fünftes Buch Sozialgesetzbuch (SGB V). Deutsch Ärztebl 95: C-46–C-48
60. Bundesärztekammer, Vorstand und wissenschaftlicher Beirat (1992) Memorandum – Arzneibehandlung im Rahmen „besonderer Therapierichtungen". Deutscher Ärzte Verlag, Köln
61. Bundesgerichtshof. Urteil v. 23.6.1993. IV ZR 135/92. 1999
62. Bundessozialgericht. Urteil v. 5.7.1995. Az. 1 RK 6/95. 1995
63. Bundessozialgericht. Urteil v. 16.9.1997. Az: 1 RK 17/95. 1997
64. Bundesverwaltungsgericht. Urteil v. 14.10.1993. Az. 3 C 21.91. 1993
65. Bunker JP, Hinkley D, McDermott WV (1978) Surgical innovation and its evaluation. Science 200: 937–941
66. Burkhardt R (1991) Zur wissenschaftlichen und gesundheitspolitischen Lage der Naturheilmittel in der BRD und in der EG. In: Sahner H (ed) Dokumentation der besonderen Therapierichtungen und natürlichen Heilweisen in Europa. VGM, Lüneburg, pp 23–66
67. Burkhardt R, Kienle G (1978) Controlled clinical trials and medical ethics. Lancet 2: 1356–1359
68. Burkhardt R, Kienle G (1979) Controlled clinical trials and the importance on medical judgement. In: Tagmon HG, Staquet MJ (eds) Controversies in cancer. Masson, New York, pp 31–35
69. Burkhardt R, Kienle G (1979) Welche Konzequenzen können aus der Clofibrat-Studie der WHO gezogen werden? Münch Med Wschr 121: 10–29
70. Burkhardt R, Kienle G (1980) Controlled clinical trials and drug regulations – a report of the recent developments in the Federal Republic of Germany. Controlled Clin Trials 1: 151–164
71. Burkhardt R, Kienle G (1981) Controlled trials – a social challenge. Eur J Clin Pharmacol 20: 311–319
72. Burkhardt R, Kienle G (1982) Die Zulassung von Arneimitteln und der Widerruf von Zulassungen nach dem Arzneimittelgesetz von 1976. Schriftenreihe der Arzneimittelzulassung- und Aufbereitungskommission C am Bundesgesundheitsamt, Band I. Urachhaus, Stuttgart

73. Burkhardt R, Kienle G (1983) Basic problems in controlled trials. J Med Ethics 9: 80–84

74. Burkhardt R, Kienle G, Schreiber K (1983) Methodologische Gesichtspunkte zum kontrollierten Therapieversuch. In: Kienle G, Burkhardt R (eds) Der Wirksamkeitsnachweis für Arzneimittel. Analyse einer Illusion. Urachhaus, Stuttgart, pp 19–87

75. Butler C, Steptoe A (1986) Placebo responses: An experimental study of psychophysiological processes in asthmatic volunteers. Br J Clin Psychol 25: 173–183

76. Byrd RC (1988) Positive therapeutic effects of intercessory prayer in a coronary care unit population. South Med J 81: 826–829

77. Calne RY, Friend PJ, Middleton S, Jamieson NV, Watson CJE, Soin A, Chavez-Cartaya R (1997) Intestinal transplant between two of identical triplets. Lancet 350: 1077–1078

78. Carrel T, Do D, Müller M, Triller J, Mahler F, Althaus U (1997) Combined endovascular and surgical treatment of complex traumatic lesions of thoracic aorta. Lancet 350: 1146–1146

79. Cassirer E (1994) Substanzbegriff und Funktionsbegriff. Untersuchungen über Grundfragen der Erkenntniskritik [Erste Auflage Berlin 1910]. Wissenschaftliche Buchgesellschaft, Darmstadt

80. Chalmers I (1993) The Cochrane Collaboration: Preparing maintaining, and disseminating systematic reviews of the effects of health care. Ann N Y Acad Sci 703: 156–165124

81. Chalmers TC (1975) Randomization of the first patient. Med Clin North America 59: 1035–1038

82. Chalmers TC (1981) The clinical trial. Milbank Memorial F Quart 59: 324–339

83. Cheek F, Holstein C (1971) Lysergic acid diethylamide tartrate (LSD–25) dosage levels, group differences, and social interaction. J Nerv Ment Dis 3: 43–45

84. Chow OKW, So SY, Lam WK, Yu DYC, Yenng CY (1983) Effect of acupuncture on exercise-induced asthma. Lung 161: 321–326

85. Clark WC (1969) Sensory-decision theory analysis of the effect on the criterion for pain and thermal sensitivity. J Abnorm Psychol 74: 363–371

86. Clauser G (1956) Über die seelischen Wirkungen der Arznei. Dtsch Med Wschr 11: 370–375

87. Clauser G (1956) Zur Kritik des doppelten Blindversuchs in der Arzneimittelprüfung. Med Klin 51: 1403–1404

88. Clauser G, Klein H (1957) Kritische Übersicht über das Plazeboproblem. Münch Med Wschr 24: 896–901

89. Cleophas TJM (1990) A simple method for the estimation of interaction bias in crossover studies. J Clin Pharmacol 30: 1036–1040

90. Cleophas TJM (1990) Underestimation of treatment effect in crossover trials. Angiology 41: 673–680

91. Cleophas TJM (1993) Carry-over biases in clinical pharmacology. Eur J Clin Chem Clin Biochem 31: 803–809

92. Cobb LA (1959) An evaluation of internal-mammary-artery ligation by a double-blind technic. N Engl J Med 260: 1115–1118

93. Cochrane AL (1971) Effectiviness and efficiency. Random reflections on health services. Burgess und Son, Abingdon/Berks

94. Cohen J (1997) AIDS trials ethics questioned. Science 276: 520–523

95. Coley WB (1893) The treatment of malignant tumors by repeated inoculations of erysipelas: With a report of ten original cases. Am J Med Sci 105: 487–511

96. Coley WB (1906) Late results of the treatment in inoperable sarcoma by the mixed toxins of erysipelas and bacillus prodigiosus. Am J Med Sci 131: 375–430

97. Conferences on therapy (1946) The use of placebos in therapy. N Y State J Med 1718–1727

98. Cook DJ, Sackett DL, Spitzer WO (1995) Methodologic guidelines for systematic reviews of randomized control trials in health care from the Potsdam Consultation on Meta-Anaysis. J Clin Epidemiol 48: 167–171

99. Cornell Conferences on Therapy (1946) The use of placebos in therapy. Therapeutics 1718–1727

100. Coronary Drug Project Research Group (1980) Influence of adherence to treatment and response of cholesterol on mortality in the coronary drug project. N Engl J Med 303: 1038–1041

101. Craemer-Ruegenberg I (1980) Die Naturphilosophie des Aristoteles. Karl Alber, Freiburg i.Br. München

102. Creagan ET, Moertel CG, O'Fallon JR, Schutt AJ, O'Connell MJ, Rubin J, Frytak S (1979) Failure and high-dose vitamin C (ascorbic acid) therapy to benefit patients with advanced cancer. N Engl J Med 301: 687–690

103. Creese A (1975) Popper's philosophy for epidemiologists. Int J Epidemiol 4: 352–353

104. Culpepper L, Gilbert TT (1999) Evidence and ethics. Lancet 353: 829–831

105. Dannehl K (1998) Experimental study versus non-experimental study: the non-experimental (non-randomized) study as a methodological compromise. In: Abel U, Koch A 1998. Düsseldorf, Symposion Publishing. Nonrandomized Comparative Clinical Studies, pp 41–52

106. David C (1976) The effect of regression to the mean in epidemiologic and clinical studies. Am J Epidemiol 104: 493–498

107. Davies AM (1975) Comments on „Popper's philosophy for epidemiologists" by Carol Buck. Comment one. Int J Epidemiol 4: 169–171

108. De Lange de Klerk E, Blommers J, Kuik D, Bezemer P, Feenstra L (1994) Effect of homeopathic medicines on daily burden of symptoms in children with upper respiratory tract infections. Br Med J 309: 1392–1332

109. De Laplace PS (1996) Philosophischer Versuch über die Wahrscheinlichkeit. Harri Deutsch, Thun Frankfurt/Main

110. Dekker E, Groen J (1956) Reproducible psychogenic attacks of asthma. J Psychosom Res 1: 58–67

111. Deutscher Bundestag. Bericht des Ausschusses für Jugend, Familie und Gesundheit (13. Ausschuß) (1976) Bonn-Bad-Godesberg, Bundestagsdrucksache 7/5092

112. Di Rocco M, Patrini C, Rimini A, Rindi G (1997) A 6-month-old girl with cardiomyopathy who nearly died. Lancet 349: 616–616

113. Dickersin K, Chan S, Chalmers TC, Sacks HS, Smith H (1987) Publication bias and clinical trials. Controlled Clin Trials 8: 343–353

114. Diehl V (1998) Die Bedeutung klinischer Studien in der Inneren Medizin. Internist 39: 897–898

115. Dimond EG, Kittle CF, Crockett JE (1958) Evaluation of internal mammary artery ligation and sham procedure in angina pectoris. Circulation 18: 712–713

116. Dimond EG, Kittle CF, Crockett JE (1960) Comparison of internal mammary artery ligation and sham operation for angina pectoris. Am J Cardiol 5: 483–486

117. Dold U, Edler L, Mäurer HCh, Müller-Wening D, Sakellariou B, Trendelenburg F, Wagner G (1991) Krebszusatztherapie beim fortgeschrittenen nicht-kleinzelligen Bronchialkarzinom. Georg Thieme, Stuttgart

118. Dosch P (1989) Lehrbuch der Neuraltherapie nach Huneke. Karl F. Haug, Heidelberg

119. Dossey L, Schellhorn W (1995) Heilende Worte (trans) Bruno Martin, Sudergellersen

120. Downing R, Rickels K (1978) Prediction of response to chlordiazepoxid and placebo in anxiety outpatients: An attempt at replication. Pharmacopsychol 11: 207–219

121. Ducasse CJ (1926) On the Nature and Observability of the Causal Relation.

122. Ducasse CJ (1966) Critique of Hume's Conception of Causality.

123. Ducasse CJ (1969) Causation and the types of necessity [Erste Ausgabe 1924]. Dover Publications, New York

124. Duncker K (1963) Zur Psychologie des produktiven Denkens; Erstausgabe 1935. Springer, Berlin Heidelberg

125. Dundee JW, Chestnutt WN, Ghaly RG, Lynas AGA (1986) Traditional Chinese acupuncture: a potenially useful antiemetic? Br Med J 293: 583–584

126. Dührssen C (1996) Wirksamkeit und Nutzen von psychotherapeutischen Behandlungsansätzen. Diskussionsbeiträge. Dtsch Ärztebl 20: C-937-C-937

127. Ebrey RJ, Hayek LJHE (1997) Antibiotic prophylaxis after swan bite. Lancet 350: 340–340

128. Ederer F (1972) Serum cholesterol changes: Affects of diet and regression toward the mean. J Chron Dis 25: 277–289

129. Eimer M (1987) Konzepte von Kausalität. Verursachungszusammenhänge und psychologische Begriffsbildung. Hans Huber, Bern

130. Ernst E, Resch KL (1995) Concept of true and perceived placebo effects. Br Med J 311: 511–513

131. Ernst E, Resch KL (1996) Evaluation specific effectiviness of complementary therapies – a position paper. Part one: Medical aspects. Forsch Komplementärmed 3: 35–38

132. Evans FJ (1985) Expectancy, therapeutic instructions and the placebo response. In: White L, Tursky B, Schwartz GE (eds) Placebo – Theory, Research, and Mechanisms. Guilford Press, New York, pp 215–228

133. Evans JG (1995) Evidence-based and evidence-biased medicine. Age and Ageing 24: 461–463

134. Eysenck HJ (1984) Meta-analysis: an abuse of research integration. J Special Education 18: 41–59

135. Eysenck HJ (1993) Prediction of cancer and coronary heart disease mortality by means of a personality inventory: results of a 15-year follow-up study. Psychol Rep 72: 499–516

136. Fahrländer H, Truog P (1990) Placebowirkung und Alternativmedizin. Schweiz Med Wschr 16: 581–588

137. Farouk R, Duthie GS, MacGregor AB, Bartolo DCC (1994) Sustained internal sphincter hypertonia in patients with chronic anal fissure. Dis Colon Rectum 37: 424–429

138. Feinstein AR (1967) Clinical judgment. Williams und Wilkins, Baltimore

139. Feinstein AR (1977) Clinical Biostatistics. Mosby, Saint Louis

140. Feinstein AR (1981) Clinical biostatistics. LVII. A glossary of neologisms in quantitative clinical science. Clin Pharmacol Ther 30: 564–577

141. Feinstein AR (1985) Clinical epidemiology. The architecture of clinical research. Saunders, Philadelphia

142. Feinstein AR (1994) Clinical judgement revisited: The distraction of quantitative models. Ann Intern Med 120: 799–805

143. Feinstein AR (1995) Meta-analysis: Statistical alchemy for the 21st century. J Clin Epidemiol 48: 71–79

144. Feinstein AR, Horwitz RI (1982) Double standards, scientific methods, and epidemiological research. N Engl J Med 307: 1611–1617

145. Feinstein AR, Horwitz RI (1997) Problems in the „evidence" of „evidence-based medicine". Am J Med 103: 529–535

146. Felber TD, Smith EB, Knox JM, Wallis C, Melnik JL (1973) Photodynamic inactivation of herpes simples. JAMA 223: 289–292

147. Feldman M, Richardson CT (1988) Effect of placebo on meal-stimulated gastric acid secretion and serum gastrin concentration. Dig Dis Sci 33: 152–156

148. Feyerabend P (1977) Wider den Methodenzwang. Skizze einer anarchistischen Erkenntnistheorie. Suhrkamp, Frankfurt am Main

149. Feyerabend P (1980) Erkenntnis für freie Menschen. Suhrkamp, Frankfurt am Main

150. Fincke M (1977) Arzneimittelprüfung. Strafbare Versuchsmethoden. „Erlaubtes" Risiko bei eingeplantem fatalen Ausgang. C. F. Müller, Heidelberg Karlsruhe

151. Fischer HK, Dlin BM (1956) The dynamics of placebo therapy: a clinical study. Am J Med Sci 504–512

152. Fish RG, Crymes TP, Lovell MG (1958) Internal-mammary-artery ligation for angina pectoris. N Engl J Med 259: 418–420

153. Fisher P, Greenwood A, Huskisson EC, Turner P, Belon P (1989) Effect of homoeopathic treatment on fibrositis (primary fibromyalgia). Br Med J 299: 365–366

154. Fisher P, Reilly D, Spence D, Ratsey D, Rose B, English J (1995) Homoeopathy for recurrent upper respiratory tract infections – no children received no treatment. Br Med J 310: 256–256

155. Fisher P, Ward A (1994) Complementary medicine in Europe. Br Med J 309: 107–111

156. Fisher RA (1951) The Design of Experiments. [Erste Auflage 1935]. Oliver and Boyd, Edinburgh London

157. Flaherty CF, Uzwiak AJ, Levine J, Smith M, Hall P (1980) Apparent hyperglycemic and hypoglycemic conditioned responses with exogenous insulin as the conditioned stimulus. Anim Learning Behav 8: 382–386

158. Fleck L (1993) Entstehung und Entwicklung einer wissenschaftlichen Tatsache [Erste Ausgabe 1935]. Suhrkamp, Frankfurt am Main

159. Flick U (1995) Qualitative Forschung. Theorie, Methoden, Anwendung in Psychologie und Sozialwissenschaften. Rowohlt Tachenbuch, Reinbeck bei Hamburg

160. Fordyce WE, Lansky D, Calsyn DA, Shelton JL, Stolov WC, Rock DL (1984) Pain measurement and pain behavior. Pain 18: 53–69

161. Furukawa TA (1999) From effect size into number needed to treat. Lancet 353: 1680–1680

162. Fülgraff G, Palm D, v.Bruchhausen F, Grobecker H, Habermann E, Heidenreich O, Ippen H, Hackenthal E, et al. (1986) Pharmakotherapie. Klinische Pharmakologie. Gustav Fischer, Stuttgart
163. Fülgraff GM (1984) Ein Plädoyer für klare Begriffe. [Editorial]. Münch Med Wschr 126: 927–928
164. Gaddam JH (1954) Clinical pharmacology. Proc R Soc Med 47: 195–204
165. Galende J, Soto J, Sacristan JA (1994) Bias in assignment to clinical trials. [Letter]. Br Med J 308: 920–921
166. Galton F (1995) Regression towards mediocrity in hereditary stature. J Anthropol Inst Great Britain Ireland 15: 246–263
167. Gardner MJ, Heady JA (1973) Some effects of within person variability epidemiology studies. J Chron Dis 26: 781–795
168. Gaus W (1994) Die Wirksamkeit der klassischen und homöopathischen Therapie bei chronischen Kopfschmerzen. Biometrischer Auswertungsbericht der Studie. Abteilung Biometrie und Medizinische Dokumentation, Universitäsklinikum Ulm
169. Gay LN, Carliner PE (1949) The prevention and treatment of motion sickness. Bull Johns Hopk Hosp 84: 470–487
170. Gerber WD, Diener HC, Scholz E, Niederberger U (1991) Responders and non-responders to metoprolol, propanolol and nifedipine treatment in migraine prophylaxis: a dose-range study based on time-series analysis. Cephalalgia 11: 37–45
171. Gifford F (1986) The conflict between randomized clinical trials and the therapeutic obligation. J Med Philos 11: 347–366
172. Gilbert JP, McPeek B, Mosteller F (1977) Statistics and ethics in surgery and anesthesia. Science 198: 684–689
173. Gill P, Dowell AC, Neal RD, Smith N, Heywood P, Wilson AE (1996) Evidence based general practice: A retrospective study of interventions in one training practice. Br Med J 312: 819–821
174. Gill SS, Heywood P (1997) Bilateral dorsolateral subthalamotomy for advanced Parkinson's disease. Lancet 350: 1224–1224
175. Gilson I, Busalacchi M (1998) Marijuana for intractable hiccups. Lancet 351: 267–267
176. GISSI (1986) Effectiviness of intravenous thrombolytic treatment in acute myocardial infarction. Lancet 1: 397–402
177. Gliedman LH, Gantt WH, Teitelbaum HA (1957) Some implications of conditional reflex studies for placebo research. Am J Psychiatry 113: 1103–1107
178. Goddard AF, Logan RPH, Atherton JC, Jenkins D, Spiller RC (1997) Healing of duodenal ulcer after eradication of Helicobacter heilmannii. Lancet 349: 1815–1816
179. Godfrey S, Silverman M (1973) Demonstration by placebo response in asthma by means of exercise testing. J Psychosom Res 17: 293–297
180. Goethe JW (1980) Metamorphose der Pflanzen, 1790. Freies Geistesleben, Stuttgart
181. Goethe JW (1982) Zur Farbenlehre: Sinnlich-sittliche Wirkung der Farbe. Naturwissenschaftliche Schriften I, Bd 13. dtv, München
182. Gold H, Grace WJ, Ferguson FC, Jablons B, Cattell M, Reznikoff P, Huebner RD, Modell W, et al. (1954) Conference on Therapy. How to evaluate a new drug. Am J Med 722–727
183. Goldstein A, Grevert P (1978) Placebo analgesia, endorphines, and naloxone. Lancet 2: 1385–1385
184. Golomb BA (1995) Paradox of the placebo effect. Nature 375: 530
185. Gottlieb LK, Salem-Schatz S (1994) Anticoagulation in atrial fibrillation. Does efficacy in clinical trials translate into effectiveness in practice? Arch Intern Med 154: 1945–1953
186. Gotzsche PC (1987) Reference bias in reports of drug trials. Br Med J 295: 654–656
187. Gøtzsche PC (1994) Is there logic in the placebo? Lancet 344: 925–926
188. Gracely RH, Wolkskee PJ, Deeter WR, Dubner R (1982) Naloxone and placebo alter post-surgical pain by independent mechanisms. Soc Neurosci Abstr 8: 264
189. Gray JAM (1997) Evidence-based healthcare. Churchill Livingstone, New York Edinburgh
190. Green DM (1964) Pre-existing conditions, placebo reactions, and „side effects". Ann Intern Med 60: 255–265
191. Grevert P, Albert LH, Goldstein A (1983) Partial antagonism of placebo analgesia by naloxone. Pain 16: 129–143

192. Grevert P, Goldstein A (1985) Placebo analgesia, naloxone, and the role of endogenous opioids. In: White L, Tursky B, Schwartz GE (eds) Placebo – Theory, Research, and Mechanisms. Guilford Press, New York, pp 332–350
193. Grünbaum A (1981) The placebo concept. Behav Res Therapy 19: 157–167
194. Grünbaum A (1985) Explications and implications of the placebo concept. In: White L, Tursky B, Schwartz GE (eds) Placebo – Theory, Research, and Mechanisms. Guilford Press, New York London, pp 9–36
195. Guha G, Dutta SN, Pradhan SN (1974) Conditioning of gastric secretion by epinephrine in rats (38445). Proc Soc Exp Biol Med 147: 817–819
196. Gui D, Cassetta E, Anastasio G, Bentivoglio AR, Maria G, Albanese A (1994) Botulinum toxin for chronic anal fissure. Lancet 344: 1127–1128
197. Guicciardini N (1999) Isaak Newton. Ein Naturphilosoph und das System der Welten. Spektrum Wissensch 1: 1–113
198. Gurwitz JH, Col NF, Avorn J (1992) The exclusion of the elderly and women from clinical trials in acute myocardial infarction. JAMA 268: 1417–1422
199. Guyatt G, Sackett D, Taylor DW, Chong J, Roberts R, Pugsley S (1986) Determining optimal therapy – randomized trials in individual patients. N Engl J Med 314: 889–892
200. Haas H, Fink H, Härtefelder G (1959) Das Placeboproblem. In: Jucker E (ed) Fortschritte der Arzneimittelforschung. Birkhäuser, Basel, pp 279–454
201. Habermann E (1992) Wissenschaft, Glaube und Magie in der Arzneitherapie. In: Grabes H (ed) Wissenschaft und neues Weltbild. Ferbersche Universitätsbuchhandlung, Gießen, pp 165–208
202. Haines SJ (1979) Randomized clinical trials in the evaluation of surgical innovation. J Neurosurg 51: 5–11
203. Hallett M (1999) One man's poison – clinical applications of botulinum toxin. N Engl J Med 341: 118–120
204. Harden PN, MacLeod MJ, Rodger RSC, Baxter GM, Connell JMC, Dominiczak AF, Junor BJR, Briggs JD, Moss JG (1997) Effect of renal-artery stenting on progression of renovascular renal failure. Lancet 349: 1133–1136
205. Harms V (1982) Biomathematik, Statistik und Dokumentation. Harms, Kiel
206. Hashish I, Harvey W, Harris M (1986) Anti-inflammatory effects of ultrasound therapy: evidence for a major placebo effect. Br J Rheumatol 25: 77–81
207. Haynes RB, Dantes R (1987) Patient compliance and the conduct and interpretation of therapeutic trials. Controlled Clin Trials 8: 12–19
208. Hegel GFW (1971) Vorlesungen über die Geschichte der Philosophie III [Heidelberger Niederschrift 1817]. Suhrkamp, Frankfurt am Main
209. Helms JM (1987) Acupuncture for the management od primary dysmenorrhea. Obstet Gynecol 69: 51–56
210. Hentschel E, Siegel S (1979) Die Behandlung des Ulcus duodeni und des präpylorischen Ulcus ventriculi mit Cimetidin. Wien Klin Wschr 91: 53–57
211. Herberman RB (1983) Animal tumor models and their relevance to human tumor immunology. J Biol Resp Modif 2: 217–226
212. Heyde JE (1957) Entwertung der Kausalität? Für und Wider den Positivismus. Kohlhammer, Stuttgart
213. Hill AB (1965) The environment and disease: Association or causation? Proc R Soc Med 58: 295–300
214. Hill AB (1990) Memories of the British Streptomycin Trial in Tuberculosis. The first randomized clinical trial. Controlled Clin Trials 11: 77–79
215. Hinkel J, Hornung J (1997) „Single-case studies“ – Eine Übersicht. Forsch Komplementärmed 4: 6–15
216. Hinson RE, Siegel S (1983) Anticipatory hyperexcitability and tolerance to the narcotizing effect of morphine in the rat. Behav Neurosci 97: 759–767
217. Hjermann I, Holme I, Byre KV, Leren P (1981) Effect of diet and smoking intervention on the incidence of coronary heart disease. Lancet 2: 1303–1310
218. Ho KH, Hashish I, Salmon P, Freeman R, Harvey W (1988) Reduction of post-operative swelling by a placebo effect. J Psychosom Res 32: 197–205
219. Hobbes T (1967) Vom Körper (Elemente der Philosophie I) [Erste Auflage 1655]. Felix Meiner, Hamburg

220. Hoffer A, Osmond H (1961) Double-blind clinical trials. J Neuropsychiatry 2: 221–227
221. Holland PW (1986) Statistics and causal inference. J Am Stat Assoc 81: 945–960
222. Hollister L (1960) Placebology: sense and nonsense. Curr Ther Res 2: 477–483
223. Hornbostel H, Kaufmann W, Siegenthaler W (eds) (1992) Innere Medizin in Praxis und Klinik. Bd.II. Georg Thieme, Stuttgart
224. Hornung J (1989) Zur Problematik der Doppelblindstudien. Therapeutikon 3: 696–701
225. Hornung J (1991) Significant – and nothing else? On formal correctness, validity, quality of publication, and meta-aspects of controlled clinical trials. Berlin J Res Homoeopathy 1: 206–214
226. Hornung J (1994) Was ist ein Placebo? Die Bedeutung einer korrekten Definition für die klinische Forschung. Forsch Komplementärmed 1: 160–165
227. Hornung J (1995) Über Randomisation und Signifikanztests in klinischen Studien. Forsch Komplementärmed 2: 6–11
228. Horton DJ, Suda WL, Kinsman RA, Sourahda J, Spector SL (1978) Bronchoconstrictive suggestion in asthma: A role for airways hyperreactivity and emotions. Am Rev Respir Dis 117: 1029–1038
229. Horvath P (1983) Placebos and common factors in two decades of psychotherapeutic research. Psychol Bull 104: 214–225
230. Horwitz RI, Viscoli CM, Berkman L, Donaldson RM, Horwitz SM, Murray CJ, Ransohoff DF, Sindelar J (1990) Treatment adherence and risk of death after a myocardial infaction. Lancet 336: 542–545
231. Hume D (1976) Eine Untersuchung über den menschlichen Verstand [englische Erstausgabe 1758]. Reclam, Stuttgart
232. Hunt M (1997) How science takes stock. The story of Meta-Analysis. Russel Sage Foundation, New York
233. International Epidemiological Association (1995) A dictionary of epidemiology. Oxford University Press, New York Oxford Toronto
234. Ioannidis JPA (1998) Effect of the statistical significance of results on the time to completion and publication of randomized efficacy trials. JAMA 279: 281–286
235. Isaacs JT (1990) Importance of the natural history of benign prostatic hyperplasia in the evaluation of pharmacologic intervention. Prostate Suppl 3: 1–7
236. Isenberg SA, Lehrer PM, Hochron S (1992) The effects of suggestion and emotional arousal on pulmonary function in asthma: A review and a hypothesis regarding vagal mediation. Psychosom Med 54: 192–216
237. Isenberg SA, Lehrer PM, Hochron S (1992) The effects of suggestion on airways of asthmatic subjects breathing room air as a suggested bronchoconstrictor and bronchodilator. J Psychosom Res 36: 769–776
238. ISIS-2 (1988) Randomized trial of intravenous streptokinase, oral aspirin, both, or neither among 17187 cases of suspected acute myocarial infarction: ISIS-2. Lancet 2: 349–360
239. ISIS-3 (1992) Eine randomisierte Studie zum Vergleich zwischen Streptokinase, Gewebsplasminogenaktivator und Anistreplase sowie zwischen Acetylsalicylsäure mit und ohne Heparin an 41299 Patienten mit Verdacht auf Herzinfarkt. Lancet 6/7: 325–347
240. ISIS-4 (1999) A randomised factorial trial assessing early oral captopril, oral mononitrate, and intravenous magnesium sulphate in 58050 patients with suspected acute myocardial infarction. Lancet 345: 669–685
241. Jacobs KW, Nordan FM (1979) Classification of placebo drugs: Effect of color. Percept Mot Skills 49: 367–372
242. Jacobsen M (1976) Against Popperized epidemiology. Int J Epidemiol 5: 9–11
243. Janicki AG, et al. (1988) The methodological and clinical aspects ot the placebo effect in angina pectoris. Cor Vasa 30: 35–42
244. Janke W (1967) Experimentelle Untersuchungen zur psychischen Wirkung von Placebos bei gesunden Probanden. 1967. Mathematisch-Naturwissenschaftliche Fakultät der Universität Gießen. Thesis/Dissertation
245. Jellinek EM (1946) Clinical tests on comparative effectiveness of analgesic drugs. Biometrics 2: 87–91
246. John JCH (1996) [Letter to the editor]. Lancet 347: 1481–1481
247. Johnson AG (1994) Surgery as a placebo. Lancet 344: 1140–1142
248. Johnson BT, Carey MP, Muellerleile PA (1997) Letter to the editor. JAMA 277: 377–377

249. Jonas WB (1996) Safety in complementary medicine. In: Ernst E (ed) Complementary Medicine. An objective appraisal. Butterworth-Heinemann, Oxford Boston, pp 126–149

250. Joske DJL (1997) Autologous bone-marrow transplantation for rheumatoid arthritis. Lancet 350: 337–338

251. Jost WH, Schanne S, Mlitz H, Schimrigk K (1995) Perianal thrombosis following injection therapy into the external anal sphincter using botulin toxin. Dis Colon Rectum 38: 781–781

252. Jost WH, Schimrigk K (1994) Therapy of anal fissure using botulin toxin. Dis Colon Rectum 37: 1321–1324

253. Juhl E, Christensen E, Tygstrup N (1977) The epidemiology of the gastrointestinal randomized clinical trial. N Engl J Med 296: 20–22

254. Kadar N (1993) The operative laparoscopy debate: technology assessment or statistical Jezebel? Biomed Pharmacother 47: 201–206

255. Kant I (1976) Prolegomena zu einer jeden künftigen Metaphysik, die als Wissenschaft wird auftreten können [Erste Ausgabe 1783]. Felix Meiner, Hamburg

256. Kaptchuk TJ (1998) Powerful placebo: The dark side of the randomised controlled trial. Lancet 351: 1722–1725

257. Karhausen LR (1986) Re: „Popperian refutation in epidemiology" [Letters to the editor]. Am J Epidemiol 123: 199

258. Karrer S, Abels C, Bäumler W, Steinbauer M, Landthaler M, Szeimies R-M (1997) Photochemotherapie kutaner Rektumkarzinom-Metastasen mit Indocyaningrün. Dtsch Med Wschr 122: 1111–1114

259. Kasich AM, Fein HD, Miller JW (1959) Comparative effect of phenaglycodol, meprobamate, and a placebo on the irritable colon. Am J Digest Dis 4: 229–234

260. Kast E, Loesch J (1961) Influence of the doctor-patient relationship on drug action. Illinois Med J 61: 390–393

261. Katano M, Torisu M Treatment of patients with cancerous peritonitis (II): mechanisms of disapearing ascites in cancer patients following intraperitoneal administration of picibanil (OK-432). 39th Annual Meeting. Proc Jpn Cancer Assoc Conference Proceeding 1980

262. Katano M, Torisu M (1982) Neutrophil-mediated tumor cell destruction in cancer ascites. Cancer 15: 62–68

263. Kaufman RH, Adam E, Mirkovic RR, Melnick JL, Young RL (1978) Treatment of genital herpes simplex virus infection with photodynamic inactivation. Am J Obstet Gynecol 117: 1144–1146

264. Kaufman RH, Gardner HL, Brown D, Wallis C, Rawls WE, Melnick JL (1973) Herpes genitalis treated by photodynamic inactivation of virus. Am J Obstet Gynecol 117: 1144–1146

265. Kazdin AE (1982) Single-case research designs: methods for clinical and applied settings. Oxford University Press, New York

266. Kennedy WP (1961) The nocebo reaction. Med World 203–205

267. Kerridge I, Lowe M, Henry D (1998) Ethics and evidence based medicine. Br Med J 316: 1151–1153

268. Kiene H (1984) Grundlinien einer essentialen Wissenschaftstheorie. Urachhaus, Stuttgart

269. Kiene H (1988) Behandlung von Nagelmykosen mit Phosphorus D6. Personal Communication

270. Kiene H (1993) Kritik der klinischen Doppelblindstudie. MMV, München

271. Kiene H (1995) Erwiderung. In: Antes G, Edler L, Holle R, Köpcke W, Lorenz R, Windeler J (eds) Biometrische Berichte. Landwirtschaftsverlag, Münster-Hiltrup, pp 185–188

272. Kiene H (1996) A critique of the double-blind clinical trial. Part 1. Altern Ther Health Med 2: 74–80

273. Kiene H (1996) A critique of the double-blind clinical trial. Part 2. Altern Ther Health Med 2: 59–64

274. Kiene H (1996) Komplementärmedizin – Schulmedizin. Der Wissenschaftsstreit am Ende des 20. Jahrhunderts. Schattauer, Stuttgart New York

275. Kiene H (1997) Kassenerstattung und wissenschaftlicher Wirksamkeitsnachweis. Welche Anforderungen dürfen gestellt werden? Med R 7: 313–316

276. Kiene H, Kalisch M (1995) Wissenschaftliche Dogmen bei der Nachzulassung von Arzneimitteln in der Bundesrepublik Deutschland. Aurelia, Baden-Baden

277. Kiene H, Kalisch M (1996) Wissenschaftliche Dogmen bei der Nachzulassung von Arznei-mitteln in der Bundesrepublik Deutschland. Dtsch Apothek Z 136: 2365–2370
278. Kienle G (1974) Arzneimittelsicherheit und Gesellschaft. Eine kritische Untersuchung. Schattauer, Stuttgart New York
279. Kienle G (1975) Kritische Überprüfung der Voraussetzungen für eine neues Arzneimittel-recht. Herdecke (unveröffentlicht)
280. Kienle G (1976) Der Wirksamkeitsnachweis im Arzneimittelrecht. ZRP 3: 65–67
281. Kienle G (1976) Was ist ein „wissenschaftlich allgemein anerkanntes Arzneimittel"? NJW 25: 1126–1131
282. Kienle G (1980) Das Formalisierungsproblem in der Medizin. Therapie Gegenwart 119: 1407–1421
283. Kienle G (1980) Die Paradigmen in der Medizin. In: Neuhaus GA (ed) Pluralität in der Medizin, der geistige und methodische Hintergrund. Umschau, Frankfurt am Main, pp 8–14
284. Kienle G (1981) Das Ei des Kolumbus ist ein Windei. Münch Med Wschr 123: 713–714
285. Kienle G (1981) Die Karzinomatose des sozialen Netzes. Münch Med Wschr 123: 1684–1685
286. Kienle G (1983) Das Arzneimittel in der Hand des Arztes. Pharm Ind 45: 372–377
287. Kienle G (1983) Die gefährliche Formalisierung der Medizin. Münch Med Wschr 125: 21–23
288. Kienle G (1983) Verbindlichkeit nicht bewiesener oder ableitbarer diagnostischer und therapeutischer Verfahren. In: Deutsch et al. (ed) Verbindlichkeit der medizinisch-dia-gnostischen und therapeutischen Aussage. Gustav-Fischer, Stuttgart
289. Kienle G, Burkhardt R (1983) Der Wirksamkeitsnachweis für Arzneimittel. Analyse einer Illusion. Urachhaus, Stuttgart
290. Kienle GS (1995) Der sogenannte Placeboeffekt. Illusion, Fakten, Realität. Schattauer, Stuttgart
291. Kienle GS (1996) 19 factors that can create illusions of placebo effects. Conference on „Placebo and Nonplacebo Effects – Developing a Research Agenda", 1996. NIH, Bethesda, MD, USA. Conference Proceeding
292. Kienle GS (1996) Der Placeboeffekt. Realität oder Illusion? In: Hornung J (ed) Forschungsmethoden in der Komplementärmedizin. Über die Notwendigkeit einer methodologischen Erneuerung. Schattauer, Stuttgart, pp 84–97
293. Kienle GS (1997) Kritische Analyse der wissenschaftlichen Basis des sogenannten Placeboeffekts. Erfahrungsheilkunde 5: 298–307
294. Kienle GS (1998) Der Placeboeffekt. Eine kritische Evaluation. Dtsch Apothek Z 138: 33–41
295. Kienle GS, Kiene H (1996) Placebo effect and placebo concept – a critical methodological and conceptual analysis of reports on the magnitude of the placebo effect. Altern Ther Health Med 2: 39–54
296. Kienle GS, Kiene H (1996) Placeboeffekt und Placebokonzept – eine kritische methodologische und konzeptionelle Analyse von Angaben zum Ausmass des Placeboeffekts. Forsch Komplementärmed 3: 121–138
297. Kienle GS, Kiene H (1997) The powerful placebo effect. Fact or fiction? J Clin Epidemiol 50: 1311–1318
298. Kienle GS, Kiene H (1998) The placebo effect: a scientific critique. Complementary Therapies in Medicine 6: 14–24
299. Kienle GS, Kiene H (2000) Die Mistel in der Tumorbehandlung. Wissenschaftliche Ergebnisse und Diskussionen im Kontext moderner Tumorimmunologie und klinischer Methodologie. Publikation in Vorbereitung
300. Kilmartin DJ, Forrester JV, Dick AD (1998) Rescue therapy with mycophenolate mofetil in refractory uveitis. Lancet 352: 35–36
301. Kirsch I, Weixel LJ (1988) Double-blind versus deceptive administration of a placebo. Behav Neurosci 102: 319–323
302. Kitchell JR, Glover RP, Kyle RH (1958) Bilateral internal mammary artery ligation for angina pectoris. Am J Cardiol 1: 46–50
303. Kleijnen J, de Craen AJM, van Everdingen J, Krol L (1994) Placebo effect in double-blind clinical trials: A review of interactions with medications. Lancet 344: 1347–1349
304. Kleijnen J, Knipschild P (1994) Mistletoe treatment for cancer – review of controlled trials in humans. Phytomedicine 1: 255–260

305. Kleijnen J, Knipschild P, ter Riet G (1991) Clinical trials of homeopathy. Br Med J 302: 316–323
306. Kleinert S (1998) Rationing of health care – how should it be done? Lancet 352: 1244–1244
307. Klerman GL, Dimascio A, Weissman M, Prusoff B, Paykel ES (1974) Treatment of depression by drugs and psychotherapy. Am J Psychiatry 131: 186–191
308. Klosko JS, Barlow DH, Tassinari RB, Cerny JA (1988) Comparison of alprazolam and cognitive behavior therapy in the treatment of panic disorder: a preliminary report. In: Hand I, Wittchen HU (eds) Panic and Phobias: Treatment and variables affecting course and outcome II. Springer, Berlin Heidelberg, pp 54–65
309. Klosterhalfen B, Vogel P, Rixen H, Mittermayer C (1989) Topography of the inferior rectal artery: A possible cause of chronic, primary anal fissure. Dis Colon Rectum 32: 43–52
310. Knowles JB, Lucas CJ (1960) Experimental studies of placebo response. J Ment Sci 106: 231–240
311. Koes BW, Bouter LM, van Mameren H, Essers AHM, Verstegen GMJR, Hofhuizen DM, Houben JoP, Knipschild PG (1992) Randomised clinical trial of manipulative therapy and physiotherapy for resistent back and neck complaints: results of one year follow up. Br Med J 304: 601–605
312. Kohnen R, Lienert GA (1986) Placebo-Effekte – Ein Phänomen der Untersuchungsmethode? In: Hippius H et al. (eds) Das Placeboproblem. Gustav Fischer, Stuttgart, pp 49–60
313. Korczyn AD (1978) Mechanism of placebo analgesia. Lancet 2: 1304–1305
314. Korzilius H (1999) Positivliste heftig umstritten. Dtsch Ärztebl 96: C-1050-C-1051
315. Köbberling J (1993) Ist die Wissenschaft in der Medizin in Gefahr? In: Köbberling J (ed) Die Wissenschaft in der Medizin. Selbstverständnis und Stellenwert in der Gesellschaft. Schattauer, Stuttgart, pp 1–11
316. Köhler W (1971) Die Aufgabe der Gestaltpsychologie. Walter de Gruyter, Berlin New York
317. König E (1888) Die Entwicklung des Causalproblems von Cartesius bis Kant. Wigand, Leibzig
318. König E (1890) Die Entwicklung des Causalproblems in der Philosophie seit Kant. Wigand, Leibzig
319. Kratchwill TR (1978) Single subject research: Strategies for evaluating change. Academic Press, Orlando, Florida
320. Krohn W (1990) Einleitung. In: Bacon F Neues Organon. [Erstausgabe 1620]. Teilband I. Felix Meiner, Hamburg, pp IX-XLII
321. Kuhn TS (1974) Logik klinischer Forschung oder Psychologie der wissenschaftlichen Arbeit? In: Lakatos I, Musgrave G (eds) Kritik und Erkenntnisfortschritt. Vieweg, Braunschweig
322. Kuhn TS (1976) Die Struktur wissenschaftlicher Revolutionen [Erste deutsche Ausgabe 1967]. Suhrkamp, Frankfurt am Main
323. Kuschinsky K (1989) Konditionierung von Pharmakoneffekten. Dtsch Med Wschr 114: 1171–1174
324. Laan RFJM, van Riel PLCM, van de Putte LBA, Erning LJTO, van't Hof MA, Lemmen JAM (1998) Low-dose prednisone induces rapid reversible axial bone loss in patients wirh rheumatoid arthritis. Br J Rheumatol 37: 292–297
325. Lakatos I (1982) Die Methodologie der wissenschaftlichen Forschungsprogramme. Vieweg, Braunschweig
326. Lakatos I, Musgrave G (1974) Kritik und Erkenntnisfortschritt. Vieweg, Braunschweig
327. Lallemand JY, Stoven V, Annereau JP, Boucher J, Blanquet S, Barthe J, Lenoir G (1997) Induction by antitumoral drugs of proteins that functionally complement CFTR: a novel therapy for cystic fibrosis? Lancet 350: 711–712
328. Lamnek S (1995) Qualitative Sozialforschung. Band 1 Methodologie. Beltz, Psychologie Verlags Union, Weinheim
329. Lanes SF (1988) The logic of causal inference. In: Rothman KJ (ed) Causal Inference. ERI, Boston, pp 59–75
330. Lang A (1904) Das Kausalproblem. 1: Geschichte des Kausalproblems. Bachem, Köln
331. Lang WJ, Brown ML, Gershon S, Korol B (1966) Classical and physiologic adaptive conditioned responses to anticholinerngic drugs in conscious dogs. Int J Neuropharmacol 5: 311–315
332. Lange FA (1974) Geschichte des Materialismus. Zweites Buch. Geschichte des Materialismus seit Kant [Erste Auflage 1866]. Suhrkamp, Frankfurt

333. Langer G (1987) Placebo: Jenseits von „Schein" und „Störgröße". Wien Klin Wschr 175 (Suppl.): 3–20
334. Larkin M (1997) Asthma study conclusions are questioned. Lancet 349: 407–407
335. Larsen R (1999) Larsen. Anästhesie. Urban und Schwarzenberg, München Wien Baltimore
336. Lasagna L, Laties VG, Dohan JL (1958) Further studies on the „Pharmacology" of placebo administration. J Clin Invest 37: 533–537
337. Lasagna L, Mosteller F, Felsinger JM, Beecher HK (1954) A study of the placebo response. Am J Med 16: 770–779
338. Laska E, Sunshine A (1973) Anticipation of analgesia – a placebo effect. Headache 13: 1–11
339. Lau J, et al. (1992) Cumulative meta-analysis of therapeutic trials for myocardial infaction. N Engl J Med 227: 248–254
340. Letemendia F, Harris AD (1959) The influence of side-effects on the reporting of symptoms. Psychopharmacologia 1: 39–47
341. Levine JD, Gordon NC, Fields HL (1978) The mechanism of placebo analgesia. Lancet 2: 654–657
342. Lewis RA, Lewis MN, Tattersfield AE (1984) Asthma induced by suggestion: Is it due to airway cooling? Am Rev Respir Dis 129: 691–695
343. Liberman R (1962) An analysis of the placebo phenomenon. J Chron Dis 15: 761–783
344. Liberman R (1964) An experimental study of the placebo response under three different situations of pain. J Psychiatr Res 2: 233–246
345. Lindahl O, Lindwall L (1982) Is all therapy just a placebo effect? Metamedicine 3: 255–259
346. Linde K, Clausius N, Ramirez G, Melchart D, Eitel F, Hedges LV, Jonas WB (1997) Are the clinical effects of homoeopathy placebo effects? A meta-analysis of placebo-controlled trials. Lancet 350: 834–843
347. Linden M, Baier D, Beitinger H, Kohnen R, Osterheider M, Philipp M, Reimitz PE, Schaaf B, Weber HJ (1994) Leitlinien zur Durchführung von Anwendungsbeobachtungen in der Psychopharmakotherapie. Nervenarzt 65: 638–644
348. Lippman SM, Kavanagh JJ, Paredes-Espinosa M, et al. (1992) 13-cis-Retinoic acid plus interferon alpha-2a: highly active systematic therapy for squamous cell carcinoma of the cervix. J Natl Cancer Inst 84: 241–245
349. Lippman SM, Kavanagh JJ, Paredes-Espinosa M, et al. (1993) 13-cis-Retinoic acid plus interferon alpha-2a in locally advanced squamous cell carcinoma of the cervix. J Natl Cancer Inst 85: 499–500
350. Lippman SM, Parkinson DR, Itri LM, et al. (1992) 13-cis-Retinoic acid and interferon alpha-2a: Effective combination therapy for advanced squamous cell carcinoma of the skin. J Natl Cancer Inst 84: 235–241
351. Long DM, Uematsu S, Kouba RB (1989) Placebo responses to medical device therapy for pain. Stereotact Funct Neurosurg 53: 149–156
352. Lund CM (1996) Benchmarking patient satisfaction. Best Pract Benchmark Healthc 1: 203–206
353. Lund JN, Scholefield JH (1997) A randomised, prospective, double-blind, placebo-controlled trial of glyceryl trinitrate ointment in treatment of anal fissure. Lancet 349: 11–14
354. Luparello T, Lyons HA, Bleecker ER, McFadden ER (1968) Influences of suggestion on airway reactivity in asthmatic subjects. Psychosom Med 30: 819–825
355. Luparello TJ, Leist N, Lourie CH, Sweet P (1970) The interaction of psychologic stimuli and phamacologic agents on airway reactivity in asthmatic subjects. Psychosom Med 32: 509–513
356. Lurie P, Wolfe SM (1997) Unethical trials of interventions to reduce perinatal transmission of the human immunodeficiency virus in developing countries. N Engl J Med 337(12): 853–856
357. Lurie S, Appleman Z, Katz Z (1997) Subendometrial vasopressin to control intractable placental bleeding. Lancet 349: 698–698
358. Lussier A, Davis A, Lussier Y, Eng P, LeBel E (1989) Comparative gastrointestinal blood loss associated with placebo, aspirin, and nabumetone as assessed by radiochromium (^{51}Cr). J Clin Pharmacol 29: 225–229
359. MacHovec FJ, Man SC (1978) Acupunture and hypnosis compared: fifty-eight cases. Am J Clin Hypnosis 21: 45–47
360. Maclure M (1985) Popperian refutation in epidemiology. Am J Epidemiol 121: 343–350

361. Maclure M (1986) The author replies. [Letter: „Popperian refutation in epidemiology"]. Am J Epidemiol 123: 199–199

362. Maes H-J (1999) Übertriebene Erwartung. Das Einsparpotential bei Substitution sogenannter umstrittener Arzneimittel ist seinerseits „umstritten". Dtsch Ärztebl 96: C-1418–C-1419

363. Manookian CM, Fleshner P, Moore B, Teng F, Cooperman H, Sokol T (1998) Topical nitroglycerin in the management of anal fissure: an explosive outcome! Am Surgeon 64: 962–964

364. Marks HM (1997) The progress of experiment. Science and therapeutic reform in the United States, 1900–1990. Cambridge University Press, Cambridge

365. Marmot MG (1986) Epidemiology and the art of the soluble. Lancet 1: 897–900

366. Marshall G, et al. (1948) Streptomycin treatmeant of pulmonary tuberculosis. A medical research council investigation. Br Med J 769–782

367. Marujo WC, Barros MFA, Cury RA, Pacheco-Silva A, Sette Jr H (1999) Successful combined kidney-liver right lobe transplant from a living donor. Lancet 353: 641–641

368. Mastain B, Vaiva G, Guerouaou D, Pommery J, Thomas P (1995) Effect favorable du zolpidem sur un état catatonique. Rev Neurol (Paris) 151: 52–56

369. Matthews JR (1995) Quantification and the quest for medical certainty. Princeton University Press, Princeton New Jersey

370. Matthiessen PF (1994) Zum Paradigmenpluralismus in der Medizin. Hufeland J 9: 61–71

371. Matthiessen PF (1996) Vortrag auf dem Kreativ-Symposion über monophasische prospektive Einzelfallstudien am 15. und 16. 6. 1996. Fischermühle, Rosenfeld BRD

372. McDonald CJ, Mazzuca SA, McCabe GP (1983) How much of the placebo 'effect' is really statistical regression? Stat Med 2: 417–427

373. McFadden ER (1991) Asthma. In: Wilson JD, Braunwald E, Isselsbacher KJ, Petersdorf RG, Martin JB, Fauci AS, Root RK (eds) Harrison's principles of internal medicine. McGraw-Hill, New York

374. McFadden ER, Gilbert LA (1994) Exercise-induced asthma. N Engl J Med 330: 1362–1367

375. McFadden ER, Luparello T, Lyons HA, Bleecker ER (1969) The mechanism of action of suggestion in the induction of acute asthma attacks. Psychosom Med 31: 134–143

376. McLeod R, Cohen Z, Taylor DW, Cullen JB (1986) Single-patient randomized clinical trial. Use in determining optimum treatment for patient with inflammation of kock continent ileostomy reservoir. Lancet 1: 726–728

377. McNamee D (1998) Public's perception of RCTs. Lancet 351: 772–773

378. Metzger W (1968) Psychologie. Die Entwicklung ihrer Grundannahmen seit der Einführung des Experiments. Steinkopff, Darmstadt

379. Meyer R (1997) Standortbestimmung deutsche Onkologie. Dtsch Ärztebl 94: C-1900

380. Meyer UA, Kindli R (1989) Plazebos und Nozebos. Therapeut Umschau 46: 544–554

381. Michotte A (1946) La perception de la causalité. Publ. Univ., Louvain

382. Michotte A (1982) Ist die physikalische Kausalität eine phänomenale Gegebenheit? In: Michotte A (ed) Phänomenale Kausalität. Gesammelte Werke Band 1. Hans Huber, Bern Wien Zürich

383. Michotte A (1982) Phänomenale Kausalität. Hans Huber, Bern, Stuttgart, Wien

384. Miettinen OS (1974) Confounding and effect-modification. Am J Epidemiol 100: 350–353

385. Mihic D, Binkert E (1978) Is placebo analgesia mediated by endorphine? Paper presented at the 2nd World Congress on Pain, Montreal, August 1978. (unveröffentlicht)

386. Mill JS (1968) System der deduktiven und induktiven Logik. [Englische Erstausgabe 1843]. Scientia, Aalen

387. Moerman DE (1983) General medical effectiveness and human biology: Placebo effects in the treatment of ulcer disease. Med Anthropol Q 14: 3,13–16

388. Moertell C, Taylor W, Roth A, Tyce F (1976) Who responds to sugar pills? Mayo Clin Proc 51: 96–100

389. Morris JA, Johnson DL, Rimmer JAP, Kuo PC, Alfrey DJ, Bastidas JA, Dafoe DC (1995) Identical-twin small-bowel transplant for desmoid tumour. Lancet 345: 1577–1578

390. Morton AR, Fazio SM, Miller D (1993) Efficacy of laser-acupuncture in the prevention of exercise-induced asthma. Ann Allergy 70: 295–298

391. Multiple Risk Factor Intervention Trial Research Group (1982) Multiple Risk Factor Intervention Trial. Risk factor changes and mortality results. JAMA 248: 1465–1477

392. Mutti E, Trazzi S, Omboni S, Parati G, Mancia G (1991) Effect of placebo on 24-h non-invasive ambulatory blood pressure. J Hypertension 9: 361–364

393. Myers MG, Oxma MN, Clark JE, Arndt KA (1975) Failure of neutral-red photodynamic inactivation in recurrent herpes simplex virus infections. N Engl J Med 293: 945–949

394. Naumann M, Flachenecker P, Bröcker E-B, Toyka KV, Reiners K (1997) Botulinum toxin for palmar hyperhidrosis. Lancet 349: 252–252

395. Nauts H, Fowler A, Bogatko FH (1953) A review of the influence of bacterial infection and of bacterial products (Coley's toxin) on malignant tumors in man. Acta Med Scand 145: 1–103

396. Naylor CD (1995) Grey zones of clinical practice: some limits to evidence-based medicine. Lancet 345: 840–842

397. Neild JE, Cameron IR (1985) Bronchoconstriction in response to suggestion: Its prevention by an inhalted anticholergenic agent. Br Med J 290: 674–674

398. Netter P (1977) Der Placebo-Effekt. Münch Med Wschr 199: 203–208

399. Netter P, Classen W, Feingold E (1986) Das Placeboproblem. In: Dölle W, Müller-Oerlinghausen B, Schwabe U (eds) Grundlagen der Arzneimitteltherapie – Entwicklung, Beurteilung und Anwendung von Arzneimitteln. Wissenschaftsverlag, Mannheim, pp 355–366

400. Neugebauer. (1994) Therapiebeispiel aus der Musiktherapie nach Nordoff-Robbins. Workshop „Anthroposophische Medizin und Biometrie – Gegensätze oder Ergänzung?" Herdecke 29./30.9.1994

401. Nieminen P, Isohanni M (1999) Bias against European journals in medical publication databases. Lancet 353: 1592–1592

402. Nowlis V, Nowlis HH (1956) The description and analysis of mood. Ann N Y Acad Sci 65: 345–345

403. Oettinger W, Beger HG (1989) The rise and fall of the random controlled trial in surgery. Theoret Surg 4: 170–170

404. Oettlé GJ (1997) Clyceryl trinitrate vs. sphincterotomy for treatment of chronic fissure-in-ano. A randomized, cotrolled trial. Dis Colon Rectum 40: 1318–1320

405. Oh VMS (1994) The placebo effect: Can we use it better? Br Med J 309: 69–70

406. Olschewski M, Scheurlen H (1985) Comprehensive cohort study: an alternative to randomized consent design in a breast preservation trial. Meth Inform Med 24: 131–134

407. Olschewski M, Schumacher M, Davis KB (1992) Analysis of randomized and nonrandomized patients in clinical trials using the comprehensive cohort follow-up study design. Controlled Clin Trials 13: 226–239

408. Oye RK, Shapiro MF (1984) Reporting results from chemotherapy trials. Does response make a difference in patient survival? JAMA 252: 2722–2725

409. Pearce G, Ryan PFJ, Delmas PD, Tabensky DA, Seeman E (1998) The deleterious effects of low-dose corticosteroids on bone density in patients with polymyalgia rheumatica. Br J Rheumatol 37: 292–299

410. Pearce N, Crawford-Brown D (1989) Critical discussion in epidemiology: Problems with the Popperian approach. J Clin Epidemiol 42: 177–184

411. Peck C, Coleman G (1991) Implications of placebo theory for clinical research and practice in pain management. Theor Med 12: 247–270

412. Peek CJ (1977) A Critical look at the theory of placebo. Biofeedback Self-Regul 2: 327–335

413. Pellegrini G, Traverso CE, Franzi AT, Zingirian M, Cancedda R, De Luca M (1997) Long-term restoration of damaged corneal surfaces with autologous cultivated corneal epithelium. Lancet 349: 990–993

414. Pepper OHP (1945) A note on placebo. Ann J Pharm 117: 409–412

415. Peter P, Kiene K, Gonvers JJ, Pelloni S, Weber K, Sonnenberg A, Schmitz H, Richter O, et al. (1978) Cimetidin in der Behandlung des Ulcus duodeni. Dtsch Med Wschr 103: 1163–1166

416. Petermann F, Hehl F-J, Westmeyer H, Sorgatz H, Tack HW, Huber HP, Rollett B, Fichter M, et al. (1979) Einzelfallanalyse. Urban und Schwarzenberg, München Wien Baltimore

417. Petitti DB (1991) Associations are not effects. [Editorial]. Am J Epidemiol 133: 101–102

418. Pihl RO, Altman J (1971) An experimental analysis of the placebo effect. J Clin Pharmacol 11: 91–95

419. Pizzo PA, Robichaud KJ, Edwards BK, Schumaker C, Kramer BS, Johnson A (1983) Oral antibiotic prophylaxis in patients with cancer: A double-blind randomized placebo-controlled trial. J Pediatr 102: 125–133

420. Pocock SJ (1991) Clinical trials. A practical approach. John Wiley und Sons, Chichester New York Brisbane Toronto Singapore
421. Popper K (1974) Objektive Erkenntnis. Hoffmann und Campe, Hamburg
422. Popper K (1976) Logik der Forschung [englische Erstausgabe 1935]. J.C.B. Mohr (Paul Siebeck), Tübingen
423. Popper K (1979b) Ausgangspunkte. Meine intellektuelle Entwicklung. Hoffmann und Campe, Hamburg
424. Popper K (1979) Die beiden Grundprobleme der Erkenntnistheorie. J.C.B. Mohr, Tübingen
425. Poulos CX, Wilkinson DA, Cappell H (1981) Homeostatic regulation and Pavlovian conditioning in tolerance to Amphetamine-induced anorexia. J Comp Physiol Psychol 95: 735–746
426. Putschky N, Zeidler H (1997) Polymyalgia rheumatica und Riesenzellarteriitis. Internist 38: 887–896
427. Reidenberg MM, Lowenthal DT (1968) Adverse nondrug reactions. N Engl J Med 279: 678–679
428. Reilly D, Taylor MA, McSharry Ch, Aitchison T (1986) Is homeopathy a placebo response? Controlled trial of homeopathic potency with pollen and hayfever as a model. Lancet ii: 881–886
429. Reiss S (1980) Pavlovian conditioning and human fear: An expectancy model. Behav Ther 11: 380–396 ·
430. Report of Research Council Working Party on Mild to Moderate Hypertension (1977) Randomised controlled trial of treatment for mild hypertension: design and pilot trial. Br Med J 1437–1440
431. Rickels K, Baumm C, Raab E, Taylor W (1966) Previous medication, duration of illness, and placebo response. J Nerv Ment Dis 142: 548–554
432. Rickels K, Fisher S, Cole J, Uhlenhuth EH (1962) Drug-set interaction: The effect of expectations on drug response in outpatients. In: Bradley, Fluegel, Hoch (eds) Coll. Int. Neuro-Psychopharmacologicum. Proc. 3rd Meeting, München, Sept. 1962. Elsevier, Amsterdam
433. Rickels K, Lipman R, Raab E (1965) A psychopharmacological evaluation of chlordiazepoxid, LA–1, and placebo carried out with neurotic medical clinic patients. Med Times 93: 238–245
434. Rimm AA, Bortin M (1978) Clinical trials as a religion. Biomedicine 28: 60–63
435. Risak E (1937) Der Klinische Blick. Springer, Wien
436. Roberts AH (1995) The powerful placebo revisited: the magnitude of nonspecific effects. Mind/Body Medicine March: 1–10
437. Roberts AH, Kewman DG, Mercier L, Hovell M (1993) The power of nonspecific effects in healing: implications for psychosocial and biological treatments. Clin Psychol Rev 13: 375–391
438. Roome APCH, Tinkler AE, Hilton AL, Montefiore DG, Waller D (1975) Neutral red with photoinactivation in the treatment of herpes genitalis. Br J Vener Dis 51: 130–133
439. Rosenzweig P, Brohier S, Zipfel A (1993) The placebo effect in healthy volunteers: Influence of experimental conditions on the adverse events profile during phase I studies. Clin Pharmacol Ther 54: 578–583
440. Rosén M (1989) On randomized controlled trials and lifestyle interventions. Int J Epidemiol 18: 993–994
441. Rosser WW (1999) Application of evidence from randomised controlled trials to general practice. Lancet 353: 661–664
442. Rothman KJ (1976) Causes. Am J Epidemiol 104: 587–592
443. Rothman KJ, Michels KB (1994) The continuing unethical use of placebo controls. N Engl J Med 331: 394–398
444. Sackett DL, Richardson WS, Rosenberg W, Haynes RB (1997) Evidence-based medicine. How to practice und teach EBM. Churchill Livingstone, New York Edingburgh London Madrid
445. Sackett DL (1979) Bias in analytical research. J Chron Dis 32: 51–63
446. Sackett DL (1995) Randomized trials in individual patients. In: Antes G, Edler L, Holle R, Köpcke W, Lorenz R, Windeler J (eds) Biometrie und unkonventionelle Medizin. Landwirtschaftsverlag, Münster-Hiltrup, pp 19–33
447. Sackett DL (1997) Evidence-based medicine and treatment choices. [Letters to the editor]. Lancet 349: 570–570

448. Sackett DL, Rosenberg WMC, Gray JAM, Haynes RB, Richardson WS (1996) Evidence based medicine: what it is and what it isn't. Br Med J 312: 71–72

449. Salvarani C, Macchioni P, Boiardi L (1997) Polymyalgia rheumatica. Lancet 350: 43–47

450. Salzer G, Popp W (1990) Die lokale Iscadorbehandlung der Pleurakarzinose. In: Jungi, Senn (eds) Krebs und Alternativen II. Springer, Berlin Heidelberg New York Tokyo, pp 36–49

451. Salzer H (1986) Ovarian tumours. Drugs Exptl Clin Res 12: 119–133

452. Sauerbrei W, Graf E, Schumacher M (1996) Randomisation und Patientenaufklärung. Onkologie 19: 184–190

453. Schachter S (1964) The interaction of cognitive and physiological determinants of emotional state. In: Berkowitz L (ed) Advances in experimental social psychology. Academic Press, New York, pp 49–80

454. Schachter S, Singer JE (1962) Cognitive, social, and physiological determinants of emotional state. Psychol Rev 69: 379–399

455. Schindel L (1967) Placebo und Placebo-Effekte in Klinik und Forschung. Arzneimittelforschung 17: 892–918

456. Schouten WR, Briel JW, Auwerda JJA (1994) Relationship between anal pressure and anodermal blood flow. Dis Colon Rectum 37: 664–669

457. Schouten WR, Briel JW, Auwerda JJA, Graaf EJR (1996) What causes anal fissure? Gastroenterology 111: 1154–1155

458. Schouten WR, Briel JW, Boerma MO, Auwerda JJA, Wilms EB, Graatsma BH (1996) Pathophysiological aspects and clinical outcome of intra-anal application of isosorbide dinitrate in patients with chronic anal fissure. Gut 39: 465–469

459. Schreier T, Hartmann M, Petzoldt D, Monga B, Roebruck P, Runnebaum B, Gerhard J (1997) Homöopathie versus konventionelle Therapie bei männlicher Unfruchtbarkeit – Zwischenbericht einer randomisierten Studie. Forsch Komplementärmed 4: 325–331

460. Schwabe U, Paffrath D (1998) Arzneiverordnungsreport 1998. Springer, Berlin Heidelberg New York Tokio

461. Schwartz D, Lellouch J (1967) Explanatory and pragmatic attitudes in therapeutical trials. J Chron Dis 20: 637–648

462. Selg P (1999) Gerhard Kienle und die Humanisierung der Medizin. Merkurstab 52: 313–318

463. Senger HL (1987) The „placebo" effect of psychotherapy: A moose in the rabbit stew. Am J Psychotherapy XLI: 68–81

464. Shapiro AK (1964) A historic and heuristic definition of the placebo. Psychiatry 27: 52–58

465. Shapiro AK (1970) Placebo effects in psychotherapy and psychoanalysis. J Clin Pharmacol 10: 73–78

466. Shapiro AK (1980) The reliability and validity of a placebo test. J Psychiatr Res 15: 253–290

467. Shapiro AK (1981) Placebos and the philosophy of medicine by H. Brody [Book reviews]. Soc Sci Med 15E: 96–97

468. Shapiro AK, Morris LA (1978) The placebo effect in medical and psychological therapies. In: Garfield SL, Bergin AE (eds) Handbook of psychotherapy and behavior change. Wiley, New York, pp 369–410

469. Shapiro AK, Shapiro E (1984) Patient-provider relationships and the placebo effect. In: Matarazzo JD, Weiss SM, Herd JA, Miller NE (eds) Behavioral health: A handbook of health enhancement and disease prevention. Wiley-Interscience, New York, pp 371–383

470. Shapiro AP, Myers T, Reiser MF, Ferris EB (1954) Comparison of blood pressure response to Veriloid and to the Doctor. Psychosom Med 16: 478–488

471. Shepherd M (1993) The placebo: from specificity to the non-specific and back. Psychol Med 23: 569–578

472. Shipley M, Berry H, Broster G, Jenkins M, Clover A, Williams I (1983) Controlled trial of homoeopathic treatment of osteoarthritis. Lancet 1: 97–98

473. Sice J, Levine H, Levin J, Heartzen ChA (1975) Effects of personal interactions and setting on subjective drug responses on small groups. Psychopharmacologia (Berlin) 43: 181–186

474. Siegel S (1972) Conditioning in insulin-induced glycemia. J Comp Physiol Psychol 78: 233–241

475. Siegel S (1975) Evidence from rats that morphine tolerance is a learned response. J Comp Physiol Psychol 89: 498–506

476. Siegel S (1978) Tolerance to the hyperthermic effect of morphine in the rats is a learned response. J Comp Physiol Psychol 92: 1137–1149
477. Siegel S (1983) Classical conditioning, drug tolerance, and drug dependence. In: Israel Y, et al. (eds) Research Advances in Alcohol and Drug Problems. Plenum, New York, pp 207–246
478. Siegel S (1985) Drug-anticipatory responses in animals. In: White L, Tursky B, Schwartz GE (eds) Placebo – Theory, Research, and Mechanisms. Guilford Press, New York, pp 288–305
479. Simes RJ (1991) Ethics and statistics. Comment. Statist Sci 6: 78–80
480. Simons AJ, Beart Jr RW (1996) Glyceryl trinitate for anal fissure. Lancet 348: 492
481. Sinclair R, Cassuto J, Högström S, Lindén I, Faxén A, Hedner T, Ekman R (1988) Topical anesthesia with lidocaine aerosol in the control of postoperative pain. Anesthesiology 68: 895–901
482. Skovlund E (1991) Should we tell trials patients that they might receive placebo? Lancet 337: 1041–1041
483. Smith A (1975) Comments on „Popper's philosophy for epidemiologists" by Carol Buck. Comment two. Int J Epidemiol 4: 171–172
484. Smith M (1992) Retinoids in cancer therapy. J Clin Oncol 10: 839–864
485. Sofikitis N, Mantzavinos T, Loutradis D, Yamamoto Y, Tarlatzis V, Miyagawa I (1998) Ooplasmic injections of secondary spermatocytes for non-obstructive azoospermia. Lancet 351: 1177–1178
486. Solomon MJ, Laxamana A, Devore L, McLeod R (1994) Randomized controlled trials in surgery. Surgery 115: 707–712
487. Spector S, Luparello TJ, Kopetzky MT, Souhrada J, Kinsman RA (1976) Response of asthmatics to metacholine and suggestion. Am Rev Respir Dis 113: 43–50
488. Spilker B (1996) Guide to clinical trials. Lippincott-Raven, Philadelphia
489. Spinner H (1974) Pluralismus als Erkenntnismodell. Suhrkamp, Frankfurt am Main
490. Springer W (1997) Überlegungen zur Homöopathie im Rahmen der Studie. Vortrag beim Symposium „Wirksamkeitsnachweis in der Homöopathie am Beispiel der Münchner Kopfschmerzstudie". Heidelberg (unveröffentlicht)
491. Stegmüller W (1991) Das Problem der Induktion: Humes Herausforderung und moderne Antworten. Wissenschaftliche Buchgesellschaft, Darmstadt
492. Steinmark SW, Borkovec TD (1974) Active and placebo treatment effects on moderate insomnia under counterdemand and positive demand instructions instructions. J Abnorm Psychol 83: 157–163
493. Stradling J (1997) Sleep apnoea and the misuse of evidence-based medicine. Lancet 349: 201–202
494. Strupp HH, Levenson RW, Manuck SB, Snell JD, Hinrichsen JJ, Boyd S (1974) Effects of suggestion on total respiratory resistance in mild asthmatics. J Psychosom Res 18: 337–346
495. Stumpf C, Schietzel M (1994) Intrapleurale Instillation eines Extraktes aus Viscum album (L.) zur Behandlung maligner Pleuraergüsse. Tumordiagn Ther 15: 57–62
496. Susser M (1973) Causal thinking in the health sciences. Concepts and strategies of epidemiology. Oxford University Press, New York
497. Susser M (1977) Judgment and causal inference: Criteria in epidemiologic studies. Am J Epidemiol 105: 1–15
498. Susser M (1986) The logic of Sir Karl Popper and the practice of epidemiology. Am J Epidemiol 124: 711–718
499. Susser M (1991) What is cause and how do we know one? A grammar for pragmatic epidemiology. Am J Epidemiol 133: 635–648
500. Tashkin DP, Bresler DE, Koening RJ, Kerschner H, Katz RL, Coulson A (1977) Comparison of real and simulated acupuncture and isoproterenol in methacholine-induced asthma. Ann Allergy 39: 379–387
501. Taubes G (1995) Use of placebo controls in clinical trials disputed. Science 267: 25–26
502. Taylor PK, Doherty NR (1975) Comparison of the treatment of herpes genitalis in men with proflavine photoinactivation, idoxuridine ointment, and normal saline. Br J Vener Dis 51: 125–129
503. Tedeschi JT, Schlenker BR, Bonoma TV (1971) Cognitive dissonance: private ratiocination or public spectacle? Am Psychol 26: 685–695
504. Temin P (1980) Taking your Medicine. Drug Regulations in the United States. Harvard University Press, Cambridge, Massachusetts

505. The ISAM Study Group (1986) A prospective trial in intravenous streptokinase in acute myocardial-infarction (ISAM). N Engl J Med 314: 1465–1471

506. Thomas KB (1978) The consultation and the therapeutic illusion. Br Med J 1: 1327–1328

507. Thomas KB (1987) General practice consultations: is there any point in being positive? Br Med J 294: 1200–1202

508. Thomas P, Rascle C, Mastain B, Maron M, Vaiva G (1997) Test for catatonia with zolpidem. Lancet 349: 702–702

509. Tomenius J (1958) Comment: The double-blind test in the evaluation of the therapeutic effect of drugs. Am J Digest Dis 3: 411–416

510. Trampisch HJ, Windeler J, Ehle B, Lange S (1997) Medizinische Statistik. Springer, Berlin Heidelberg New York Tokyo

511. Turkhan JS, Brady JV (1985) Mediational theory of the placebo effect. In: White L, Tursky B, Schwartz GE (eds) Placebo – Theory, Research, and Mechanisms. Guilford Press, New York, pp 324–331

512. Turner JA, Deyo RA, Loeser JD, von Korff M, Fordyce WE (1994) The importance of placebo effects in pain treatmant and research. JAMA 271: 1609–1614

513. Tyler DB (1946) The influence of a placebo, body position and medication on motion sickness. Am J Physiol 146: 458–466

514. Uhlenhuth EH, Canter A, Neustadt JO, Payson HE (1959) The symptomatic relief on anxiety with meprobamate, Phenobarbital and placebo. Am J Psychiatry 115: 905–910

515. Uhlenhuth EH, et al. (1966) Drug. Doctor's verbal attitude and clinic setting in the symptomatic response to pharmacotherapy. Psychopharmacologia (Berlin) 9: 392–418

516. United States General Accounting Office (1992) Cross design synthesis. A new strategy for medical effectiveness research. Diane, Colling Dale

517. Überla K (1980) Methoden der Urteilsbildung. In: Bock KD, Hoffmann L (eds) Arzneimittelprüfung am Menschen. Vieweg, Wiesbaden, pp 41–47

518. Valovirta E, Viander M, Koivikko A, Vanto T, Lindström P, Wager O, Pekkolo-Heino K, Ingeman L, Kekomäki R (1989) Circulating immune complexes during immunotherapy in allergy to dog. Allergy 44: 123–131

519. van Eimeren W (1986) Im Placebo-Konzept implicite Vorstellungen über Wirksamkeit und deren Auswirkungen auf die Pharma-Markt-Gestaltung. In: Hippius H, Überla K, Laakmann G, Hasford J (eds) Das Placebo-Problem. G. Fischer, Stuttgart, pp 23–28

520. van Weel C, Knottnerus JA (1999) Evidence-based interventions and comprehensive treatment. Lancet 353: 916–918

521. Vandenbroucke JP (1997) Homoeopathy trials; going nowhere. Lancet 350: 824–824

522. Vandenbroucke JP (1999) Case reports in an evicence-based world. J R Soc Med 92: 159–162

523. Vickers A (1995) What conclusions should we draw from the data? External validity in homoeopathic research. Br Homoeopath J 84: 95–101

524. Victor V (1990) Nutzen-Risiko-Bewertung von Arzneimitteln. Dtsch Ärztebl 87: B-741-B 748

525. von Ehrenfels C (1890) Über Gestaltqualitäten. Vjschr Wiss Ph 14: 249–292

526. Voudouris NJ, Peck CL (1989) Conditioned response models of placebo phenomena: Further support. Pain 38: 109–116

527. Voudouris NJ, Peck CL, Coleman G (1990) The role of conditioning and verbal expectancy in the placebo response. Pain 43: 121–128

528. Walach H (1996) Verblindung in klinischen Homöopathie-Studien? In: Hornung J (ed) Forschungsmethoden in der Komplementärmedizin. Über die Notwendigkeit einer methodologischen Erneuerung. Schattauer, Stuttgart, pp 1–16

529. Walach H, Haeusler W, Lowes T, Mussbach D, Schamell U, Springer W, Stritzl G, et al. (1997) Classical homeopathic treatment of chronic headaches. Cephalgia 17: 119–126

530. Wall PD (1993) Pain and the placebo response. Ciba Found Symp 174: 187–211

531. Watson SJ, Kamm MA, Nicholls RJ, Phillips RKS (1996) Topical glycerol trinitate in the treatment of chronic anal fissure. Br J Surg 83: 771–775

532. Weber W (1981) Eine klinische Bestätigung alter Wirksamkeitsprüfungen (Nit-ac.). Klass Homöopath 1: 24–27

533. Weed DL (1986) On the logic of causal inference. Am J Epidemiol 123: 965–979

534. Wegscheider K (1992) Was ist ein therapeutischer Erfolg? Z Allg Med 68: 715–719

535. Weinberger SE (1993) Recent advances in pulmonary medicine. N Engl J Med 328: 1389–1397
536. Weiss JH, Martin C, Riley J (1970) Effects of suggestion on respiration in asthmatic children. Psychosom Med 32: 409–415
537. Weltärztebund (1991) Deklaration von Helsinki des Weltärztebundes. In: EG-GCP-Note for Guidance. ECV – Editio Cantor, Aulendorf, pp 93–97
538. Welton AJ, Vickers MR, Cooper JA, Meade TW, Marteau TM (1999) Is recruitment more difficult with a placebo arm in randomised controlled trials? A quasirandomised, interview based study. Br Med J 318: 1114–1123
539. Wentscher E (1921) Geschichte des Kausalproblems in der neueren Philosophie. Felix Meiner, Leipzig
540. Werner H, Mahfouz MM, Fares L, Fouad F, Ghaleb HA, ourashy L, obarak, et al. (1999) Zur Therapie des malignen Pleuraergusses mit einem Mistelpräparat. Merkurstab 52: 298–301
541. Wertheimer M (1922) Untersuchungen zur Lehre der Gestalt. Teil 1. Psychol Forsch 1: 47–58
542. Whitney CW, von Korff M (1992) Regression to the mean in treated versus untreated chronic pain. Pain 50: 281–285
543. Wickramasekera I (1985) A conditioned response model of the placebo effect: predictions from the model. In: White L, Tursky B, Schwartz GE (eds) Placebo – Theory, Research, and Mechanisms. Guilford, New York, London, pp 255–287
544. Wied GL (1953) Über die Bedeutung der Suggestion in der Therapie klimakterischer Ausfallerscheinungen. Ärztl Wschr 8: 623–625
545. Wilkins W (1985) Placebo controls and concepts on chemotherapy and psychotherapy research. In: White L, Tursky B, Schwartz GE (eds) Placebo – Therapy, Research, and Mechanisms. Guilford Press, New York, pp 83–109
546. Windeler J (1992) Intention to treat – Begründung und Bedeutung. Internist Prax 32: 641–650
547. Windeler J (1993) Argumentationsstrukturen bei der Verteidigung nicht wissenschaftlich begründeter Verfahren in der Medizin. In: Köbberling J (ed) Die Wissenschaft in der Medizin. Selbstverständnis und Stellenwert in der Gesellschaft. Schattauer, Stuttgart, pp 83–115
548. Windeler J (1995) Wie begründet sind Einwände gegen den Einsatz biometrischer Methoden in der unkonventionellen Medizin? In: Antes G, Edler L, Holle R, Köpcke W, Lorenz R, Windeler J (eds) Biometrische Berichte. Landwirtschaftsverlag, Münster-Hiltrup, pp 73–80
549. Windeler J (1997) Wirksamkeitsnachweis für neue medizinische Behandlungsmethoden. Med R 265–267
550. Windeler J, Abel U (1995) Ist die Kritik an der Doppelblindstudie berechtigt? Internist Prax 35: 397–405
551. Wolf S (1950) Effects of suggestion and conditioning on the action of chemical agents in human subjects: The pharmacology of placebos. J Clin Invest 29: 100–109
552. Wolf S (1959) The pharmacology of placebos. Pharmacol Rev 11: 689–704
553. Wolf S, Pinsky RH (1954) Effects of placebo administration and the occurence of toxic reactions. JAMA 155: 339–341
554. Woods KL (1995) Mega-trials and management of acute myocardial infarction. Lancet 346: 611–614
555. Woods SC, Makous W, Hutton RA (1969) Temporal parameters of conditioned hypoglycemia. J Comp Physiol Psychol 69: 301–307
556. Wölk W (1995) Paramedizinische Therapie und Rechtsprechung. Med R 12: 492–496
557. Wulffraat N, van Royen A, Bierings M, Vossen J, Kuis W (1999) Autologous haemopoietic stem-cell transplantation in four patients with refractory juvenile chronic arthritis. Lancet 353: 550–553
558. Yusuf S, Collins R, Peto R (1984) Why do we need some large, simple randomized trials? Stat Med 3: 409–420
559. Zuck R (1999) Die Behandlungsmethoden, Arznei- und Heilmitteltherapien der (anerkannten) Besonderen Therapierichtungen. Neue Zschr Sozialrecht 8: 313–318

Sachverzeichnis